高职高专规划教材
医学专业基础系列

总主编 沈玉先

人体解剖学与组织胚胎学

主　编　庞　刚

副主编　张媛媛　王盛花　孙宗波

编　者（按姓氏笔画排序）

　　　　王盛花　孙宗波　李　红

　　　　张媛媛　庞　刚　孟庆玲

　　　　桂　丽　黄大可

绘　图　朱丽萍

北京师范大学出版集团
BEIJING NORMAL UNIVERSITY PUBLISHING GROUP
安徽大学出版社

内容提要

《人体解剖学与组织胚胎学》是针对高职高专医学专业学生而编写的一种医学基础课程教材，包括人体解剖学、组织学和胚胎学3部分，共分为绪论、基本组织、运动系统、消化系统、呼吸系统、泌尿系统、生殖系统、腹膜、心血管系统、淋巴系统、感觉器官、神经系统、内分泌系统和人体胚胎学概论等14章内容。本教材力求内容科学，文字准确，阐述简明，表达易懂，图片精美并能与正文相得益彰，能适应当今医学教育实践的需要，并为学生学习后续课程奠定坚实的形态学基础。

图书在版编目（CIP）数据

人体解剖学与组织胚胎学/庞刚主编. —合肥:安徽大学出版社，2018.11
高职高专规划教材. 医学专业基础系列
ISBN 978-7-5664-1651-3

Ⅰ.①人… Ⅱ.①庞… Ⅲ.①人体解剖学－高等职业教育－教材②人体组织学－人体胚胎学－高等职业教育－教材 Ⅳ.①R32

中国版本图书馆 CIP 数据核字(2018)第 147750 号

人体解剖学与组织胚胎学

庞 刚 主编

出版发行：北京师范大学出版集团
安 徽 大 学 出 版 社
（安徽省合肥市肥西路 3 号 邮编 230039）
www.bnupg.com.cn
www.ahupress.com.cn

印 刷：合肥华星印务有限责任公司
经 销：全国新华书店
开 本：184mm×260mm
印 张：17.5
字 数：334 千字
版 次：2018 年 11 月第 1 版
印 次：2018 年 11 月第 1 次印刷
定 价：58.00 元
ISBN 978-7-5664-1651-3

策划编辑：刘中飞 李 梅 武溪溪　　　　　　**装帧设计**：孟献辉
责任编辑：武溪溪　　　　　　　　　　　　　　**美术编辑**：李 军
责任印制：赵明炎

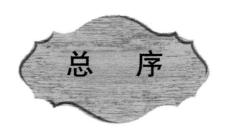

总　序

随着我国教育改革向纵深推进,医学类高职高专教育的培养目标从传统的"培养以疾病治疗为重点,从事临床医疗工作的医生"转化为"培养以疾病预防和健康促进为重点,能为农村和社区提供医疗、保健、预防、康复综合卫生服务的实用型医学人才"。为了顺应当前职业教育发展的形势和需要,规范高职高专医学类基础课程体系,根据医学相关高职高专教育的特色和要求,北京师范大学出版集团安徽大学出版社组织出版了《高职高专规划教材·医学专业基础系列》教材。

该套教材以农村和基层的常见病、多发病所涉及的基础知识为重点,以培养农村、社区和基础医药卫生人才为目标编写而成,可供高职高专院校医学相关专业使用。本套教材在编写过程中紧扣高等职业教育有关医学基础课程的教学大纲,又兼顾相关执业医师考试的大纲,立足"三基"(基本理论、基本知识、基本技能)的同时,体现"五性"(思想性、科学性、先进性、启发性、实用性)的编写原则。针对高职高专医学相关专业学生职业教育的特点,围绕高职高专的培养目标,充分考虑学生的学习能力,从实际需要出发,根据"必需""够用"的原则,突出理论服务于应用的思想。在文字描述上注重科学性和可读性,把深奥的知识简单化,做到深入浅出、通俗易懂、简单明了。为了便于学生学习,抓住要点、掌握重点,做到有的放矢,每个章节前有学习目标,并对学习内容提出不同程度的要求,如了解、熟悉、掌握等,加强教材的针对性和实用性。在每个章节中设有案例分析、知识链接和知识拓展,便于学生理论联系实际,拓展思路。在每个章节后还有小节和思考题,以便于学生巩固所学知识,达到举一反三的培养目的。另外,该套教材还注重经典内容与进展的结合、图与文的结合、理论与实践的结合、知识教育与素质教育的结合、课内与课外的结合等,同时也反映出该套教材的新思想、新知识和新方法。

　　本套教材的编者均为长期工作在教学一线的教师,具有丰富的教学实践经验。各分册的主编均为各种层次的学术技术带头人及青年骨干教师,大多有海外学习背景,学术严谨、知识丰富、视野开阔、学术水平高。参编人员既有来自普通本科院校的老师,也有来自高职高专学校的老师,是一支年轻、富有经验又有责任心的专业队伍。这套教材的出版,定能为促进我省乃至全国高职高专教育教学质量的提高发挥应有的作用。

安徽医科大学
沈玉先
2018 年 9 月

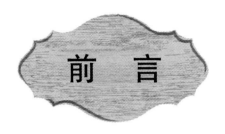

前　言

人体解剖学与组织胚胎学作为医学类各专业学习基础医学和临床医学课程的先修课程，是医学重要的支柱学科之一。通过学习该课程，使医学专业学生能够掌握人体各器官系统的正常大体结构和微细结构特点，从而能正确判断正常与异常，正确理解人体的生理现象和病理变化，进而对疾病作出正确的预防、诊断和治疗。

本教材在内容和章节的编排上，充分考虑本书使用对象——高职高专医学专业学生的背景和学习特点，坚持把握"必需、够用"的原则，既考虑内容的系统性和知识的完整性，又兼顾学科分支的特点；既考虑如何让学生好学，又兼顾教师好教。

本教材针对高职高专医学专业学生职业教育的特点，文字上注意科学性和可读性，既符合目前该课程教学体系的实际，又通俗易懂、简单明了。根据教学重点和实际情况，在正文中插入知识要求、实例解析、知识链接和知识拓展，每章后附有小结和若干思考题，从多角度入手，促进学生对知识点的把握和理解，提高学生的学习兴趣，有助于实践教学及满足学生自主学习的要求。本书为形态科学教材，我们在编写时力求使其图文并茂、可读性强，为此采取简明线条图、套彩图、彩色绘图以及组织切片图等多种形式充分展示人体结构形态，图片精美、一目了然，并能与正文相得益彰。医学专业非常注重实践，本教材注重将理论与实践紧密结合，有助于学生从人体形态结构角度分析和理解临床诊疗操作技术，为将来的临床工作奠定坚实的基础。

编写出一本好教材是每一位作者的祈愿，我们全体编者为此付出了辛苦的劳作和大量的心血，特别是全书的线条图和彩色绘图等均由山东大学朱丽萍绘制，组织切片照片由安徽医科大学桂丽和黄大可制作，在此一并

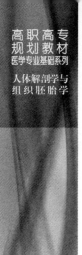

表示感谢。但是由于自身能力和经验所限,书中错误之处在所难免,内容和方式是否妥当合理也须在教学实践中去进行验证。恳请使用、阅读本教材的广大师生和读者不吝赐教,给予批评、指正,以便使本教材日臻完善。

庞　刚

2018 年 9 月

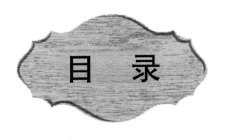

目 录

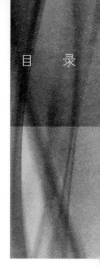

绪　论

‖学习目标◀

1.掌握：人体解剖学与组织胚胎学的概念；人体解剖学常用术语。

2.熟悉：人体器官的构成与系统的划分。

3.了解：组织学与胚胎学常用研究技术。

一、人体解剖学与组织胚胎学的概念及其在医学教育中的地位

人体解剖学与组织胚胎学是研究正常人体形态结构、发生发展及其与功能关系的科学，属于生物学科中的形态学范畴，是医学教育中重要的基础课程之一。医学名词中有大量的术语来源于人体解剖学与组织胚胎学。学习本课程的目的在于让医学生掌握正常人体各器官、组织的形态结构特征、位置毗邻、发生发育规律及其功能意义等，学习本课程是学习其他医学课程的重要基石。只有充分掌握正常人体结构知识，才能正确判断人体的正常与异常，才能正确理解人体的生理功能和病理变化，从而对疾病作出正确的判断、治疗和预防。

人体解剖学与组织胚胎学包括人体解剖学、组织学和胚胎学等。

1.**人体解剖学**　在基础医学课程中，人体解剖学涵盖系统解剖学、局部解剖学和断层解剖学等。**系统解剖学**(systematic anatomy)是按照人体器官功能系统描述正常人体器官的形态结构、生理功能及其生长发育规律的科学；**局部解剖学**(regional anatomy)是在系统解剖学的基础上，按照人体某一局部描述各器官的配布和结构层次的科学；**断层解剖学**(sectional anatomy)则是结合超声、X线计算机断层成像或磁共振成像等影像技术，研究人体各器官在不同层面上的形态结构、毗邻关系的科学。

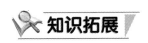 **知识拓展**

"虚拟人"

随着计算机技术的发展，国际上提出了"虚拟人"的概念。虚拟人是将现代计算机信息技术与生物医学相整合，从而为医学或其他学科开展各类研究提供更为精致的演示条件。该研究首先采用高精度铣床将人体铣削成薄层断层，再

扫描、采集相关信息储存于计算机中，最后按顺序将二维断面图像进行三维重建，构建解剖虚拟人。之后再将物理性能、生理功能加入其内，从而可用于医学教育、药物和仪器试验甚或军事研究等。

2. **组织学**（histology） 组织学是借助光学显微镜或电子显微镜研究人体微细结构甚至分子结构及相关功能关系的科学。组织学与生物化学、免疫学、病理学等学科交叉、渗透，开展了细胞凋亡、细胞识别与细胞通信、细胞增殖、分化与衰老的调控、神经调节与体液调节等研究内容。掌握正常人体微细结构的基本知识，对于理解人体生理功能和病理变化具有十分重要的意义。

3. **胚胎学**（embryology） 胚胎学是研究人体胚胎发育的形态、结构形成及变化规律的科学，包括生殖细胞发生、受精、胚胎发育、胚胎与母体的关系以及先天畸形等。胚胎学与生殖医学和优生学关系密切，利用体外受精、早期胚胎培养、胚胎移植、卵质内单精子注射、配子与胚胎冷冻等现代胚胎学技术，可望获得人们期望的新生个体。试管婴儿和克隆动物是现代胚胎学最著名的成就。

二、人体的器官系统与分部

细胞（cell）是人体结构和功能的基本单位，数量众多，形态多样，每种细胞具有各自的结构、代谢特点和功能活动。形态、功能相同或相似的细胞与细胞外基质构成**组织**（tissue），人体有上皮组织、结缔组织、肌组织和神经组织等4种基本组织。不同的组织构成了具有一定形态并执行特定生理功能的**器官**（organ），如肝、肾、心等。一些器官为完成共同的生理功能构成**系统**（system）。人体有九大系统，即运动系统、消化系统、呼吸系统、泌尿系统、生殖系统、脉管系统（包括心血管系统和淋巴系统）、感觉器官、神经系统和内分泌系统，其中消化、呼吸、泌尿和生殖系统以及与之相关的胸膜和腹膜等结构常合归为内脏的范畴。诸系统在神经、体液的调节下，相互联络、协调、影响，共同构成一个完整、统一的有机体。

人体从外形上可分为10个局部，即头部、颈部、胸部、腹部、盆部与会阴、背部以及左、右上肢和左、右下肢，其中胸部、腹部、盆部与会阴及背部常合称为躯干部。每个局部又可分为若干小部分，如头部分为面部和颅部，上肢分为肩、臂、肘、前臂、腕和手6部。

三、人体解剖学常用术语

为了正确描述人体各器官的形态结构和位置，人为规定了统一的人体解剖学术语，这也是国际公认的学习解剖学必须遵循的基本原则。

1. **解剖学姿势**（anatomical position） 解剖学姿势是指身体直立，面向前方，两眼向前平视，上肢下垂于躯干两侧，掌心向前，两足并拢，足尖向前。不论被观察的客体、标本或模型处于何种位置,或仅为身体的一部分,均应以此姿势为标准进行描述。

2. **方位术语**　根据解剖学姿势,规定了一些表示方位的术语。

(1)**上和下**:用于描述器官或结构与颅顶或足底的相对远近关系。按照解剖学姿势,近颅者为上,近足者为下。在比较解剖学上可用**颅侧**和**尾侧**作为对应名词,用于对人体和四足动物进行描述和对比。在描述人脑时,也常用颅侧和尾侧代替上和下。

(2)**前和后**:是指与身体前、后面的相对远近关系。近身体腹侧面者为前,又称**腹侧**;近背侧面者为后,又称**背侧**。

(3)**内侧和外侧**:是指人体各局部或器官、结构与正中矢状面的相对远近关系,如眼在鼻的外侧、耳的内侧。前臂的**尺侧**与**桡侧**和小腿的**胫侧**与**腓侧**分别与内侧和外侧相对应。

(4)**内和外**:表示与体腔或空腔器官的相互位置关系,近内腔者为内,远内腔者为外。应注意内和外与内侧和外侧的区别。

(5)**浅和深**:是指与皮肤表面的相对距离关系,离皮肤近者为浅,离皮肤远而距人体内部中心近者为深。

(6)**近侧和远侧**:对于四肢来说,距肢体根部近者为近侧,距肢体根部远者为远侧。

3. **轴和面**

(1)**轴**:为描述关节的运动,在解剖学姿势下设计了相互垂直的 3 个轴,即上下方向、与地平面垂直的**垂直轴**,前后方向、与地平面平行的**矢状轴**以及左右方向、与地平面平行的**冠状轴**(图绪-1)。

(2)**面**:依据上述 3 个轴,还可设计出相互垂直的 3 个面(图绪-1)。①**矢状面**,是按前后方向

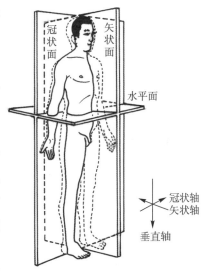

图绪-1　人体的轴和面

将人体分成左、右两部的纵切面,与地平面垂直。通过人体正中将人体分为左、右相等两半的矢状面为**正中矢状面**。②**冠状面**,是按左右方向将人体分为前、后两部的纵切面,与水平面及矢状面相垂直。③**水平面**,又称**横切面**,是指与地平面平行、与上述两切面相互垂直、将人体分为上下两部的面。此外,在描述器官的切面时,常以其自身的长轴为准,将与其长轴平行的切面称**纵切面**,与长轴垂直的切面称**横切面**。

4. **胸部标志线和腹部分区**　主要用于描述体腔内各器官的位置和体表投影

（图绪-2）。

（1）**胸部标志线**：包括 9 条垂直线，即沿身体前面正中线所作的**前正中线**、沿胸骨最宽处外侧缘所作的**胸骨线**、经锁骨中点所作的**锁骨中线**、经胸骨线与锁骨中线之间连线中点所作的**胸骨旁线**、沿腋前襞向下所作的**腋前线**、沿腋后襞向下所作的**腋后线**、沿腋前线与腋后线之间连线中点所作的**腋中线**、经肩胛骨下角所作的**肩胛线**和经身体后面正中线所作的**后正中线**。

（2）**腹部分区**：临床上常采用 4 区分法，即经脐各作一水平面和矢

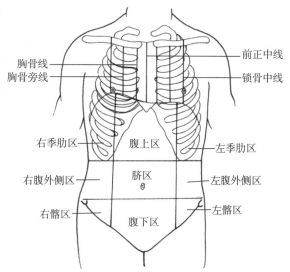

图绪-2　胸部标志线和腹部分区

状面，将腹部分为左上腹、右上腹、左下腹和右下腹 4 区。而解剖学上常采用 9 区分法，即经两侧肋弓最低点和两侧髂结节各作一水平面，再经两侧腹股沟中点作两个矢状面，从而将腹部分为 9 区，包括上腹部的**腹上区**和**左、右季肋区**，中腹部的**脐区**和**左、右腹外侧（腰）区**，下腹部的**腹下（耻）区**和**左、右髂（腹股沟）区**。

四、组织学与胚胎学常用研究技术

1. **光学显微镜**（light microscope）　光学显微镜简称**光镜**，是一种古老而又常用的观测工具。一般光镜最大分辨率为 0.2 μm，可将物体放大约 1500 倍。在光镜下观察到的组织和细胞的微细结构，称**光镜结构**。在应用光镜技术时，常采用石蜡切片、冰冻切片、涂片、铺片或磨片等方法将组织制成薄片，以使光线透过，便于看到组织结构。其中最常用的制片技术为**石蜡切片**，是将新鲜材料切成小块，置于固定液内，以使蛋白质等成分迅速凝固，从而保持活体状态的结构；继而经酒精脱水、二甲苯透明后，包埋在石蜡中，使柔软的组织变成具有一定硬度的组织蜡块；再采用切片机将组织蜡块切成 5～7 μm 厚的薄片，贴于载玻片上，脱蜡后进行染色，最后用树胶加盖片封固。

染色是采用染料使组织切片着色，便于在显微镜下观察。组织学中最常用的是**苏木精-伊红**（hematoxylin-eosin）**染色法**，简称 **HE 染色法**。苏木精为碱性染料，主要将细胞质内的核糖体和细胞核内的染色质等酸性成分染成紫蓝色；伊红为酸性染料，主要将细胞质和细胞外基质内的胶原纤维等碱性成分染成粉红色。组织和细胞内的酸性物质或结构与碱性染料亲和力强，称**嗜碱性**；碱性物质或结

构与酸性染料亲和力强,称**嗜酸性**;而与碱性和酸性染料亲和力均不强,则称**中性**。某些组织结构经硝酸银处理后呈黑色,称**嗜银性**;某些组织成分用甲苯胺蓝等碱性染料染色后不显蓝色,而呈紫红色,称**异染性**。

因研究内容和观察对象的不同,有时尚需借助特殊的显微镜,如**荧光显微镜**、**倒置相差显微镜**和**激光共聚焦扫描显微镜**等。激光共聚焦扫描显微镜是 20 世纪 80 年代中期发展起来并得到广泛应用的新技术,可准确地检测、识别组织或细胞内的微细结构及其变化,也可测定细胞的受体移动、膜电位变化、酶活性及物质转运,还可对采集的图像进行二维或三维的分析处理。

2.**电子显微镜**(electron microscope)　电子显微镜简称**电镜**,其分辨率比光镜高 1000 倍,但基本原理与光镜相似,即以电子发射器代替光源,以电子束代替光线,以电磁透镜代替光学透镜,将物像放大并投射至荧光屏上进行观察。电镜下所见的结构称**超微结构**。

常用的电镜有透射电镜和扫描电镜。**透射电镜**用于观察细胞内部的超微结构。因电子易散射或被物体吸收,故需制备比光镜切片更薄的超薄切片(常为 50～100 nm),制备过程包括固定、环氧树脂包埋、超薄切片机切片和重金属盐染色等。细胞被重金属盐染色的部分在荧光屏上的图像显示较暗,称电子密度高;反之,则称电子密度低。**扫描电镜**主要用于观察器官、组织和细胞表面的立体结构,标本经固定、脱水、干燥和喷镀金属后即可观察,无须制成薄切片,但分辨率比透射电镜低。

3.**组织化学技术**(histochemistry)　组织化学技术是运用物理、化学反应原理,研究组织、细胞内某种化学物质的分布和数量,从而探讨与其有关的功能活动。组织化学技术可分为 3 类。**一般组织化学技术**是将一定试剂滴加在组织切片上,使其与组织内某种化学物质起反应并在原位形成有色沉淀产物,通过观察该产物进而对某种化学物质进行定位、定性及定量研究。**免疫组织化学技术**是利用抗体与抗原特异性结合的特点,检测细胞中某种抗原或抗体成分,其特异性强,敏感度高,已成为生物学、医学等的重要研究手段,并可用于某些疾病的早期诊断。**荧光组织化学技术**是将标本用荧光色素染色后,置于荧光显微镜或激光共聚焦扫描显微镜下观察,以了解组织、细胞内不同化学成分的分布。

小　结

人体解剖学与组织胚胎学是研究正常人体形态结构、发生发展及其与功能关系的科学,是重要的医学基础课程之一,包括人体解剖学、组织学和胚胎学等。人体有运动、消化、呼吸、泌尿、生殖、脉管、感官、神经和内分泌等九大系统，从外形上可分为头部、颈部、胸部、腹部、盆部与会阴、背部和四肢等 10 个局部。为正确描述人体各器官的形态结构和位置，人为规定了解剖学姿势、方位术语、轴和面以及胸部标志线和腹部分区等，这也是国际公认的学习解剖学必须遵循的基本原则。以染色为基础进行光学显微镜或电子显微镜观察等是组织学与胚胎学常用的研究技术。

思考题

1. 在学习人体解剖学时，如何正确运用解剖学方位术语？
2. 组织学与胚胎学常用的研究技术有哪些？

（庞　刚）

第一章　基本组织

学习目标

1.掌握：上皮组织和结缔组织的特点及分类；各种被覆上皮的光镜结构特点和功能；疏松结缔组织各种成分的结构和功能；血细胞的结构、功能和正常值；软骨组织和骨组织的结构；骨骼肌纤维的结构；神经元和突触的结构及功能；神经纤维的结构和功能。

2.熟悉：上皮细胞特化结构的结构特点和功能；致密结缔组织、脂肪组织和网状组织的结构特点；长骨的结构；骨骼肌纤维的收缩原理；心肌纤维的结构；神经元的分类；神经胶质细胞的分布、结构和功能；神经末梢的分类、结构和功能。

3.了解：腺上皮和腺的概念及外分泌腺的结构特点；软骨膜和骨髓的结构；肌的一般结构；平滑肌纤维的结构；神经的一般结构。

组织由细胞和细胞外基质(细胞间质)组成。人体有 4 种基本组织,即上皮组织、结缔组织、肌组织和神经组织。

第一节　上皮组织

上皮组织(epithelia tissue)简称**上皮**,主要分为被覆上皮和腺上皮,有保护、分泌、吸收和排泄等功能。

一、被覆上皮

被覆上皮(covering epithelium)覆于体表或衬贴在体腔和有腔器官的腔面,可分为单层上皮和复层上皮。

1. **单层上皮**　单层上皮由一层上皮细胞组成,分为 4 种(图 1-1)。

(1)**单层扁平上皮**(simple squamous epithelium):又称**单层鳞状上皮**,细胞扁平。表面观:细胞呈多边形,边缘波浪状,相互嵌合;核位于细胞中央。垂直切面观:核扁,胞质很少,含核部分略厚。衬于心血管和淋巴管腔面者称**内皮**,居于心包、胸膜和腹膜表面者称**间皮**。此种上皮有利于物质透过和液体流动,并可保持器官表面光滑。

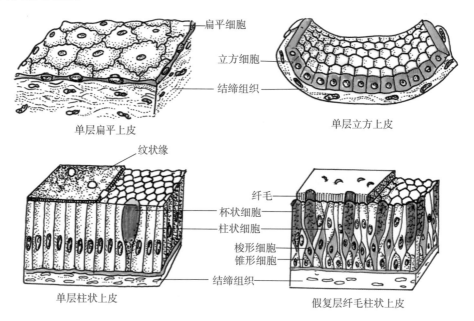

图 1-1　单层上皮模式图

（2）**单层立方上皮**（simple cuboidal epithelium）：细胞立方状。表面观：细胞呈多边形。垂直切面观：细胞呈正方形，核圆，位于中央。分布于甲状腺等处，有分泌和吸收功能。

（3）**单层柱状上皮**（simple columnar epithelium）：细胞柱状。表面观：细胞呈多角形。垂直切面观：细胞呈柱状，核长圆形，位于细胞近基底部。分布于胃肠、胆囊、子宫等处，有吸收或分泌功能。其中位于肠腔面者，柱状细胞之间散在有杯状细胞，可分泌黏液，起润滑和保护作用。

（4）**假复层纤毛柱状上皮**（pseudostratified ciliated columnar epithelium）：由柱状、杯状、锥形和梭形细胞组成。4 种细胞高低不一，仅柱状细胞和杯状细胞有游离面，因胞核的位置不在同一平面，故貌似含多层细胞。主要分布于呼吸道腔面，有保护和分泌功能。

2. 复层上皮　复层上皮由多层上皮细胞组成，分为 2 种。

（1）**复层扁平上皮**（stratified squamous epithelium）：又称**复层鳞状上皮**，表层细胞呈扁平状；中间层呈梭形和多边形；基底层为单层矮柱状，具有分裂增殖能力。最表层细胞的细胞器和细胞核均消失，称**角质细胞**。凡在最表层有多层角质细胞者称**角化的复层扁平上皮**，无角质细胞者称**未角化的复层扁平上皮**（图 1-2）。此种上皮具有很强的机械性保护作用。

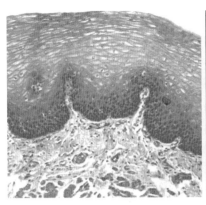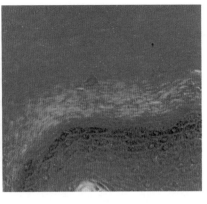

未角化的复层扁平上皮　　　　　　角化的复层扁平上皮

图 1-2　复层扁平上皮光镜图

（2）**变移上皮**（transitional epithelium）：表层细胞较大，单个细胞可覆盖深层数个细胞，称**盖细胞**；上皮细胞形状和层数可随器官容积的变化而改变（图 1-3）。变移上皮分布在肾盂、输尿管和膀胱等处，可防止尿液侵蚀。

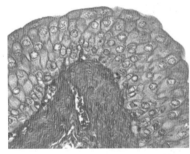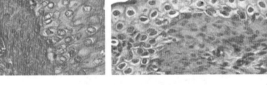

膀胱空虚态　　　　　　　　　　膀胱充盈态

图 1-3　变移上皮光镜图

二、腺上皮和腺

腺上皮（glandular epithelium）主要有分泌功能，以其为主构成的器官称**腺**（gland）。腺有 2 种：①**内分泌腺**（endocrine gland），分泌物（主要是激素）直接释放入血（见第十二章）。②**外分泌腺**（exocrine gland），分泌物经导管排至体表或器官腔内，由分泌部和导管组成，根据分泌部形状可分为管状腺、泡状腺和管泡状腺，根据导管有无分支可分为单腺和复腺。

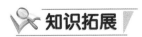 **知识拓展**

癌

癌是来源于上皮组织的最常见的恶性肿瘤，多见于 40 岁以上人群。癌常表现为浸润性生长，与周围组织分界不清；发生在皮肤、黏膜表面者，常呈息肉

9

状、蕈伞状或菜花状,表面常有坏死和溃疡形成;发生在器官内部者,常为不规则的结节状,并呈树根状向周围组织浸润。临床病理将癌分为鳞癌和腺癌,鳞癌源自鳞状上皮,多见于被覆鳞状上皮的黏膜和皮肤处,常见的有食管癌、肺癌、鼻咽癌、子宫颈癌和皮肤癌;腺癌源自腺上皮,常见的有胃癌、肝癌、大肠癌和乳腺癌。

三、上皮细胞的特化结构

上皮细胞的表面可分为游离面、基底面和侧面,各面常形成一些特化结构,具有不同的作用(图1-4)。

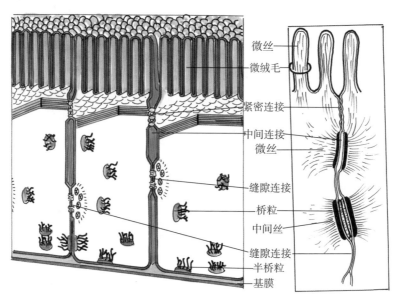

图1-4 上皮细胞表面特化结构模式图

1. **游离面** 上皮细胞游离面发出的细小指状突起称**微绒毛**,其作用是扩大细胞表面积,有利于细胞吸收;粗大指状突起称**纤毛**,可定向摆动。

2. **侧面** 上皮细胞排列紧密,侧面的特化结构为**细胞连接**,可分为4种:①**紧密连接(闭锁小带)**,由相邻上皮细胞的质膜间断融合而成,具有机械性连接和封闭细胞间隙的作用。②**中间连接(黏着小带)**,相邻细胞间隙内充满丝状物质,呈带状,具有黏着和传递细胞收缩力的作用。③**桥粒(黏着斑)**,在中间连接深部形成一条致密的中间线,质膜的胞质面有较厚的致密物和襻状附着的中间丝,呈斑状,桥粒的连接作用很强,多见于易受摩擦的皮肤等。④**缝隙连接(通信连接)**,相邻细胞质膜间有小管通连,呈斑点状,具有细胞间小分子物质交换和传递信息的作用。当有两种或两种以上的细胞连接同时存在时,称**连接复合体**。

3. **基底面** 基底面主要有基膜、质膜内褶和半桥粒。①**基膜**,是基底面与结缔组织间的均质膜,分为基板和网板,对上皮细胞起支持、连接和固定作用,也是一种半透膜。②**质膜内褶**,由基底面的质膜向细胞内凹陷形成,周围常有长杆状线粒体,质膜内褶扩大了细胞基底面的面积,有利于物质转运。③**半桥粒**,位于基底面与基膜之间,为桥粒的一半,可加强上皮细胞与基膜的连接。

第二节 结缔组织

结缔组织(connective tissue)源自间充质,具有连接、支持、保护、充填、营养、防御和修复等功能。广义的结缔组织包括固有结缔组织、血液、软骨组织和骨组织,狭义的结缔组织仅指固有结缔组织。

一、固有结缔组织

固有结缔组织(connective tissue proper)即通常所说的结缔组织,分为疏松结缔组织、致密结缔组织、脂肪组织和网状组织。

1. **疏松结缔组织**(loose connective tissue) 疏松结缔组织又称**蜂窝组织**,分布广泛(图1-5)。

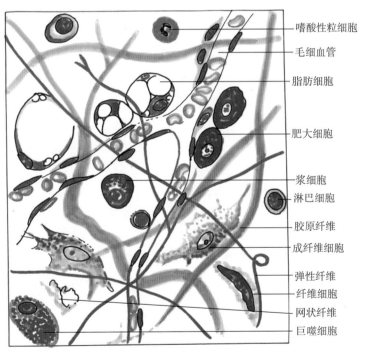

图**1-5** 疏松结缔组织铺片模式图

（1）**细胞**:种类众多,包括成纤维细胞、巨噬细胞、浆细胞、肥大细胞和脂肪细胞等(图1-6)。

11

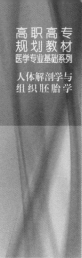

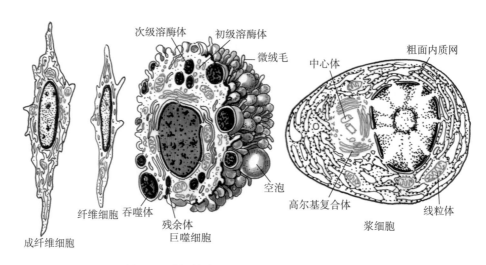

图 1-6　疏松结缔组织主要细胞超微结构模式图

1)**成纤维细胞**(fibroblast)：扁平，突起多；胞核较大，着色浅，核仁明显；胞质弱嗜碱性，内有丰富的粗面内质网和发达的高尔基复合体等。成纤维细胞合成分泌蛋白质，形成纤维和基质。静止的成纤维细胞称**纤维细胞**(fibrocyte)，其体积较小，核小、色深，胞质弱嗜酸性；在手术、创伤的刺激下，可转化为成纤维细胞。

2)**巨噬细胞**(macrophage)：形态多样，功能活跃时常伸出较长的伪足而呈不规则状；胞核较小；胞质丰富，嗜酸性，可含有异物颗粒或空泡(图 1-7)。电镜下，细胞表面有许多皱褶和微绒毛，质膜附近有较多微丝和微管；胞质内含大量初级和次级溶酶体、吞噬体、吞饮小泡及残余体(图 1-6)。巨噬细胞具有趋化性，通过吞噬、抗原呈递和分泌作用，发挥防御功能。

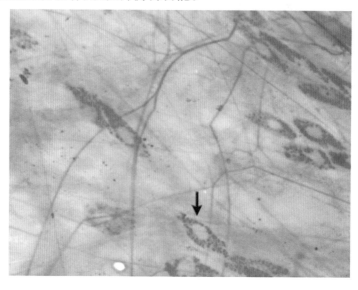

图 1-7　巨噬细胞(↑)光镜图

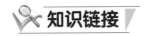 **知识链接**

巨噬细胞的趋化性

巨噬细胞在机体受到细菌产物或炎性物质刺激时,可伸出伪足,定向移动到产生和释放这些物质的部位,即趋化性。随之,吞噬致病原而形成吞噬体或吞饮小泡,与初级溶酶体结合,以消化、分解致病原;与此同时,将抗原的特征呈现在巨噬细胞表面,以供 T 细胞识别,即抗原呈递作用;此外,还可分泌溶菌酶、补体、干扰素、白细胞介素-1 等多种生物活性物质,参与清除巨噬细胞外的致病原。

3)**浆细胞**(plasma cell):呈圆形或卵圆形;核圆,多偏位,异染色质附于核膜上,呈辐射状排列;胞质丰富,嗜碱性,核旁有浅染区(图 1-8)。电镜下,胞质内有大量平行排列的粗面内质网和游离核糖体。浆细胞能合成和分泌免疫球蛋白,即抗体,参与体液免疫。

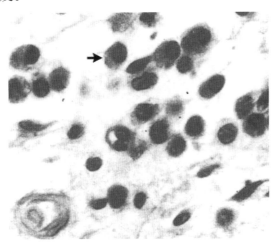

图 1-8　浆细胞(↑)光镜图

4)**肥大细胞**(mast cell):呈圆形或卵圆形;核小,多位于中央;胞质内充满粗大的异染性颗粒,颗粒易溶于水,经 HE 染色后不易辨认。肥大细胞主要参与过敏反应。

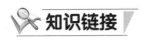 **知识链接**

肥大细胞与过敏反应

肥大细胞受刺激后,异染性颗粒内的肝素、组胺、嗜酸性粒细胞趋化因子等被释放,胞质内还可合成并释放白三烯。组胺和白三烯可增加毛细血管和微静脉的通透性,组织液增多,局部组织水肿,导致皮肤形成荨麻疹,呼吸道黏膜水肿,支气管平滑肌痉挛,使气道狭窄而引发哮喘。以上病征统称为过敏反应。

5）**脂肪细胞**（fat cell）：单个或成群存在，体积大，HE 染色时因脂滴被溶解而呈空泡状；核扁圆形，与部分胞质位于细胞一侧。脂肪细胞能合成、贮存脂肪，参与脂类代谢。

6）**其他细胞**：**未分化的间充质细胞**具有分化潜能，可增殖分化，参与炎症和创伤的修复。血液内的**白细胞**常以变形运动穿出血管，游走至疏松结缔组织内，发挥防御功能。

（2）**细胞外基质**

1）**纤维**：分为 3 种。①**胶原纤维**（collagenous fiber），粗细不等，韧性大，抗拉性强。新鲜时呈乳白色，又称**白纤维**；HE 染色呈粉红色，波浪状。②**弹性纤维**（elastic fiber），细而富于弹性。新鲜时呈黄色，又称**黄纤维**；HE 染色呈亮红色，醛复红染色呈蓝紫色，地衣红染色呈棕褐色。③**网状纤维**（reticular fiber），分布于网状组织和基膜网板，分支多，且交织成网，具有支架作用。HE 染色不着色，可被银盐染成黑褐色，又称**嗜银纤维**。

2）**基质**（ground substance）：充填于纤维与细胞之间，呈无定形的胶状，主要由蛋白多糖构成。多糖主要为透明质酸和糖胺多糖。多糖借核心蛋白和结合蛋白连于透明质酸上，反复折叠，形成具有许多微孔的结构，称**分子筛**。分子筛具有半透性，可将大于孔隙的细菌和异物等限制于局部。

3）**组织液**（tissue fluid）：由毛细血管渗出，与细胞进行物质交换后，大部分回流至毛细血管，小部分渗入毛细淋巴管。组织液是细胞进行物质交换的媒介和赖以生存的内环境。

2. **致密结缔组织**（dense connective tissue）　纤维数量多、粗大，排列密集，分为 3 种：①**不规则致密结缔组织**，胶原纤维粗大，交织成网，多见于真皮、硬脑膜和器官被膜等处。②**规则致密结缔组织**，胶原纤维沿受力方向平行排列，密集成束，束间有沿长轴排列的成纤维细胞（**腱细胞**），主要构成肌腱。③**弹性组织**，以弹性纤维为主，见于项韧带和黄韧带。

3. **脂肪组织**（adipose tissue）　脂肪组织由大量脂肪细胞聚集而成，可分为 2 类。**黄色脂肪组织**由大量单泡脂肪细胞组成，是机体的贮能库；**棕色脂肪组织**由多泡脂肪细胞组成，可分解脂类以产生热能，见于新生儿。

4. **网状组织**（reticular tissue）　网状组织是淋巴组织和造血组织的基本成分，主要由网状细胞和网状纤维构成。**网状细胞**呈星状，突起间相互连接；核大，染色浅，核仁明显；胞质弱嗜碱性。**网状纤维**沿网状细胞分布，共同构成支架。

二、血　液

血液（blood）在心血管腔内流动，成人循环血容量约为 5 L，占体重的 7%。血液由**血浆**（plasma）和**血细胞**（blood cell）组成，分别占血液容积的 55％和 45％。血细胞分为红细胞、白细胞和血小板 3 种（图 1-9）。抗凝后的血液静置或离心沉淀后，可分 3 层：上层为淡黄色的血浆，中层为白细胞和血小板，下层为红细胞。

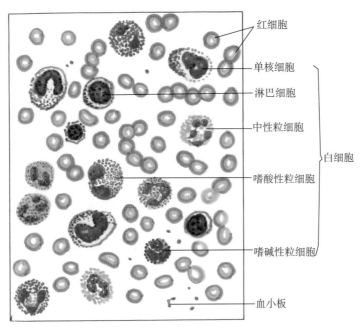

图 1-9　血细胞仿真图

血细胞在红骨髓内发生，一定的条件下，**造血干细胞**先增殖分化为**造血祖细胞**，然后定向增殖、分化为各种成熟血细胞。血浆相当于细胞外基质，其中 90％为水，其他有无机盐、血浆蛋白、脂蛋白、酶、激素和各种代谢产物。血液凝固后析出的淡黄色清亮液体称**血清**（serum）。

观察血细胞形态结构最常用的方法是采用瑞特（Wright）或吉姆萨（Giemsa）对血涂片进行染色。血细胞形态、数量、比例及血红蛋白含量的观测结果称**血象**。正常情况下，血细胞的形态和数量相对稳定（表 1-1）；患病时，血浆的成分或血象常有显著变化。

表 1-1　血细胞和血红蛋白的正常值

项目	正常值	白细胞	正常值
红细胞	男：$(4.0\sim5.5)\times10^{12}/L$	中性粒细胞	50％～70％
	女：$(3.5\sim5.0)\times10^{12}/L$	嗜酸性粒细胞	0.5％～3.0％
白细胞	$(4.0\sim10.0)\times10^{9}/L$	嗜碱性粒细胞	0％～1％
血小板	$(100\sim300)\times10^{9}/L$	淋巴细胞	25％～30％
血红蛋白	男：120～150 g/L	单核细胞	3％～8％
	女：110～140 g/L		

　　1. 红细胞（red blood cell，RBC）　红细胞直径为 7.0～8.5 μm，呈双凹圆盘

状,周缘较厚,中央较薄,故在血涂片上呈周缘染色较深、中央较浅。成熟红细胞无胞核和细胞器,胞质内充满**血红蛋白**(hemoglobin,Hb),使红细胞呈红色。血红蛋白能可逆性结合 O_2 和 CO_2,故红细胞具有携带 O_2 和 CO_2 的功能。红细胞的形态具有可变性,当通过管径更小的毛细血管时可改变形状。

红细胞的质膜上有血型抗原 A 和(或)血型抗原 B,二者决定了个体的 ABO 血型,在临床输血中具有重要意义。

红细胞的平均寿命约为 120 天,老化的红细胞被巨噬细胞清除。少量未完全成熟的红细胞进入血液,其胞内残留部分核糖体,煌焦油蓝染色呈细网状,称**网织红细胞**,占成人红细胞总数的 0.5%~1.5%。血液中网织红细胞计数可反映个体的造血功能。

2. **白细胞**(white blood cell,WBC)　白细胞呈球形,能做变形运动,具有防御功能;根据胞质内有无特殊颗粒,分为有粒白细胞和无粒白细胞。**有粒白细胞**根据颗粒嗜色性可分为中性粒细胞、嗜酸性粒细胞和嗜碱性粒细胞(图 1-10);**无粒白细胞**包括淋巴细胞和单核细胞(图 1-11)。

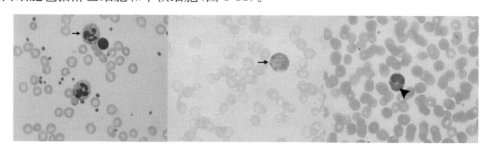

中性粒细胞(↑)　　　　嗜碱性粒细胞(↑)　　　　嗜酸性粒细胞(▲)

图 1-10　有粒白细胞光镜图

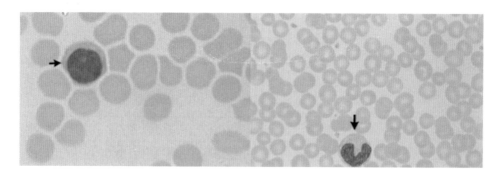

淋巴细胞(↑)　　　　　　　单核细胞(↑)

图 1-11　无粒白细胞光镜图

(1)**中性粒细胞**(neutrophilic granulocyte):直径为 10~12 μm。核形态多样,可呈杆状核或分叶核。核的分叶与细胞的衰老程度密切相关,叶数越多表明细胞越衰老。机体受细菌重度感染时,杆状核和两叶核的细胞增多,称**核左移**;骨髓造血功能障碍时,4～5叶核的细胞增多,称**核右移**。中性粒细胞的胞质内有许多细小的颗粒,分为2种:①**嗜天青颗粒**,淡紫色,占20%,含有酸性磷酸酶和髓过氧化物酶等,能消化分解吞噬的异物。②**特殊颗粒**,淡红色,占80%,内含碱性磷酸酶、吞噬素、溶菌酶等,具有杀菌作用。中性粒细胞的趋化性和吞噬能力很强,在吞噬大量细菌后,自身转变为脓细胞。

(2)**嗜碱性粒细胞**(basophilic granulocyte):直径为10～12 μm。胞核呈分叶、S形或不规则形,着色较浅;胞质内有大小不等的嗜碱性颗粒,分布不均。嗜碱性粒细胞分泌肝素、组胺、白三烯和嗜酸性粒细胞趋化因子等,参与过敏反应。

(3)**嗜酸性粒细胞**(eosinophilic granulocyte):直径为10～15 μm。核多为2叶;胞质内充满粗大的嗜酸性颗粒,分布均匀,颗粒含有芳基硫酸酯酶、组胺酶和阳离子蛋白等。嗜酸性粒细胞通过释放酶灭活组胺和白三烯等,从而减弱过敏反应,释放的阳离子蛋白对寄生虫有很强的杀灭作用。

(4)**淋巴细胞**(lymphocyte):根据直径大小分为直径6～8 μm的**小淋巴细胞**、直径9～12 μm的**中淋巴细胞**和直径13～20 μm的**大淋巴细胞**。核圆,有的一侧可有浅凹(多见于中淋巴细胞),染色质致密,着色深;胞质很少,嗜碱性,含少量嗜天青颗粒。淋巴细胞发挥机体防御作用。

淋巴细胞根据发生和功能等不同,可分为3类:①**胸腺依赖淋巴细胞**(T细胞),来源于胸腺,可特异性地杀灭抗原。②**骨髓依赖淋巴细胞**(B细胞),来源于骨髓,在抗原刺激下可分化为浆细胞。③**自然杀伤细胞**(NK细胞),来源于骨髓,直接杀灭病毒感染细胞和肿瘤细胞。

(5)**单核细胞**(monocyte):体积最大,直径为14～20 μm。胞核形态各异,染色质颗粒细小、疏松,着色较浅;胞质丰富,弱嗜碱性,有许多细小的嗜天青颗粒。单核细胞具有明显的趋化性和一定的吞噬功能,可分化为巨噬细胞等。

3. **血小板**(blood platelet)　血小板又称**血栓细胞**,由骨髓巨核细胞产生,无胞核,胞膜完整。体积最小,直径为2～4 μm,呈双凸盘状;受到刺激时,可伸出突起而呈不规则形。在血涂片中,常聚集成群。周边部呈均质浅蓝色,称**透明区**;中央部有蓝紫色颗粒,称**颗粒区**。血小板参与止血和凝血。血小板的寿命为7～14天。

案例分析

案例:在医院里,前来就诊的患者,不论是感冒、发热,还是腹痛、腹泻等,医生多半会开出化验单,要求患者检查血常规。这是为什么呢?

分析:血常规是最基本的血液检验,通过观察血液中红细胞、白细胞和血小板的数量和形态变化以及血红蛋白含量等(即血象),协助判断疾病和观察病情变化,是最常用的辅助检查手段之一。医生根据血象可对某些疾病作出基本的判断,如白细胞数目增多,常见于感染、应激(如手术、创伤等)和急、慢性白血病等,若合并有中性粒细胞的比例或数目增多,则多为细菌性感染;白细胞数目减少,常见于病毒感染、自身免疫性疾病(如系统性红斑狼疮)以及多种血液病(如白血病、骨髓异常增生症和骨髓纤维化)等;嗜酸性粒细胞增多,常见于寄生虫感染(如蛔虫)、过敏、自身免疫病和肿瘤;男性血红蛋白低于 120 g/L、女性低于 110 g/L 即可诊断为贫血,根据下降情况还可确立贫血程度;血小板数目变化对于出、凝血性疾病的诊断具有重要价值。

三、软骨和骨

1. 软骨(cartilage)　软骨由软骨组织和周围的软骨膜构成(图 1-12)。

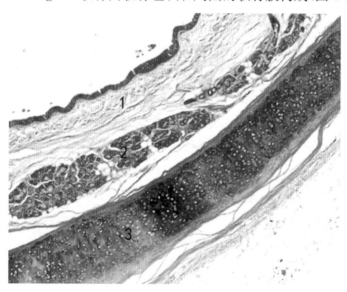

图 1-12　透明软骨(气管)光镜图(1. 上皮;2. 混合性腺;3. 透明软骨)

(1)**软骨组织**:由软骨细胞和软骨基质构成,无血管、淋巴管和神经。**软骨细胞**位于基质中的软骨陷窝内,其周围的基质染色深,称**软骨囊**。近表面者是扁圆形的幼稚细胞,体积小,单个存在;愈近中央,细胞愈成熟,体积逐渐增大,呈圆形或椭圆形,胞质丰富,弱嗜碱性。软骨组织中央常见由一个软骨细胞分裂而成的多个软骨细胞聚集成群,称**同源细胞群**。软骨细胞具有合成纤维和基质的功能。**软骨基质**由纤维和基质构成。纤维的种类和含量因软骨类型而异,基质的主要成分为水和蛋白多糖。

(2)**软骨膜**:较薄,内有骨祖细胞,被覆在软骨组织表面,起保护、营养等作用。

根据软骨基质所含纤维成分的不同,软骨可分为 3 类:①**透明软骨**,分布于气管、支气管、关节和肋等处,纤维成分是胶原原纤维,HE 染色不易显示。②**弹性**

软骨,分布于耳郭和会厌等处,弹性纤维丰富,弹性较强。③**纤维软骨**,分布于椎间盘、关节盘和耻骨联合等处,有大量的胶原纤维束,韧性很强。

2.**骨** 骨是一种器官,由骨组织、骨膜和骨髓等组成。

(1)**骨组织**:由骨基质和细胞构成(图1-13)。

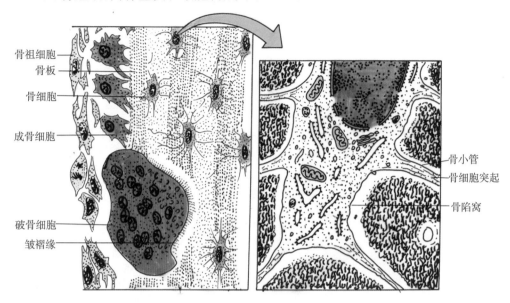

图1-13 骨组织结构模式图

1)**骨基质**(bone matrix):简称**骨质**,是钙化的细胞外基质,包括有机成分和无机成分。有机成分又称**类骨质**,包括大量胶原纤维和少量无定形基质;无机成分又称**骨盐**,主要为羟基磷灰石结晶。胶原纤维呈板层状排列,有骨盐沉着,构成**骨板**,是骨组织的特征性结构。骨板内的纤维相互平行,相邻骨板的纤维则相互垂直,可有效增强骨的强度。

2)细胞:包括骨祖细胞、成骨细胞、骨细胞和破骨细胞。①**骨祖细胞**,位于骨组织的表面,细胞小,呈梭形,胞质弱嗜碱性;属干细胞,可增殖分化为成骨细胞。②**成骨细胞**,分布在骨组织的表面,胞体较大,核大而圆,胞质嗜碱性;可产生类骨质,钙化即成为骨基质,成骨细胞埋于其中,转变为骨细胞。③**骨细胞**,单个分布于骨板内或骨板间,胞体小,呈多突起状,胞体和突起所在的腔隙分别为**骨陷窝**和**骨小管**;骨小管彼此相通,相邻突起之间有缝隙连接。骨细胞有一定的成骨和溶骨作用,参与调节钙、磷平衡。④**破骨细胞**,散在分布于骨组织边缘,由多个单核细胞融合而成,胞体大,核有2～50个,胞质嗜酸性,细胞近骨基质的一侧可见大量微绒毛组成的**皱褶缘**。破骨细胞有溶解和吸收骨组织的作用。

(2)**长骨**:分骨干和骺,由骨松质、骨密质、骨膜、骨髓和关节软骨等构成。

1)**骨松质**(spongy bone):位于骺内及骨髓腔两端的内面,为多孔隙网状结

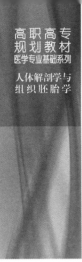

构,由大量针状或片状的骨小梁交织而成,网眼中充满红骨髓。骨小梁由层数少、排列不规则的骨板构成。

2)**骨密质**(compact bone):位于骺的表面和骨干处,由层数多、排列规则、结合紧密的骨板构成。骨干中部的骨板根据排列方式可分为环骨板、骨单位和间骨板。①**环骨板**,环绕骨干内、外表面排列,包括内、外环骨板,**内环骨板**薄而不规则,**外环骨板**厚而整齐。②**骨单位**(osteon),又称**哈弗斯系统**(Haversian system),呈长筒状,位于内、外环骨板之间,是骨密质的基本结构单位(图1-14)。骨单位的中央为纵行的**中央管**,周围是10~20层同心圆排列的骨板。穿通管垂直于骨干长轴,并与中央管相通,是血管、神经的通路。③**间骨板**,充填在骨单位间或骨单位与环骨板之间,呈不规则形,是骨生长、改建过程中骨单位或环骨板未被吸收的部分。

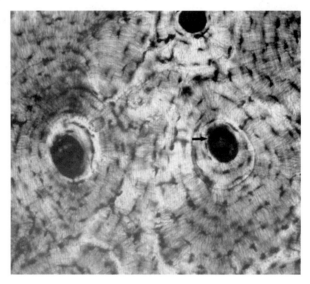

图1-14　骨单位(长骨横切面)光镜图(↑中央管)

3)**骨膜**:被覆于骨的外表面的结缔组织称**骨外膜**,较厚,可分内、外两层,外层主要是粗大的胶原纤维束,内层疏松,含骨祖细胞;衬贴在骨髓腔面、中央管和穿通管腔面以及骨小梁表面的结缔组织称**骨内膜**,较薄,纤维细少,富含细胞和血管。骨膜供给骨组织营养,并参与骨的生长、改建和修复。

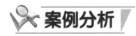　**案例分析**

案例:王家祖孙二人在路边行走,为躲避过往的车辆,不慎摔倒在地。小孩立马爬起,仅手部皮肤擦伤;但爷爷却不能站立,活动时感觉左小腿疼痛剧烈,送往医院后,经X线摄片诊断为左侧胫骨骨折。为什么同样是摔伤,老年人容易发生骨折呢?

20

分析:骨组织具有明显的年龄变化,主要表现在化学组成和结构方面。幼年时期,骨内含有较多的有机成分(约占一半),骨外膜甚厚,故具有很好的弹性和韧性,在外力作用下不易骨折或折而不断,即青枝骨折;随着年龄增长,无机成分的比例逐渐增多,有机成分的比例逐渐减少,在成年时期,骨中有机成分与无机成分的比例约为3∶7,此时骨具有很大的硬度和良好的韧性;在老年时期,骨中无机成分的比例更大,此时因激素水平下降,影响钙、磷吸收和沉积,骨密质萎缩、变薄,骨小梁减少、变细,导致骨密度下降,呈多孔、疏松状,即骨质疏松症,易发生骨折。

第三节　肌组织

肌组织(muscle tissue)主要由肌细胞构成,其间有少量结缔组织、血管、淋巴管和神经等。肌细胞又称**肌纤维**(muscle fiber),呈细长纤维状;其细胞膜称**肌膜**,胞质称**肌浆**,滑面内质网称**肌浆网**。

肌组织分骨骼肌、心肌和平滑肌。前两种有周期性横纹,属于横纹肌,平滑肌纤维无横纹。骨骼肌属随意肌,受躯体神经支配;心肌和平滑肌为不随意肌,受内脏神经支配。

一、骨骼肌

骨骼肌(skeletal muscle)的外面被致密结缔组织包裹,形成**肌外膜**;肌外膜还伸入肌的内部,分隔包绕每一肌束,形成**肌束膜**;包裹在每条肌纤维周围的薄层疏松结缔组织称**肌内膜**。骨骼肌内的肌卫星细胞在肌纤维受损时起干细胞作用。

1.**骨骼肌纤维的光镜结构**　骨骼肌纤维呈长圆柱状,长 1～40 mm,直径为 10～100 μm;核呈扁椭圆形,有几十甚至几百个,紧靠肌膜;肌浆内有大量细丝样的**肌原纤维**(myofibril),沿长轴平行排列。每条肌原纤维都有明暗相间的带,各条肌原纤维的**明带**(I 带)和**暗带**(A 带)均准确地排在同一水平面上,构成肌浆内明暗相间的**横纹**。暗带中央有一较窄的 H 带,着色浅;H 带中央有一着色深的 M线;明带中央有一条着色深的 Z 线。肌原纤维在相邻两条 Z 线之间的一段称**肌节**(sarcomere),包括 1/2I 带＋A 带＋1/2I 带,长 1.5～3.5 μm,是骨骼肌舒缩功能的基本结构单位(图 1-15)。

2.**骨骼肌纤维的超微结构**

(1)肌原纤维:由粗、细 2 种肌丝沿肌纤维长轴有规律地排列而成。**粗肌丝**由肌球蛋白分子聚合而成,中央固定在 M 线上,两端游离,构成 A 带的主体。肌球蛋白分子形似豆芽状,头朝向 Z 线,并露出于粗肌丝表面,构成**横桥**,有 ATP 酶活

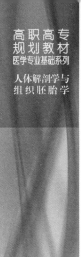

性,是与细肌丝相结合的部位;尾朝向 M 线。**细肌丝**主要由肌动蛋白分子构成,一端固定在 Z 线上,另一端游离,伸入 A 带的粗肌丝之间,止于 H 带外侧(图 1-15)。

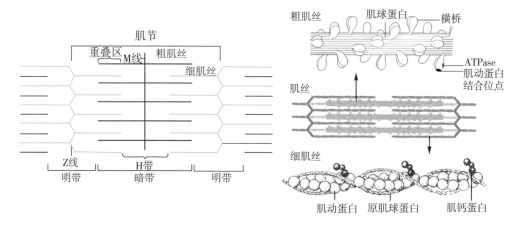

图 1-15　肌原纤维结构模式图

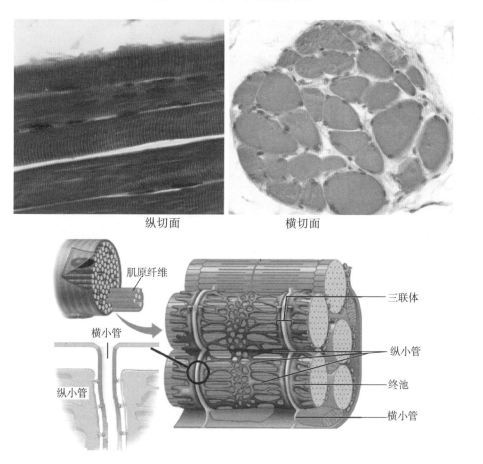

纵切面　　　横切面

骨骼肌纤维结构

图 1-16　骨骼肌纤维光镜和模式图

（2）**横小管**：由肌膜向肌浆内凹陷而成，与肌纤维长轴垂直，位于明、暗带交界处，分支环绕每条肌原纤维，可将肌膜兴奋迅速传导至肌纤维内部。

（3）**肌浆网**：是特化的滑面内质网，位于横小管之间，通过贮存和释放 Ca^{2+} 调节肌浆内 Ca^{2+} 浓度。中央呈管状，纵行包绕肌原纤维，称**纵小管**；两端在横小管附近扩大为扁囊状的**终池**。每条横小管与两侧的终池共同构成**三联体**，将兴奋从肌膜传至肌浆网膜（图 1-16）。

3.**骨骼肌纤维的收缩机制**　目前认为是肌丝滑动原理。肌膜兴奋经横小管传至肌浆网，Ca^{2+} 涌入肌浆并与细肌丝的肌钙蛋白结合，将粗、细肌丝结合位点暴露；粗肌丝的肌球蛋白分子横桥利用 ATP 分解释放的能量，牵拉细肌丝的肌动蛋白分子，使细肌丝滑向 M 线。这使得 I 带缩短，H 带变窄，肌节变短，肌纤维收缩，但粗、细肌丝的长度不变。收缩结束后，Ca^{2+} 迅速转运至肌浆网，肌纤维松弛。

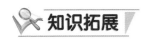
知识拓展

多发性肌炎

多发性肌炎是骨骼肌的弥漫性炎性疾病，多见于中年以上人群，女性略多。病因不清，多数认为与自身免疫紊乱有关，但亦有认为与病毒感染或遗传因素有关。临床表现为进行性、对称性四肢近端、颈肌和咽肌无力或肌萎缩，常伴有肌压痛和血清酶增高等。急性期以肢体无力和肌痛为主，伴有步行和起立困难、易跌倒、举物无力，甚至不能梳头等；通常在数周至数月内达高峰，全身肌无力，严重者出现呼吸肌无力，危及生命。因此，在治疗上应尽早应用肾上腺皮质激素或免疫抑制剂，同时加强对症治疗和支持治疗，防治感染。

二、心　肌

心肌（cardiac muscle）位于心和出入心的大血管根部，收缩具有自主节律性。

1.**心肌纤维的光镜结构**　心肌纤维呈短圆柱状，有分支，相互连接成网，连接处呈阶梯状粗线，着色较深，称**闰盘**；核呈卵圆形，1～2 个，居中；肌浆内有大量细丝样的肌原纤维，沿长轴平行排列。心肌纤维亦有明暗相间的横纹，但不如骨骼肌纤维明显（图 1-17）。

2.**心肌纤维的超微结构**　心肌纤维与骨骼肌纤维相似，不同点在于：①肌原纤维粗细不等，界线不清。②横小管较粗，位于 Z 线水平。③肌浆网的纵小管稀疏，终池小而少，横小管与一侧的终池构成**二联体**。④线粒体极丰富。⑤闰盘处的心肌纤维呈齿轮状相互嵌合，横向部位有中间连接和桥粒，纵向部位有缝隙连接，使得心肌纤维之间既在应力方向牢固连接，又在非应力方向进行化学信息交流和电冲动传导，使心房肌和心室肌分别成为同步舒缩的整体（图 1-18）。

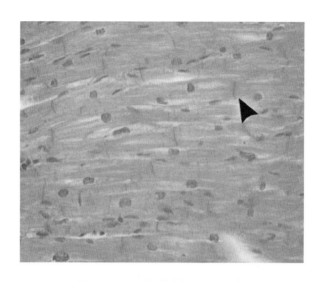

图 1-17   心肌纤维光镜图(▲闰盘)

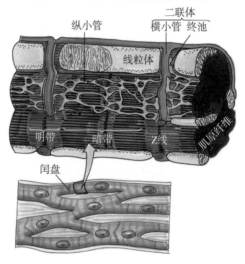

图 1-18   心肌纤维结构模式图

三、平滑肌

平滑肌(smooth muscle)广泛分布于内脏、血管和淋巴管,收缩缓慢而持久。

1. 平滑肌纤维的光镜结构   平滑肌呈长梭形,一般长 0.2 mm,妊娠末期子宫的平滑肌纤维可长达 0.5 mm,无横纹;核呈椭圆形或杆状,居中;肌浆内无沿长轴平行排列的细丝样的肌原纤维(图 1-19)。

2. 平滑肌纤维的超微结构   平滑肌纤维与骨骼肌纤维不同,其特点是:①粗、细肌丝不形成肌原纤维,而是交织成复杂的立体网架;肌丝滑动时,肌纤维呈螺旋状缩短,而非简单的长度缩短。②肌膜不形成横小管,而是形成浅凹。③肌浆网少,呈管状或泡状。④肌纤维之间的缝隙连接较发达,便于化学信息交流和电冲动传导,使相邻肌纤维实现同步收缩。

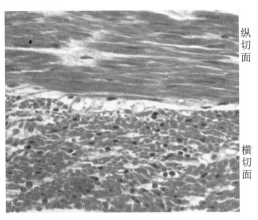

纵切面

横切面

图 1-19　平滑肌纤维光镜图

第四节　神经组织

神经组织(nervous tissue)主要由神经细胞和神经胶质细胞构成。

一、神经元

神经细胞(nerve cell)又称**神经元**(neuron),约有 10^{12} 个,是神经系统形态和功能的基本单位,具有接受刺激、整合信息、产生和传导神经冲动的功能。

1.**结构**　神经元的形态多种多样,但均分为胞体和突起两部分,突起又分为树突和轴突。

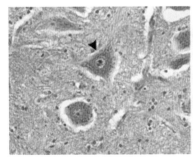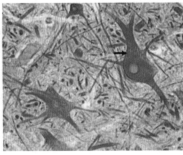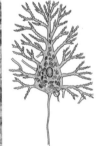

HE 染色(▲尼氏体)　　　特殊染色(↑神经原纤维)　　　模式图

图 1-20　神经元光镜和模式图

(1)**胞体**:为神经元的代谢中心,形态各异,大小不等(图 1-20)。胞膜含有离子通道和膜受体,具有可兴奋性,可接受刺激、处理信息、产生和传导神经冲动;核位于中央,大而圆,着色浅,核仁明显;胞质内的特征性结构为尼氏体和神经原纤维,此外还有线粒体、高尔基复合体和溶酶体等。**尼氏体**(Nissl body)呈斑块状或颗粒状,强嗜碱性,均匀分布于胞体和树突的胞质内;由发达的粗面内质网和游离核糖体构成,可合成神经递质所需的酶等。在镀银染色的标本中,**神经原纤维**(neurofibril)为棕黑色、交错排列的细丝,并伸入树突和轴突;由神经丝和微管等构成,对神经元起支架作用,并参与神经元内的物质运输。

(2)**树突**(dendrite):每个神经元有 1 个或多个树突,大多粗短,并反复分支成树枝状,分支上又有大量短小的**树突棘**。树突胞质的结构与胞体相似。树突的功能主要是接受刺激,极大地扩展了神经元接受刺激的表面积。

(3)**轴突**(axon):每个神经元只有 1 个轴突,细长,长者可达 1 m 以上,末端分支较多。轴突内有神经原纤维,但无尼氏体。胞体发出轴突的部位常呈圆锥状,着色浅,称**轴丘**,其内也无尼氏体。轴突的功能主要是将神经冲动传向其他神经元或效应细胞。

2.**分类** 神经元按突起数目可分为 3 类:①**双极神经元**,树突和轴突各 1 个,仅少数神经元属于此类。②**假单极神经元**,自神经元胞体发出 1 个突起,但在不远处即呈"T"形分为 2 支,即分布到感受器的**周围突**和进入脑或脊髓的**中枢突**,感觉神经元多属此类。③**多极神经元**,一般有 1 个轴突和多个树突,运动神经元和中间神经元多属此类。

神经元按功能亦分为 3 类:①**感觉神经元**,又称**传入神经元**,可通过感受器接受内、外环境刺激,并传向中枢。②**运动神经元**,又称**传出神经元**,作用于效应细胞。③**中间神经元**,又称**联合神经元**,位于前两者之间,起信息加工和传递作用,约占神经元总数的 99%。

二、突 触

神经元与神经元之间或神经元与效应细胞之间传递信息的结构称**突触**(synapse),可分为 2 类:①**化学性突触**,释放神经递质传递信息。②**电突触**,即缝隙连接,以电流传递信息,可双向传导。通常所谓的突触是指化学性突触,镀银染色切片上呈扣结状;电镜下,由**突触前成分**、**突触间隙**和**突触后成分**构成。突触前、后成分彼此相对的细胞膜分别称突触前膜和突触后膜,两者间有 15~30 nm 的突触间隙;突触前成分内有许多含神经递质的**突触小泡**,突触后膜上有神经递质的特异性**受体**及离子通道。当信息传递至突触前成分时,突触小泡移至突触前膜并与之融合,以胞吐形式将神经递质释放至突触间隙,神经递质与突触后膜上特异性受体结合,将信息传递给后一级神经元或效应细胞。

三、神经胶质细胞

神经胶质细胞(neuroglial cell)又称**神经胶质**(neuroglia),广泛分布于神经组织,数量为神经元的 10～50 倍,对后者起营养、支持、保护和绝缘等作用。

1. **中枢神经系统的胶质细胞** 中枢神经系统的胶质细有 4 种,但在 HE 染色切片中难以区分(图 1-21)。

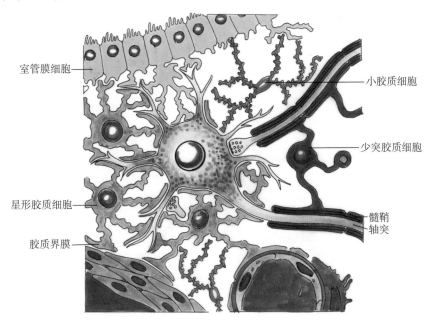

图 1-21 中枢神经系统神经胶质细胞模式图

(1)**星形胶质细胞**:数量最多,体积最大,自胞体呈放射状发出许多突起。有的突起末端膨大为脚板,在脑和脊髓的表面形成胶质界膜,或贴在毛细血管壁上,参与构成血-脑屏障。星形胶质细胞合成和分泌神经营养因子等多种细胞因子,对神经元的发育、分化、功能维持和损伤后修复具有重要作用。

(2)**少突胶质细胞**:胞体较小,突起亦少。突起末端扩展为扁平的薄膜,参与形成有髓神经纤维的髓鞘。

(3)**小胶质细胞**:体积最小,突起较少,源自血液中的单核细胞。当中枢神经系统损伤时,可转变为巨噬细胞,吞噬死亡细胞和蜕变的髓鞘等。

(4)**室管膜细胞**:位于脑室和脊髓中央管腔面,呈单层立方或柱状,形成室管膜。

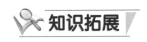 **知识拓展**

胶质瘢痕和星形胶质细胞瘤

中枢神经系统损伤可导致星形胶质细胞反应性增生,形成胶质瘢痕,以填补缺损。增生的星形胶质细胞在早期利于损伤的修复,但形成的胶质瘢痕却成为阻碍神经纤维再生的机械屏障,影响了神经组织的结构修复和功能恢复。当

星形胶质细胞异常增生时,即发生星形胶质细胞瘤,其约占颅内肿瘤总数的
30%,占神经胶质瘤总数的78%以上。

2.周围神经系统的胶质细胞

(1)施万细胞:参与形成周围神经纤维的髓鞘。施万细胞可分泌神经营养因
子,对神经再生起诱导和支持作用。

(2)卫星细胞:位于神经节内胞体的周围,呈单层扁平或立方形。

四、神经纤维和神经

1.神经纤维(nerve fiber)　神经纤维一般由神经元的长突起和包绕其外的神
经胶质细胞构成,根据神经胶质细胞是否形成完整的髓鞘,可分为有髓神经纤维
和无髓神经纤维。

(1)有髓神经纤维:在周围神经系统,由长卷筒状的施万细胞形成髓鞘
(图1-22)。一个施万细胞仅包卷轴突的一段,形成一个**结间体**;相邻的施万细胞
未紧密衔接,其间的轴突裸露,神经纤维的这一狭窄处称**郎飞结**。中枢神经系统
有髓神经纤维的结构,与周围神经系统相似,但髓鞘是由少突胶质细胞形成的。
一个少突胶质细胞的多个突起可同时分别包卷多个轴突。

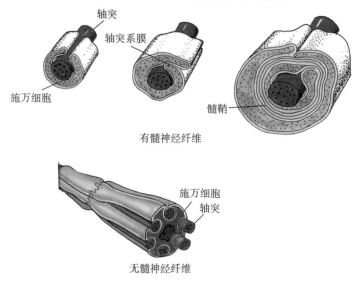

图1-22　周围神经系统神经纤维模式图

(2)**无髓神经纤维**:在周围神经系统,由成串排列的长圆柱状施万细胞和嵌有
的全部轴突构成(图1-22);在中枢神经系统,则仅有轴突,其外无神经胶质细胞
包绕。

有髓神经纤维的髓鞘起绝缘作用,使神经冲动从一个郎飞结向下一个郎飞结
呈跳跃式传导,速度快;无髓神经纤维的神经冲动沿轴突胞膜连续传导,速度慢。

2.**神经**(nerve) 在周围神经系统,神经由结缔组织包绕聚集在一起的神经纤维形成。包裹在神经表面的致密结缔组织为**神经外膜**;神经外膜还伸入神经内部,将神经分隔为若干个神经束,包裹神经束的数层扁平细胞构成**神经束膜**,其间的紧密连接起重要的屏障作用;每根神经纤维的表面还有少量疏松结缔组织构成的**神经内膜**。

五、神经末梢

神经末梢(nerve ending)是周围神经纤维的终末,根据功能可分为感觉神经末梢和运动神经末梢。

1.**感觉神经末梢** 感觉神经末梢参与构成感受器,接受内、外环境刺激,并将其转变为神经冲动传向中枢。

(1)**游离神经末梢**:由较细的神经纤维反复分支而形成,分布于表皮、骨膜、肌腱、脑膜、角膜和牙髓等处,参与产生温度觉和痛觉等。

(2)**触觉小体**:呈卵圆形,长轴垂直于皮肤表面;内有许多扁平细胞,沿短轴横行排列,神经末梢分成细支盘绕其间。触觉小体分布于真皮乳头内,在手指掌侧最多,参与产生触觉(图 1-23)。

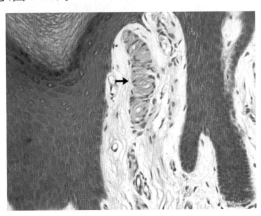

图 1-23 触觉小体(↑)光镜图

(3)**环层小体**:呈圆形,内有许多扁平细胞,呈同心圆排列,神经末梢位于中央;主要位于深部的结缔组织内,参与产生压觉和振动觉(图 1-24)。

(4)**肌梭**:位于骨骼肌内,呈梭形。其内的骨骼肌纤维较细,沿长轴纵行排列,称梭内肌纤维。梭内肌纤维的核呈串珠状排列或集中位于肌纤维中段,神经末梢分支缠绕或附着在肌纤维表面。肌梭属本体感受器,参与感知骨骼肌的舒缩状态。

2.**运动神经末梢** 运动神经末梢是运动神经元长轴突的终末,与其他组织共同组成效应器,支配或调节肌纤维收缩和腺细胞分泌。

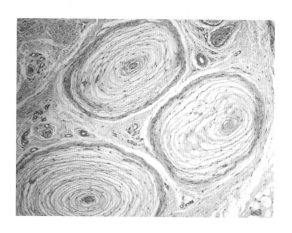

图 1-24　环层小体光镜图

（1）**躯体运动神经末梢**：分布于骨骼肌，反复分支形成葡萄状的终末，与骨骼肌纤维建立突触连接，呈椭圆形板状隆起，称**运动终板**或神经肌连接（图 1-25）。

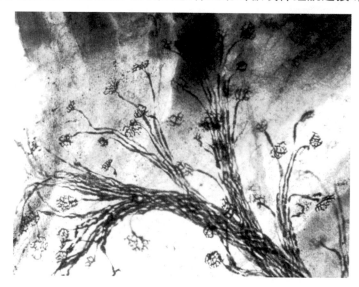

图 1-25　运动终板光镜图

（2）**内脏运动神经末梢**：分布在心肌、平滑肌和腺上皮，神经纤维分支常形成串珠样的膨体，与肌纤维和腺细胞建立突触连接。

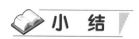 **小　结**

　　人体有 4 种基本组织：①上皮组织，特点是细胞多，细胞外基质少，排列紧密；细胞具有极性，不同区域的结构和功能存有明显差异；多无血管和淋巴管；神经末梢丰富。上皮组织分为被覆上皮和腺上皮，前者

又分为单层扁平上皮、单层立方上皮、单层柱状上皮和假复层纤毛柱状上皮以及复层扁平上皮和变移上皮。上皮细胞的游离面、侧面和基底面有多种特化结构,利于功能的实现。②结缔组织,特点是细胞数量少、种类多,细胞外基质多,细胞无极性,多有血管。结缔组织包括固有结缔组织、血液、软骨组织和骨组织。固有结缔组织即通常所说的结缔组织,分为疏松结缔组织、致密结缔组织、脂肪组织和网状组织;血液由血浆和血细胞组成,血细胞包括红细胞、白细胞和血小板;软骨由软骨组织和周围的软骨膜构成,可分为透明软骨、纤维软骨和弹性软骨;骨起支持、保护、造血和贮钙作用,由骨组织、骨膜和骨髓等组成,骨组织包括钙化的细胞外基质以及骨祖细胞、成骨细胞、骨细胞和破骨细胞等。③肌组织,包括骨骼肌、心肌和平滑肌,前两种有周期性横纹,而平滑肌无横纹。骨骼肌纤维结构和功能的基本单位为肌节,是相邻2条Z线之间的一段肌原纤维,由1/2 I带＋A带＋1/2 I带构成。骨骼肌纤维的收缩机制目前认为是肌丝滑动原理。④神经组织,由神经细胞(神经元)和神经胶质细胞组成。神经元分为胞体、树突和轴突。神经元与神经元之间、神经元与效应细胞之间借突触传递信息,其可分为化学性突触和电突触,化学性突触由突触前成分、突触间隙、突触后成分构成。神经胶质细胞包括中枢神经系统的星形胶质细胞、少突胶质细胞、小胶质细胞和室管膜细胞以及周围神经系统的施万细胞和卫星细胞。神经胶质细胞包绕神经元的长轴突构成神经纤维,有无髓神经纤维和有髓神经纤维2种。周围神经纤维的终末称神经末梢,可分为感觉神经末梢和运动神经末梢。

思考题

1. 试述结缔组织与上皮组织的结构特点。
2. 试述上皮细胞侧面的特化结构及其功能。
3. 简述疏松结缔组织中与机体免疫功能有关的3种细胞的结构和功能。
4. 在瑞氏染色的血涂片中,各种白细胞的结构特点和功能如何?
5. 请列表比较光镜下3种肌纤维纵切面的结构异同。
6. 什么是突触?试述化学性突触的光镜结构和超微结构。

(李 红 黄大可)

第二章　运动系统

■▶ **学习目标** ◀┈┈┈┈┈┈┈┈┈┈┈┈┈┈┈┈┈┈┈┈┈┈┈┈┈┈┈┈┈┈┈┈

　　1.掌握：骨的形态和构造；关节的结构；椎骨的形态特点；胸骨的形态和分部；脊柱的组成、整体观和运动；颅的组成和分部；四肢骨的组成及主要骨的位置、形态；肩、肘、腕、髋、膝、踝关节的组成、结构特点和运动；骨盆的组成和分部；全身主要肌的位置和作用。

　　2.熟悉：关节的运动；胸廓的组成、整体观及功能；颞下颌关节的组成、结构特点和运动；颅的整体观；骨骼肌的形态和构造；腹股沟管的位置和构成。

　　3.了解：骨连结的概念；肋的分类和形态；肢带骨连结；肌的起止、配布及辅助装置。

　　运动系统(locomotor system)由骨、骨连结和骨骼肌组成,起运动、支持和保护作用。全身各骨借骨连结构成**骨骼**。在神经系统的调控下,以骨为杠杆、骨连结为枢纽,通过骨骼肌的收缩和舒张,牵动骨而产生运动。

第一节　骨和骨连结

一、概　述

　　1.**骨**(bone)　骨主要由**骨质**、**骨膜**和**骨髓**构成,并含血管和神经等,可不断进行新陈代谢和生长发育,具有修复、再生和改建的能力。成人骨共有 206 块,按部位分为颅骨、躯干骨和四肢骨,前两者合称为中轴骨(图 2-1)。

　　按形态,骨分为 4 类(图 2-2):①**长骨**,呈长管状,分一体两端,多位于四肢。体又称**骨干**,内有髓腔;两端膨大,称**骺**,有光滑的关节面(图 2-3)。②**短骨**,呈立方形,多成群分布,如腕骨和跗骨。③**扁骨**,呈薄板状,主要构成体腔的壁,起保护作用。④**不规则骨**,形状不规则,如椎骨。有些骨内有空腔,与外界相通,称**含气骨**,如上颌骨。

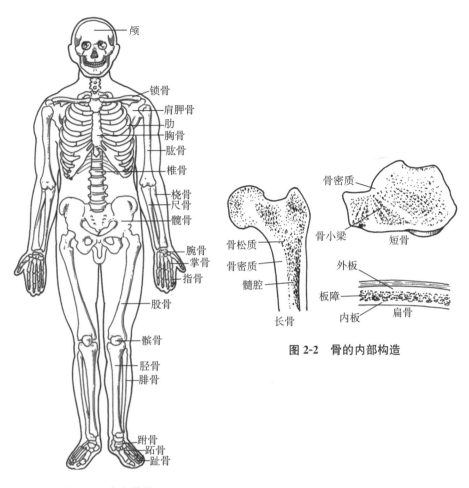

图 2-1 全身骨骼

图 2-2 骨的内部构造

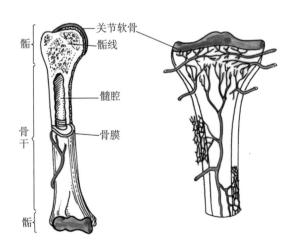

图 2-3 长骨的构造及血液供应

2.**骨连结** 骨连结是骨与骨之间的连结装置,按连结方式不同可分为直接连结和间接连结。直接连结较牢固，不活动或甚少活动。间接连结又称**滑膜关节**（synovial joint），简称**关节**（joint），是骨连结的最高分化形式，骨与骨之间借结缔组织囊相连，内有腔隙（图 2-4）。

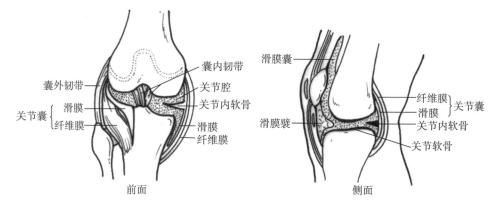

图 2-4　滑膜关节的构造

（1）关节的基本结构：包括关节面、关节囊和关节腔。①**关节面**，即相对两骨的接触面，常分为**关节头**和**关节窝**，表面被覆**关节软骨**，可减轻运动时的摩擦和冲击；②**关节囊**，由结缔组织构成，附着于关节面周缘的骨上，外层为**纤维膜**，内层为**滑膜**；③**关节腔**，是关节软骨与滑膜共同围成的密闭腔隙，含少量滑液，腔内呈负压。

（2）关节的辅助结构：包括韧带、关节盘和关节唇等，均可加强关节的稳固性。①**韧带**，是连于两骨之间的致密结缔组织束；②**关节盘**，是位于两关节面之间的纤维软骨板；③**关节唇**，是附于关节窝周缘的纤维软骨环。关节盘还可增加运动形式的多样性。

（3）关节的运动：根据运动轴的方位不同，可分为 4 种。①**屈**和**伸**，是围绕冠状轴的运动，两骨间的夹角变小为屈，增大为伸；②**收**和**展**，是围绕矢状轴的运动，骨向正中矢状面靠近为**收**，远离为**展**；③**旋转**，是围绕垂直轴的运动，骨的前面转向内侧为**旋内**，转向外侧为**旋外**，在前臂则分别称**旋前**和**旋后**；④**环转**，骨的近端在原位转动，远端做圆周运动，实为屈、展、伸、收的连续动作。

二、中轴骨及其连结

（一）躯干骨及其连结

躯干骨包括椎骨、骶骨、尾骨、肋和胸骨，借骨连结构成脊柱和胸廓。

1. **脊柱**（vertebral column）　脊柱由 24 块椎骨、1 块骶骨和 1 块尾骨借骨连结形成。

(1)**椎骨**(vertebrae)：由前方的椎体和后方的椎弓组成，其间围成**椎孔**，全部椎孔连成**椎管**，容纳脊髓等。**椎体**在前，呈短圆柱状，是椎骨负重的主要部分。**椎弓**在后，为弓形骨板，由椎弓根和椎弓板构成。**椎弓根**较细，其上、下缘分别有椎上、下切迹，相邻椎骨的椎上、下切迹围成**椎间孔**。**椎弓板**向后发出**棘突**，向两侧伸出**横突**，向上、下各发出 1 对**上关节突**和**下关节突**(图 2-5、图 2-6)。

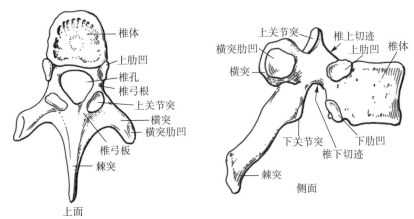

图 2-5　胸　椎

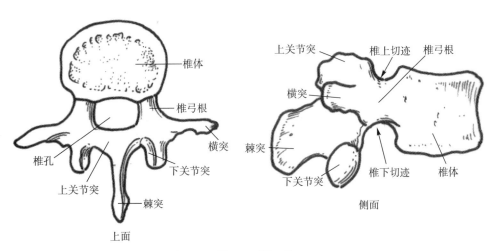

图 2-6　腰　椎

椎骨在幼年时为 32～33 块，包括颈椎 7 块、胸椎 12 块、腰椎 5 块、骶椎 5 块和尾椎 3～4 块，成年后骶椎、尾椎分别融合成骶骨和尾骨。①颈椎(cervical vertebrae)，横突上有**横突孔**，第 2～6 颈椎的棘突短而末端分叉。第 1 颈椎又称**寰椎**，仅由前、后弓和两个侧块构成；第 2 颈椎又称**枢椎**，椎体向上伸出齿突，与寰椎的齿突凹相关节；第 7 颈椎又称**隆椎**，棘突长，末端不分叉，常作为计数椎骨序数的标志。②胸椎(thoracic vertebrae)，在椎体两侧后份及横突末端处分别有上、**下肋凹**和**横突肋凹**，与肋骨相关节；棘突较长，伸向后下方，呈叠瓦状排列。③腰

35

椎(lumbar vertebrae)，椎体粗壮，棘突呈板状，水平伸向后方。④**骶骨**（sacrum），呈倒三角形，底的上缘向前突出，称岬。骶骨前面凹陷，有 4 条横线，横线两端有 4 对**骶前孔**；后面粗糙隆凸，正中线上有**骶正中嵴**，两旁有 4 对**骶后孔**。各骶椎的椎孔融合成**骶管**，上通椎管，下端开口于**骶管裂孔**，裂孔两侧有**骶角**向下突出，是骶管麻醉的标志。骶骨侧部上宽下窄，上份有**耳状面**。⑤**尾骨**（coccyx），退化，上接骶骨，下端游离为尾骨尖(图 2-7)。

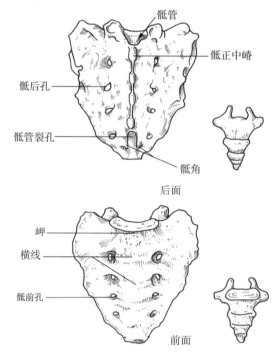

图 2-7　骶骨和尾骨

（2）椎骨间的连结：包括椎体间的连结和椎弓间的连结(图 2-8)。

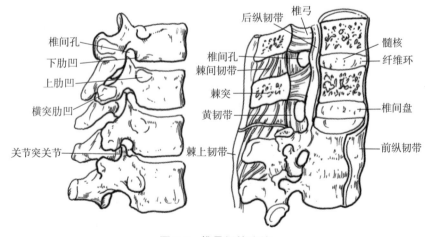

图 2-8　椎骨间的连结

各相邻椎体之间借椎间盘和前、后纵韧带连结。**椎间盘**（intervertebral disc）是连结相邻两椎体间的纤维软骨盘，共 23 个，由中央部的**髓核**和周围部的**纤维环**构成，具有连结、缓冲作用，并适应脊柱运动。**前纵韧带**和**后纵韧带**分别紧密地附着于各椎体及椎间盘的前面和后面，可限制脊柱过度后伸或前屈。

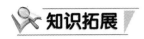**知识拓展**

椎间盘脱出症

椎间盘脱出症是临床上较为常见的脊柱疾病之一，主要是因为椎间盘各组成部分发生不同程度的退行性病变，在外界因素的作用下，椎间盘的纤维环破裂，髓核组织从破裂处突出（或脱出）；因前纵韧带可限制椎间盘向前脱出，故髓核常向后外侧脱出，突入椎管或椎间孔处，刺激或压迫邻近组织，如脊髓或脊神经根等，从而产生颈、肩、腰腿痛和肢体麻木等症状。椎间盘脱出症以腰椎和颈椎最多见。

椎弓间的连结包括椎弓板及突起间的韧带连结和关节突关节等，如连结相邻棘突之间的**棘间韧带**、连结各椎骨棘突尖的**棘上韧带**以及连结相邻椎弓板间的**黄韧带**等。这些韧带都有限制脊柱过度前屈的作用，黄韧带还参与围成椎管后壁。

(3)脊柱的整体观及其运动：从侧面观察，脊柱有 4 个生理性弯曲，其中**颈曲**和**腰曲**凸向前，**胸曲**和**骶曲**凸向后（图 2-9）。这些弯曲增大了弹性，有利于维持人体的重心平衡和减轻震荡。

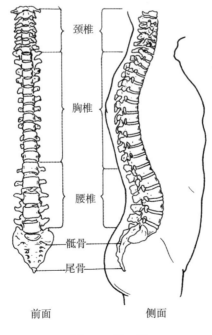

图 2-9 脊 柱

脊柱除支持身体、保护脊髓和内脏外,还有很大的活动性,可做屈、伸、侧屈、旋转和环转运动。颈、腰段的活动范围较大,受损伤的机会亦较多。

2.**胸廓**(thorax)　胸廓由 12 块胸椎、12 对肋、1 块胸骨借骨连结形成(图 2-10)。

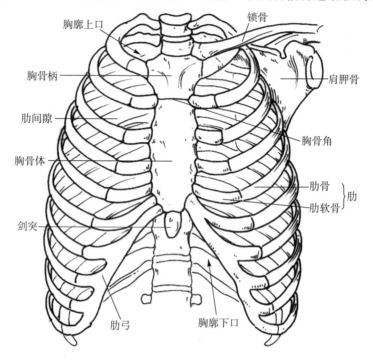

图 2-10　胸　廓

(1)**肋**(rib):由**肋骨**和**肋软骨**组成。**肋骨**(costal bone)为弓形的扁骨,后端由膨大的**肋头**和缩细的**肋颈**构成,颈外侧的隆起称**肋结节**;肋体内面近下缘处有**肋沟**,体后部急转处称**肋角**;前端连于肋软骨。**肋软骨**(costal cartilage)由透明软骨构成,终生不骨化。

肋共 12 对。第 1～7 对肋的前端借肋软骨连于胸骨,称**真肋**;第 8～10 对肋称**假肋**,其前端借软骨连于上位肋软骨而形成**肋弓**;第 11～12 对肋的前端游离,称**浮肋**。

(2)**胸骨**(sternum):位于胸前壁正中,长而扁,分为**胸骨柄**、**胸骨体**和**剑突** 3 部分。柄和体连结处向前微凸,称**胸骨角**(sternal angle),其两侧连结第 2 肋,向后平对第 4 胸椎体下缘,是计数肋的重要标志。

(3)**胸廓的整体观及其运动**:胸廓近似圆锥形,上口较小,由第 1 胸椎、第 1 对肋和胸骨柄上缘围成,向前下倾斜;下口较大,由第 12 胸椎、第 12 对肋、第 11 对肋前端、肋弓和剑突围成。两侧肋弓之间的夹角称**胸骨下角**,被剑突又分为左、右剑肋角。相邻两肋之间的间隙称**肋间隙**。胸廓除具有保护和支持功能外,还参与呼吸运动。

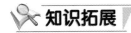

知识拓展

常见的胸廓畸形

胸廓的形状和大小与年龄、性别、健康状况及职业等因素有关。临床上常见的胸廓畸形有：①扁平胸，前后径不及横径的一半，呈扁平状，多见于瘦长体型者或慢性消耗性疾病患者。②桶状胸，前后径等于甚或超过横径，呈圆筒状，多见于慢性阻塞性肺病患者。③佝偻病胸，是佝偻病导致的胸廓畸形，包括佝偻病串珠、肋膈沟、漏斗胸和鸡胸等，多见于儿童，还常合并方颅、"O"形腿或"X"形腿等。④其他，如脊柱畸形可致胸廓改变、心肺疾病导致胸廓一侧变形或局部隆起等。

（二）颅骨及其连结

颅骨有 23 块（3 对听小骨未计入），其中大部分连结形成**颅**（skull），主要对脑、感觉器官等起支持和保护作用。

1. **颅骨**　以眶上缘与外耳门上缘的连线为界，颅骨可分为后上部的脑颅骨和前下部的面颅骨。脑颅骨有 8 块，包括不成对的**额骨**、**筛骨**、**蝶骨**、**枕骨**和成对的**顶骨**、**颞骨**，参与围成**颅腔**，容纳脑；面颅骨有 15 块，包括不成对的**下颌骨**、**犁骨**、**舌骨**和成对的**鼻骨**、**泪骨**、**颧骨**、**上颌骨**、**腭骨**、**下鼻甲**，参与构成眶、鼻腔和口腔的骨性支架。

下颌骨呈马蹄铁形，分一体两支。**下颌体**的上缘构成牙槽弓，下缘为圆钝的**下颌底**。**下颌支**上端有两个突起，即前方的**冠突**和后方的**髁突**。髁突上端膨大称**下颌头**，下方缩细称**下颌颈**。下颌底与下颌支后缘相交处称**下颌角**（angle of mandible）（图 2-11）。

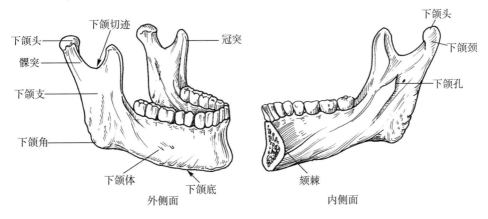

图 2-11　下颌骨

2. **颅骨的连结**　颅盖骨之间主要借缝相连，颅底骨之间则为软骨连结。随着年龄增长,有些缝和软骨连结转化成骨性结合。

颅骨的滑膜关节是**颞下颌关节**(temporomandibular joint),又称**下颌关节**,由颞骨的下颌窝及关节结节与下颌骨的下颌头构成(图 2-12)。关节囊松弛,囊外有外侧韧带加强,腔内有**关节盘**。关节囊前份较薄弱,如张口过大,下颌头可滑到关节结节前方,造成颞下颌关节脱位。此关节属于联合关节,下颌骨可做上提、下降、前进、后退和侧方运动。

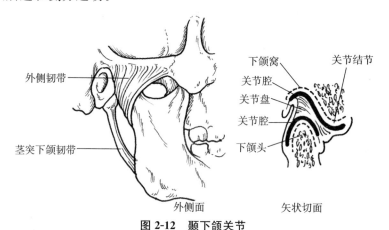

图 2-12　颞下颌关节

3.颅的整体观

(1)颅顶面观:颅顶有 3 条缝,即位于额骨与顶骨之间的**冠状缝**、两侧顶骨之间的**矢状缝**和顶骨与枕骨之间的**人字缝**。

(2)颅侧面观:中部有**外耳门**,向内通外耳道。其后方为乳突,前方为颧弓。在颧弓中点上方,额、顶、颞、蝶骨汇合处呈"H"形的缝,称**翼点**(pterion)(图 2-13)。此处骨质薄弱,骨折时易损伤经过其内面的脑膜中动脉前支,形成硬膜外血肿。

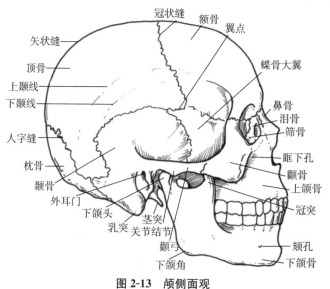

图 2-13　颅侧面观

案例:病人,女,43岁,因车祸伤及头部左颞区,出现视力模糊并逐渐加重,继而嗜睡乃至昏迷。查体发现左颞区皮下青紫,左侧瞳孔缩小,左眼向外斜视,X线摄片显示骨折线通过翼点处。

分析:该患者骨折线通过翼点,即额、顶、颞、蝶四骨交界处,此处骨质较薄,其内面有脑膜中动脉前支经过(脑膜中动脉是上颌动脉的分支,经棘孔入颅中窝)。因此,本例为翼点骨折伤及脑膜中动脉前支所致的硬膜外血肿,意识障碍和眼部症状及体征系血肿压迫脑组织和动眼神经之故。

(3)颅前面观:分为额区、眶、骨性鼻腔和骨性口腔(图2-14)。①眶(orbit),为锥体形腔隙,底朝前外侧,尖向后内侧,有视神经管通颅中窝。上壁前外侧部有**泪腺窝**;内侧壁前下部有**泪囊窝**,此窝向下经鼻泪管通鼻腔。②**骨性鼻腔**,居面部中央,借骨性鼻中隔将其分为左、右两半。前方开口于**梨状孔**,后方开口于**鼻后孔**。在鼻腔外侧壁有**上、中、下鼻甲**,各鼻甲下方相应的鼻道分别称**上、中、下鼻道**。在鼻腔周围有 4 对**鼻旁窦**(paranasal sinus),包括上颌窦、额窦、筛窦和蝶窦,分别位于同名颅骨内,并开口于鼻腔(详见第四章)。

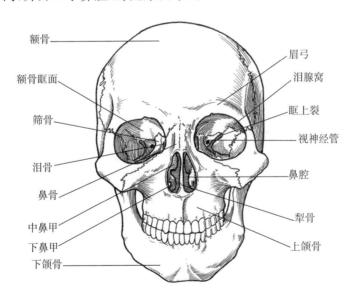

额骨
额骨眶面
筛骨
泪骨
鼻骨
中鼻甲
下鼻甲
下颌骨

眉弓
泪腺窝
眶上裂
视神经管
鼻腔
犁骨
上颌骨

图 2-14 颅前面观

(4)颅底内面观:颅底内面由前向后分 3 个窝。**颅前窝**位置最高,正中有一向上的突起,称**鸡冠**,两侧的水平骨板称**筛板**,其上有**筛孔**通鼻腔。**颅中窝**正中为**垂体窝**,窝的前外侧有**视神经管**和**眶上裂**,两侧由前向后依次有**圆孔、卵圆孔**和**棘孔**。**颅后窝**位置最低,中央有**枕骨大孔**,其前外侧缘有**舌下神经管内口**,后上方十字形隆起的交汇处为**枕内隆凸**;此凸向两侧续为**横窦沟**,横窦沟弯向前下延续为

"S"形的**乙状窦沟**,末端终于**颈静脉孔**。颅后窝前外侧壁上有**内耳门**,通内耳道(图 2-15)。

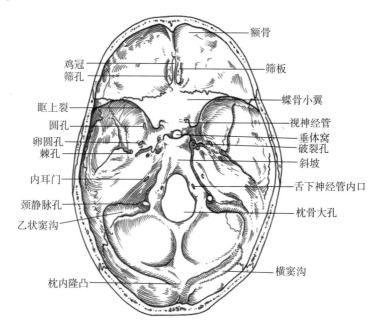

左侧标注(自上而下):鸡冠、筛孔、眶上裂、圆孔、卵圆孔、棘孔、内耳门、颈静脉孔、乙状窦沟、枕内隆凸

右侧标注(自上而下):额骨、筛板、蝶骨小翼、视神经管、垂体窝、破裂孔、斜坡、舌下神经管内口、枕骨大孔、横窦沟

图 2-15　颅底内面观

(5)颅底外面观:颅底外面后部正中可见**枕骨大孔**,其两侧有隆起的**枕髁**。在乳突前内侧有一细长的**茎突**,二者间有**茎乳孔**。颧弓根部后方有**下颌窝**,窝前缘的隆起称**关节结节**。颅底前部称**腭骨**。枕骨大孔正后方的突起称**枕外隆凸**(图 2-16)。

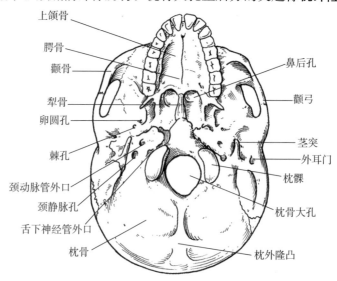

左侧标注(自上而下):上颌骨、腭骨、颧骨、犁骨、卵圆孔、棘孔、颈动脉管外口、颈静脉孔、舌下神经管外口、枕骨

右侧标注(自上而下):鼻后孔、颧弓、茎突、外耳门、枕髁、枕骨大孔、枕外隆凸

图 2-16　颅底外面观

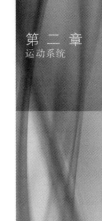

知识链接

新生儿颅的特征

与成人相比,新生儿面颅较小,脑颅相对较大。新生儿面颅占全颅的1/8,而成人为1/4。颅顶各骨尚未完全发育,骨缝间充满纤维结缔组织膜,在多骨交汇处间隙的膜较大,称**颅囟**,主要有分别位于矢状缝前、后端的前囟和后囟。**前囟**最大,呈菱形,于生后1岁半左右闭合;**后囟**呈三角形,于生后不久即闭合。

三、四肢骨及其连结

(一)上肢骨及其连结

1. **上肢骨**　上肢骨分为上肢带骨和自由上肢骨。

(1)上肢带骨

1)**锁骨**(clavicle):架于胸廓前上方。内侧端称**胸骨端**,连于胸骨柄;外侧端称**肩峰端**,与肩峰相关节。锁骨内侧2/3凸向前,外侧1/3凸向后,二者交界处较薄弱,易发生骨折。

2)**肩胛骨**(scapula):为三角形扁骨,贴于胸廓后外面,可分2面、3缘和3角(图2-17)。肩胛骨前面为大而浅的**肩胛下窝**;后面上部有横行的**肩胛冈**,冈上、下方的浅窝分别称**冈上窝**和**冈下窝**,肩胛冈向外侧延伸的扁平突起称**肩峰**。上缘外侧向前伸出一指状突起,称**喙突**。**上角**平对第2肋;**下角**平对第7肋或第7肋间隙,可作为计数肋的标志;**外侧角**肥厚,有一关节面,称**关节盂**,与肱骨头构成肩关节。

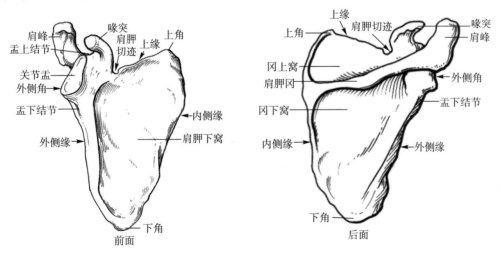

图2-17　肩胛骨

（2）自由上肢骨：除腕骨属于短骨外，其余均属长骨。

1）**肱骨**（humerus）：位于臂部（图2-18）。上端的**肱骨头**呈半球形，朝向后上内侧。肱骨头向外侧和前方的隆起分别为**大结节**和**小结节**，其间为**结节间沟**。上端与体交界处稍细，称**外科颈**，为骨折易发部位。肱骨体中部外侧面有**三角肌粗隆**，后面有从上内侧斜向下外侧的**桡神经沟**，有桡神经通过。下端外侧部为半球形的**肱骨小头**，内侧部有**肱骨滑车**；下端后面的深窝称**鹰嘴窝**，其内下方的浅沟称**尺神经沟**，有尺神经通过。

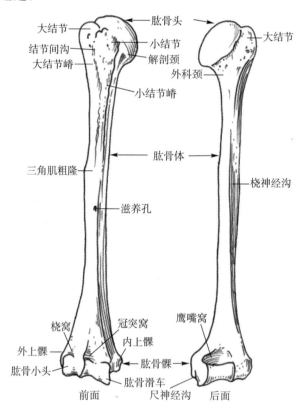

图2-18　肱　骨

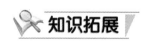

肱骨干骨折

　　肱骨干骨折发生在肱骨外科颈以下1～2 cm至肱骨髁上2 cm之间，多发于骨干中部，其次为下部，上部最少。肱骨干在三角肌止点以下骨折时，近折端由于三角肌、喙肱肌和冈上肌等的牵拉，使之向前外方移位；远折端则因肱二头肌和肱三头肌的牵引向上错位，故呈外凸畸形。中下1/3骨折易合并桡神经损伤，下1/3骨折易发生骨不连。

2）**尺骨**（ulna）和**桡骨**（radius）：分别位于前臂内、外侧部（图2-19）。

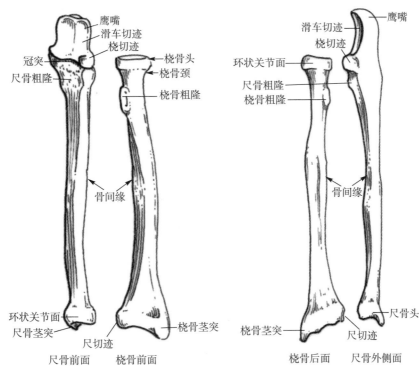

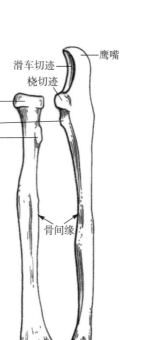

图 2-19　尺骨和桡骨

尺骨上端前面有**滑车切迹**,在切迹前下方和后上方各有一突起,分别称**冠突**和**鹰嘴**。冠突外侧面的小关节面称**桡切迹**。下端有**尺骨头**,其内侧向下的突起称**尺骨茎突**。桡骨上端有圆柱形的**桡骨头**,头的上面有关节凹,周围有环状关节面,头以下缩细,称**桡骨颈**。下端外侧向下的突起称**桡骨茎突**,内侧面有**尺切迹**,下面有**腕关节面**。

3)**手骨**:包括腕骨、掌骨和指骨。**腕骨**共 8 块,排成两列,近侧列由桡侧向尺侧依次为**手舟骨**、**月骨**、**三角骨**和**豌豆骨**,远侧列为**大多角骨**、**小多角骨**、**头状骨**和**钩骨**;**掌骨**有 5 块,由桡侧向尺侧分别称第 1~5 掌骨;**指骨**共 14 块,除拇指为 2 节外,其余各指均为 3 节。

2.**上肢骨连结**　上肢骨连结分为上肢带连结和自由上肢骨连结。

(1)上肢带连结:包括**胸锁关节**和**肩锁关节**,均为微动关节,主要起支持和连结作用;**喙肩韧带**有防止肱骨头向上方脱位的作用。

(2)自由上肢骨连结

1)**肩关节**(shoulder joint):由肱骨头与肩胛骨关节盂构成(图 2-20)。肱骨头大,关节盂浅而小,边缘附有**盂唇**。关节囊薄而松弛,内有肱二头肌长头腱穿行;囊的前、上、后方有韧带、肌腱等加强,下方薄弱,故肩关节脱位常向前下方。肩关节为全身运动幅度最大、最灵活的关节,可做屈、伸、收、展、旋转和环转运动。

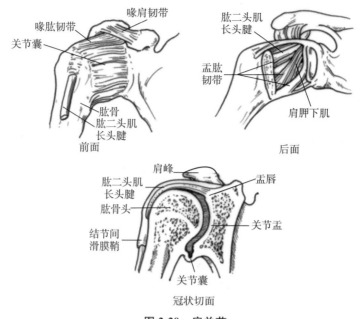

图 2-20　肩关节

2）**肘关节**（elbow joint）：由肱骨下端与尺、桡骨上端构成，包括**肱尺关节**、**肱桡关节**和**桡尺近侧关节**等 3 个关节（图 2-21）。关节囊的前、后壁薄而松弛，后壁最薄弱，故尺、桡骨易向后方脱位；两侧壁厚而紧张，并有**尺**、**桡侧副韧带**加强。在桡骨头周围有**桡骨环状韧带**，容纳桡骨头，可防止桡骨头脱出。肘关节主要可做屈、伸运动，桡尺近侧关节还参与前臂旋前、旋后运动。

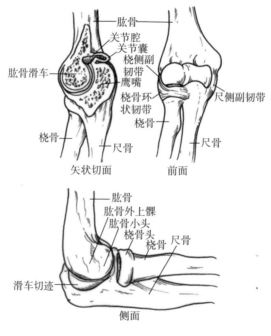

图 2-21　肘关节

3)桡腕关节:又称腕关节,由桡骨的腕关节面和尺骨头下方的关节盘组成关节窝,手舟骨、月骨和三角骨的近侧关节面组成关节头。关节囊松弛,周围有韧带加强。桡腕关节可做屈、伸、收、展和环转运动。

(二)下肢骨及其连结

1.**下肢骨** 下肢骨分为下肢带骨和自由下肢骨。

(1)下肢带骨:**髋骨**(hip bone)为不规则骨,其外面中央的圆形深窝称**髋臼**,下部的大孔称**闭孔**。髋骨由髂骨、坐骨和耻骨在 16 岁时融合而成。①**髂骨**(ilium),构成髋骨上部,分为体和翼。髂骨体构成髋臼的上部。髂骨翼扁阔,上缘称**髂嵴**,髂嵴的前、后端分别为**髂前上棘**和**髂后上棘**;髂骨翼内面的浅窝称**髂窝**,其下界有斜行隆起的**弓状线**。髂窝后方有**耳状面**。②**坐骨**(ischium),构成髋骨后下部,分为体和支,其间移行处后部的粗糙隆起为**坐骨结节**。坐骨体构成髋臼的后下部,后缘有尖形的**坐骨棘**,坐骨棘与髂后下棘之间为**坐骨大切迹**,与坐骨结节之间为**坐骨小切迹**。③**耻骨**(pubis),构成髋骨前下部,分体和上、下两支。耻骨体构成髋臼的前下部;耻骨上支的上缘锐薄,称**耻骨梳**,向前终于**耻骨结节**;耻骨上、下支移行处称**耻骨联合面**。耻骨与坐骨共同围成闭孔(图 2-22)。

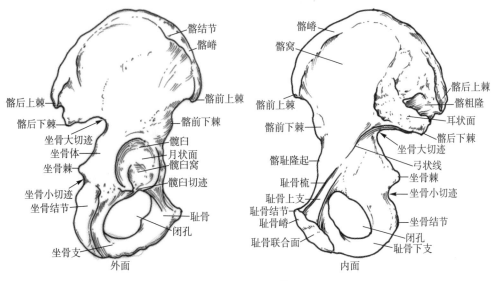

图 2-22 髋 骨

(2)自由下肢骨:除髌骨为籽骨,跗骨属于短骨外,其余均属长骨。

1)**股骨**(femur):位于大腿部,是人体最长、最结实的长骨。上端的**股骨头**朝向前上内侧,其上有**股骨头凹**,头下外侧较细部称**股骨颈**,颈、体交界处上外侧和下内侧分别有**大转子**和**小转子**;股骨体是弓状向前的圆柱形骨管;下端有两个膨大,分别称**内侧髁**和**外侧髁**(图 2-23)。

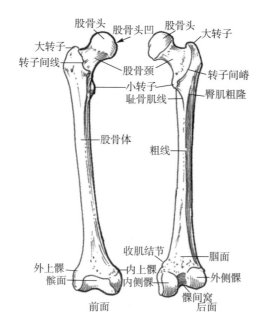

图 2-23　股　骨

2)**髌骨**（patella）：是全身最大的籽骨，位于股骨下端前面、股四头肌腱内。

3)**胫骨**（tibia）和**腓骨**（fibula）：分别位于小腿内、外侧部（图 2-24）。胫骨粗壮，上端膨大形成**内侧髁**和**外侧髁**，两髁之间向上的隆起称**髁间隆起**；胫骨体上端前面的隆起称**胫骨粗隆**；下端内侧的突起称**内踝**。腓骨细长，上端稍膨大称**腓骨头**，头下方缩窄称**腓骨颈**，下端膨大为**外踝**。

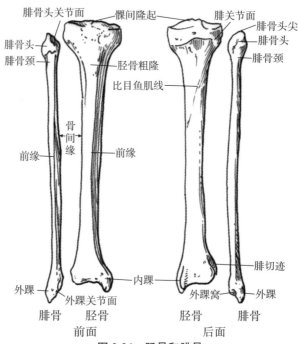

图 2-24　胫骨和腓骨

4)足骨:包括跗骨、跖骨和趾骨。**跗骨**共 7 块,分三列,后列为**距骨**和**跟骨**,中列为**足舟骨**,前列为**内侧楔骨**、**中间楔骨**、**外侧楔骨**和**骰骨**。**跖骨**共 5 块,由内侧向外侧依次为第 1~5 跖骨;**趾骨**共 14 块,踇趾为 2 节,其余各趾均为 3 节。

2.**下肢骨连结** 下肢骨连结分为下肢带连结和自由下肢骨连结。

(1)下肢带连结:主要有滑膜关节、韧带连结和软骨连结等(图 2-25)。①**骶髂关节**,由骶骨和髂骨的耳状面构成,活动性甚小。②**骶结节韧带**和**骶棘韧带**,自骶、尾骨侧缘分别连至坐骨结节和坐骨棘,从而与坐骨大、小切迹分别围成**坐骨大孔**和**坐骨小孔**。③**耻骨联合**,由两侧耻骨联合面借**耻骨间盘**相连构成。女性耻骨间盘较厚,有较大的矢状位裂隙,分娩时可稍分离,利于胎儿娩出。

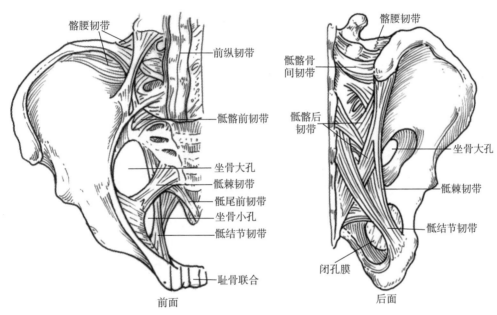

图 2-25 骨盆的韧带

骨盆(pelvis)由骶、尾骨和两侧髋骨借骨连结形成。自骶骨岬向两侧经弓状线、耻骨梳、耻骨结节和耻骨联合上缘围成环形的**界线**,从而将骨盆分为大骨盆(假骨盆)和小骨盆(真骨盆)。小骨盆分为骨盆上口、骨盆下口和骨盆腔,骨盆上口呈圆形或卵圆形,由上述界线围成;骨盆下口呈菱形,由尾骨尖、骶结节韧带、坐骨结节、坐骨支、耻骨下支和耻骨联合下缘围成;骨盆腔内容纳直肠、膀胱和部分生殖器官等。

(2)自由下肢骨连结

1)**髋关节**(hip joint):由股骨头与髋臼构成(图 2-26)。髋臼深,周缘附有**髋臼唇**。关节囊坚韧致密,后下部较薄弱,故股骨头脱位常向后下方。关节囊内有**股骨头韧带**,囊外有髂股韧带等加强。髋关节可做屈、伸、收、展、旋转和环转运动,运动幅度远不及肩关节,但具有较大的稳定性,以适应下肢负重和行走的功能。

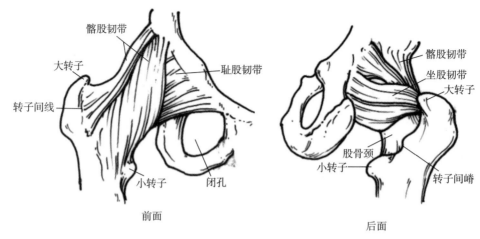

图 2-26　髋关节

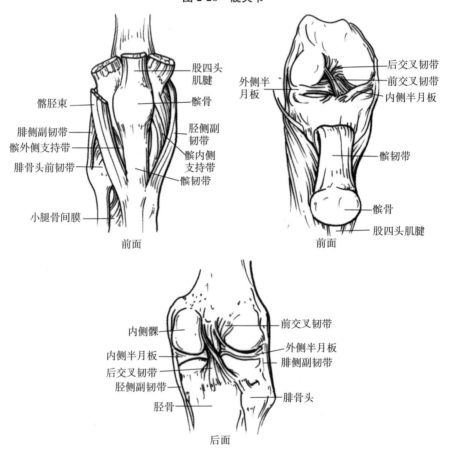

图 2-27　膝关节

2)**膝关节**(knee joint)：是人体最大、最复杂的关节，由股骨下端、胫骨上端和髌骨构成(图 2-27)。关节囊薄而松弛，前方有股四头肌腱下延至胫骨粗隆的髌韧带，两侧有**胫侧副韧带**和**腓侧副韧带**，囊内有**前、后交叉韧带**。在股骨与胫骨的关

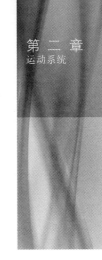

节面之间有半月板,**内侧半月板**呈"C"形,**外侧半月板**近似"O"形。膝关节主要做屈、伸运动,在半屈位时还可做轻微的旋转运动。

3)**距小腿关节**:又称**踝关节**,由胫、腓骨下端和距骨滑车构成。关节囊前、后壁松弛,两侧有韧带加强。距小腿关节主要做屈(跖屈)和伸(背屈)运动。跖屈时,易发生踝关节扭伤。

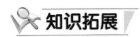

股骨颈骨折

股骨颈骨折常发生于老年人,因股骨颈后面仅被关节囊包被内侧 2/3,故股骨颈骨折可分囊内、囊外和混合性骨折,以囊内骨折最多见。骨折后出血不多,加之关节周围有丰厚的肌群,因此,外观上不易看到局部肿胀,患肢多有轻度屈髋、屈膝及旋外畸形。股骨头缺血坏死是股骨颈骨折常见的并发症。

案例分析

案例:病人,男,27 岁,足球运动员。因足球比赛时与他人相撞而跌倒,倒地时即感右膝关节疼痛剧烈,不能伸膝,右下肢呈髋关节旋内、膝关节半屈位。经检查在关节线内侧端有严重触痛,随之膝关节前面出现严重肿胀。

分析:该病人应诊断为右侧半月板撕裂。半月板损伤多由扭转外力引起。当一侧下肢承重、膝关节固定在半屈位时,身体及大腿部猛然旋内,内侧半月板在股骨与胫骨之间受到旋转压力而致撕裂,扭伤时膝关节屈曲程度愈大,撕裂部位愈靠后。外侧半月板损伤机制相同,但作用力的方向相反。破裂的半月板如部分滑入关节腔深面,可使关节屈伸运动障碍,形成"交锁"现象。半月板损伤部位可位于前角、后角、中部或边缘部,形状可呈横裂、纵裂、水平裂或不规则形,甚至破碎成关节腔内游离体。撕裂的内侧半月板上可有压痛,且外伤引起滑液过度分泌,充填于关节腔和髌上囊内,故膝关节前面广泛肿胀。

第二节　骨骼肌

一、概　述

骨骼肌(skeletal muscle)是运动系统的动力部分,全身共有 600 多块,约占体重的 40%。

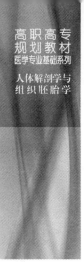

肌按外形可分为 4 种：①**长肌**，多分布于四肢。②**短肌**，多分布于躯干深层，具有明显的节段性。③**扁肌**，呈薄片状，多分布于胸、腹壁。④**轮匝肌**，呈环形，多位于孔裂周围。

每块骨骼肌一般由中间的**肌腹**和两端的**肌腱**构成。肌常借两端的腱附着于两块或两块以上的骨，中间跨过一个或多个关节。一般将接近身体正中面或肢体近侧端的附着点规定为**起点**，反之为**止点**。肌收缩时，一块骨的位置相对固定，另一块骨的位置相对移动，故常将肌在固定骨上的附着点称**定点**，在移动骨上的附着点称**动点**，在一定条件下，二者可以互换。

在肌周围有辅助装置协助肌的活动，并起保护和减少运动时摩擦等作用。①**筋膜**(fascia)，遍布全身，分浅、深 2 种。**浅筋膜**位于真皮深面，又称**皮下筋膜**，由疏松结缔组织构成，内含脂肪组织、浅血管、皮神经、淋巴管和淋巴结等；**深筋膜**位于浅筋膜深面，又称**固有筋膜**，由致密结缔组织构成，遍布全身且相互连续。②**滑膜囊**(synovial bursa)，为封闭的结缔组织扁囊，内含滑液，多位于肌或腱与骨面相接触处，起减少摩擦、保护、促进肌腱灵活运动的作用。③**腱鞘**(sheath of tendon)，为套在手、足等处长肌腱周围的双层结缔组织鞘，外层为纤维层，内层为滑膜层。

二、头颈肌

1.**头肌** 头肌分为面肌和咀嚼肌(图 2-28)。①**面肌**，为薄层的皮肌，属表情肌，其位置表浅，主要分布在颅顶、睑裂、口裂和鼻孔周围，如枕额肌、眼轮匝肌、口轮匝肌、颊肌等，呈环形或辐射状排列。②**咀嚼肌**，位于颞下颌关节周围，参与咀嚼运动，包括浅层的**咬肌和颞肌**、深层的**翼内肌和翼外肌**，其中前三者为闭口肌，翼外肌为张口肌。

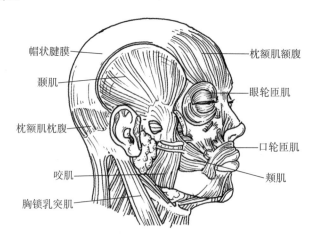

图 2-28 头肌(侧面)

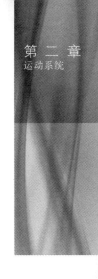

2. **颈肌** 颈肌分为颈浅肌和颈外侧肌、颈前肌、颈深肌(图 2-29)。

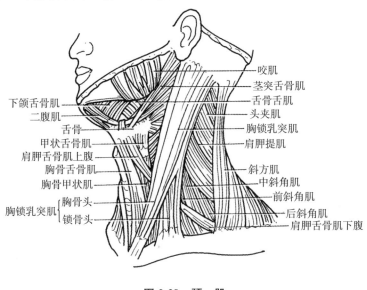

图 2-29 颈 肌

（1）颈浅肌和颈外侧肌：**颈阔肌**（platysma）位于颈部浅筋膜内,起自胸大肌和三角肌表面的筋膜,向上止于口角;收缩时可下拉口角,并使颈部皮肤出现皱褶。**胸锁乳突肌**（sternocleidomastoid）斜列于颈部两侧皮下,起自胸骨柄前面和锁骨胸骨端,向后上方止于颞骨乳突;两侧同时收缩使头后仰,单侧收缩使头颈向同侧屈、面部转向对侧。

（2）颈前肌：包括舌骨上、下肌群。舌骨上肌群包括**二腹肌、茎突舌骨肌、下颌舌骨肌**和**颏舌骨肌**,收缩时可上提舌骨,协助吞咽;当舌骨固定时,可下降下颌骨,协助张口。舌骨下肌群包括**胸骨舌骨肌、肩胛舌骨肌、胸骨甲状肌**和**甲状舌骨肌**,收缩时可下降舌骨和喉,参与吞咽运动。

（3）颈深肌：**前、中、后斜角肌**均起自颈椎横突,其中前、中斜角肌止于第 1 肋,后斜角肌止于第 2 肋。前、中斜角肌与第 1 肋围成的三角形间隙称**斜角肌间隙**（scalene fissure）,有锁骨下动脉和臂丛通过。

三、躯干肌

躯干肌分为背肌、胸肌、膈和腹肌等。

1. **背肌** 背肌位于躯干后面,分为背浅肌和背深肌(图 2-30)。

（1）背浅肌：**斜方肌**（trapezius）位于项、背部浅层,呈三角形,两侧合并呈斜方形;起自枕外隆凸、项韧带和全部胸椎棘突等,止于锁骨外侧段、肩峰和肩胛冈;其作用是拉肩胛骨向脊柱靠拢,若肩胛骨固定,两侧同时收缩使头后仰,单侧收缩使头颈向同侧屈、面部转向对侧。**背阔肌**（latissimus dorsi）为全身最大的扁肌,位于背下

53

部及胸部后外侧;起自下 6 个胸椎和全部腰椎的棘突、骶正中嵴和髂嵴后部,止于肱骨小结节嵴;收缩时使肩关节内收、后伸和旋内,上肢上举固定时可引体向上。

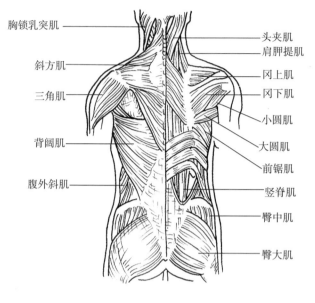

胸锁乳突肌
斜方肌
三角肌
背阔肌
腹外斜肌

头夹肌
肩胛提肌
冈上肌
冈下肌
小圆肌
大圆肌
前锯肌
竖脊肌
臀中肌
臀大肌

图 2-30 背 肌

(2)背深肌:**竖脊肌**(erector spinae)又称**骶棘肌**,为背肌中最长、最大的肌,纵列于棘突两侧;起自骶骨背面和髂嵴后部,向上止于各椎骨棘突、肋骨、枕骨和颞骨乳突等;单侧收缩使脊柱侧屈,双侧收缩使脊柱后伸和仰头。

2.**胸肌** 胸肌分为胸上肢肌和胸固有肌(图 2-31)。

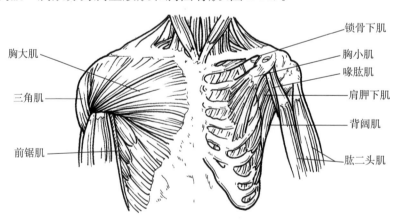

胸大肌
三角肌
前锯肌

锁骨下肌
胸小肌
喙肱肌
肩胛下肌
背阔肌
肱二头肌

图 2-31 胸 肌

(1)胸上肢肌:位于胸前外侧壁浅层,起自胸廓,止于上肢带骨或肱骨。**胸大肌**(pectoralis major)位于胸廓前上部,呈宽而厚的扇形;起自锁骨内侧段、胸骨和第 1~6 肋软骨等,止于肱骨大结节嵴;收缩时使肩关节内收、旋内和前屈,上肢上举固定时可上提躯干,并可提肋助深吸气。**前锯肌**(serratus anterior)位于胸廓外侧壁,以肌齿起自上 8 肋外面,止于肩胛骨内侧缘和下角;收缩时可牵拉肩胛骨向前紧贴胸廓,如肩胛骨固定,可提肋助吸气。前锯肌瘫痪时,肩胛骨内侧缘翘起,称"翼状肩"。

(2)**胸固有肌**:参与构成胸壁,包括位于肋间隙的**肋间外肌和肋间内肌**,收缩时,前者提肋助吸气,后者降肋助呼气。

3.**膈**(diaphragm) 膈为向上膨隆的宽阔扁肌,位于胸、腹腔之间,封闭胸廓下口。其周围为肌性部,向中央集中移行为**中心腱**。膈上有 3 个裂孔:①**主动脉裂孔**,位于第 12 胸椎前方,有降主动脉和胸导管通过。②**食管裂孔**,约平第 10 胸椎,有食管和迷走神经通过。③**腔静脉孔**,位于中心腱内,约平第 8 胸椎,有下腔静脉通过。膈为主要的呼吸肌,并与腹肌联合收缩,可增加腹内压,协助排便、呕吐、咳嗽、喷嚏与分娩等活动(图 2-32)。

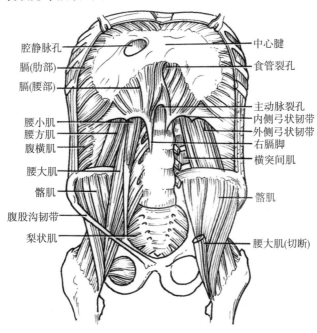

图 2-32 膈和腹后壁肌

4.**腹肌** 腹肌介于胸廓下部与骨盆之间,分前外侧群和后群。前外侧群包括腹外斜肌、腹内斜肌、腹横肌和腹直肌(图 2-33);后群位于腹后壁,有腰方肌和腰大肌。

(1)**腹外斜肌**(obliquus externus abdominis):位于最浅层。以肌齿起自下 8 肋外面,肌束大部分在腹直肌外侧缘处移行为腹外斜肌腱膜,经腹直肌前面,终于白线。腱膜下缘卷曲增厚形成**腹股沟韧带**,张于髂前上棘与耻骨结节之间。在耻骨结节上外侧,腱膜上有一三角形裂隙,称**腹股沟管皮下环(浅环)**。

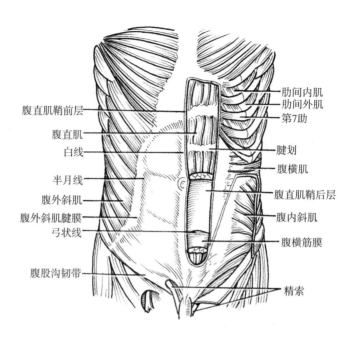

图 2-33　腹前外侧壁肌

（2）**腹内斜肌**（obliquus internus abdominis）：位于腹外斜肌深面，肌束至腹直肌外侧缘移行为腹内斜肌腱膜，分前、后两层包绕腹直肌，终于白线。

（3）**腹横肌**（transversus abdominis）：位于腹内斜肌深面，肌束向内侧横行，至腹直肌外侧缘移行为腹横肌腱膜，经腹直肌后方，终于白线。

（4）**腹直肌**（rectus abdominis）：位于腹前壁正中线两侧的腹直肌鞘内。起自耻骨联合和耻骨嵴，向上止于胸骨剑突及第 5～7 肋软骨前面，全长被**腱划**分成多个肌腹。

腹肌前外侧群参与构成腹前外侧壁，保护和支持腹腔器官，维持腹内压；使脊柱做前屈、侧屈和旋转等运动；与膈联合收缩，增加腹内压，协助排便、呕吐、咳嗽、分娩等活动。

腹肌前外侧群形成的结构主要有：①**腹直肌鞘**，包裹腹直肌，前层由腹外斜肌腱膜和腹内斜肌腱膜前层构成，后层由腹内斜肌腱膜后层和腹横肌腱膜构成。在脐下 4～5 cm 处，腱膜全部转至腹直肌的前面构成鞘的前层，使后层缺如，从而形成凸向上方的**弓状线（半环线）**，此线以下的腹直肌后面与腹横筋膜相贴。②**白线**，位于腹前壁正中线上，上起自剑突，下止于耻骨联合，位于两侧腹直肌鞘之间。③**腹股沟管**（inguinal canal），位于腹前外侧壁下部、腹股沟韧带内侧半的上方，自上外侧斜向下内侧，长 4～5 cm。内口称**腹股沟管腹环（深环）**，位于腹股沟韧带中点上方 1.5 cm 处；外口即**腹股沟管皮下环（浅环）**。在腹股沟管内，男性有精索通过，女性有子宫圆韧带通过。④**腹股沟三角**（inguinal triangle），又称**海氏三角**，亦位于腹前外侧壁下部，由腹直肌外侧缘、腹股沟韧带和腹壁下动脉围成。

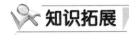

腹股沟疝

　　腹股沟管和腹股沟三角均为腹前外侧壁下部的薄弱区。在病理情况下,腹腔内容物经此区向体表突出而形成腹股沟疝,可分为斜疝和直疝2种。腹股沟斜疝是指腹腔内容物从腹股沟管腹环突入腹股沟管,再穿出皮下环,可进入阴囊内,占腹股沟疝的95%,男女发病率之比为15:1;腹股沟直疝是腹腔内容物直接在腹股沟三角处向前突出,仅占腹股沟疝的5%。腹壁肌强度降低、腹内压增高是引起腹股沟疝的主要原因。老年人肌萎缩致腹壁薄弱,尤其是腹前外侧壁下部,并有血管、精索或子宫圆韧带穿过,给疝的形成提供了通道;此外,老年人因咳喘、便秘、排尿不畅等致使腹内压升高,为疝的形成提供了动力。

四、四肢肌

　　1.上肢肌　上肢肌分为上肢带肌、臂肌、前臂肌和手肌。

　　(1)上肢带肌:配布在肩关节周围,均起自上肢带骨,止于肱骨上端,有稳定和运动肩关节的作用,包括**三角肌**、**冈上肌**、**冈下肌**、**小圆肌**、**大圆肌**和**肩胛下肌**(图2-34)。**三角肌**(deltoid)位于肩部外侧,呈三角形,起自锁骨外侧段、肩峰和肩胛冈,止于肱骨的三角肌粗隆,收缩时主要使肩关节外展。

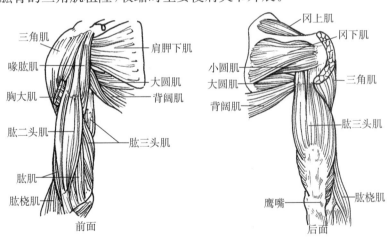

图2-34 上肢带肌和臂肌

　　(2)臂肌:分前、后两群(图2-34)。①前群,包括浅层的肱二头肌及深层的喙肱肌和肱肌。**肱二头肌**(biceps brachii)以长、短两头分别起自肩胛骨的盂上结节和喙突,向下止于桡骨粗隆;**喙肱肌**起自喙突,止于肱骨中部内侧;**肱肌**起自肱骨体下半的前面,止于尺骨粗隆。前群的作用主要是屈肘关节,并协助屈肩关节。②后群,即**肱三头肌**(triceps brachii),其长头起自肩胛骨盂下结节,内、外侧头分别起自桡神经沟的两侧,向下止于尺骨鹰嘴;收缩时伸肘关节,长头还可伸肩关节。

57

（3）前臂肌：亦分前、后两群。①前群，分为4层，第1层由桡侧向尺侧依次为**肱桡肌、旋前圆肌、桡侧腕屈肌、掌长肌和尺侧腕屈肌**，第2层是**指浅屈肌**，第3层为桡侧的**拇长屈肌**和尺侧的**指深屈肌**，第4层是**旋前方肌**。此肌群主要使肘、腕、指骨间关节屈，还可使前臂旋前。②后群，分为两层，浅层由桡侧向尺侧依次为**桡侧腕长伸肌、桡侧腕短伸肌、指伸肌、小指伸肌和尺侧腕伸肌**，深层由桡侧向尺侧依次为**旋后肌、拇长展肌、拇短伸肌、拇长伸肌和示指伸肌**。此肌群主要使肘、腕、指骨间关节伸，还可使前臂旋后。

（4）手肌：短小，可运动手指，分3群。外侧群位于手掌拇指侧，外观丰隆，称**鱼际**；内侧群位于手掌小指侧，亦较丰隆，称**小鱼际**；中间群位于掌心，包括4块蚓状肌和7块骨间肌。

2.下肢肌 下肢肌分为髋肌、大腿肌、小腿肌和足肌。

（1）髋肌：分前、后两群（图2-35）。①前群，包括髂腰肌和阔筋膜张肌。**髂腰肌**（iliopsoas）由髂肌和腰大肌组成，前者起自髂窝，后者起自腰椎体侧面和横突，向下经腹股沟韧带深面止于股骨小转子。收缩时屈髋关节并旋外。②后群，位于臀部，包括臀大、中、小肌和梨状肌等。**臀大肌**（gluteus maximus）位于臀部浅层，收缩时可伸髋关节并旋外，是维持人体直立姿势的重要肌之一；**臀中肌**（gluteus medius）前上部位于皮下，后下部位于臀大肌深面，**臀小肌**（gluteus minimus）位于臀中肌深面，两肌均可外展髋关节；**梨状肌**（piriformis）起自骶骨前面，向外穿坐骨大孔，止于股骨大转子，收缩时可使髋关节外展、旋外。

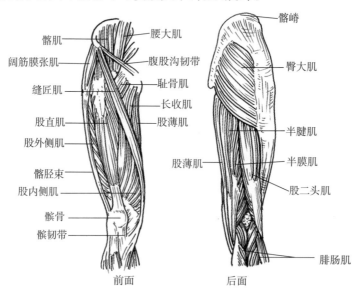

图 2-35　髋肌和大腿肌

（2）大腿肌：分前群、内侧群和后群（图2-35）。①前群，包括缝匠肌和股四头肌。**缝匠肌**（sartorius）是全身最长的肌，呈扁带状，起自髂前上棘，止于胫骨上端内侧面,收缩时可屈髋关节和屈膝关节。**股四头肌**(quadriceps femoris)是全身最大的肌,包括**股直肌、股内侧肌、股外侧肌和股中间肌**4个头,向下移行为股四头肌腱,包绕髌骨后续为髌韧带,止于胫骨粗隆;收缩时伸膝关节,股直肌还可屈髋关节。②内侧群,包括**耻骨肌、长收肌、短收肌、大收肌**和**股薄肌**,收缩时可使髋关节内收和旋外。③后群,包括外侧的**股二头肌**、内侧浅层的**半腱肌**和深层的**半膜肌**,收缩时主要是伸髋关节、屈膝关节。

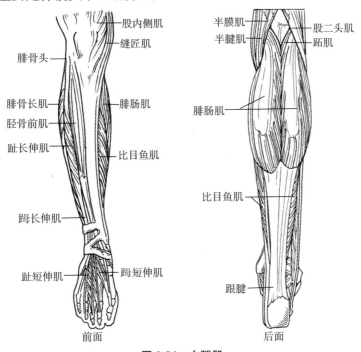

图 2-36　小腿肌

(3)小腿肌:分前群、外侧群和后群(图 2-36)。①前群,由胫侧向腓侧依次为**胫骨前肌、踇长伸肌**和**踇趾长伸肌**,收缩时可使足背屈、伸趾骨间关节。②外侧群,包括**腓骨长肌**和**腓骨短肌**,收缩时可使足跖屈并外翻。③后群,浅层主要是**小腿三头肌**(triceps surae),由**腓肠肌**和**比目鱼肌**合成,向下移行为粗大的跟腱,止于跟骨结节,收缩时可使足跖屈、屈膝关节,对维持人体直立姿势也有重要作用;深层主要有 3 块,由胫侧向腓侧依次为**趾长屈肌、胫骨后肌**和**踇长屈肌**,收缩时均可使足跖屈、屈趾、足内翻。

(4)足肌:分为足背肌和足底肌,均较菲薄,主要作用是运动足趾和维持足弓。

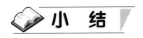 **小　结**

　　运动系统由骨、骨连结和骨骼肌组成,起运动、支持和保护作用。
　　运动中,骨起杠杆作用,骨连结是运动的枢纽,骨骼肌是动力器官。骨和骨连结是运动系统的被动部分,成人骨有206块,按形态分长骨、短骨、扁骨和不规则骨4类,按部位分颅骨、躯干骨和四肢骨。颅骨借骨连结形成颅,脑颅容纳和保护脑,面颅参与构成眶、骨性鼻腔和骨性口腔。躯干骨借骨连结构成脊柱和胸廓,脊柱构成人体的中轴,上方承接颅,下方接续肢带骨,可支持身体、保护脊髓和内脏,并具有很大的活动性;胸廓保护和支持心、肺等胸腔器官,并参与呼吸运动。四肢骨及其连结则因人体直立而出现形态和功能的差异,上肢为灵巧的劳动器官,骨骼轻巧,关节形态各异,关节囊薄而松弛,韧带较薄弱;下肢则起支持和移位作用,骨骼粗壮,骨连结构造复杂,辅助结构众多且坚韧,故下肢骨连结的稳固性大于灵活性。骨骼肌是运动系统的主动部分,按外形分为长肌、短肌、扁肌和轮匝肌4种,按部位分为头颈肌、躯干肌和四肢肌。头肌包括面肌和咀嚼肌,前者为表情肌,后者参与咀嚼运动;颈肌分3群,其中胸锁乳突肌构成颈部重要的肌性标志;躯干肌分为背肌、胸肌、膈和腹肌等,参与体壁构成及呼吸运动等;上肢肌数目较多,形态较小且细长;下肢肌则较大且有力,但数目较少。

思考题

1. 简述上、下肢骨的分部、组成和排列。

2. 简述膝关节的组成、结构特点、运动形式以及参与运动的主要肌。膝关节在急骤伸直和强力旋转时有可能造成什么结构损伤? 为什么?

(张媛媛　孟庆玲)

第三章　消化系统

◢ **学习目标** ◤

　　1.掌握：消化系统的组成及上、下消化道的概念；咽、食管、胃、十二指肠的位置、形态和分部；肝的位置、形态及胆汁排泄途径；消化管壁的一般结构特点；胃、小肠和肝的微细结构及功能。

　　2.熟悉：口腔的形态和构造；大肠的分部和形态特点；大唾液腺的位置及开口部位；胰的位置和形态；食管和胰的微细结构及功能。

　　3.了解：空肠与回肠的区别；大肠的微细结构。

　　消化系统（alimentary system）由消化管和消化腺组成，主要功能是摄取并消化食物、吸收营养和排出食物残渣（图 3-1）。**消化管**（alimentary canal）包括口腔、咽、食管、胃、小肠（十二指肠、空肠、回肠）和大肠（盲肠、阑尾、结肠、直肠、肛管），临床上常将口腔至十二指肠的部分称**上消化道**，空肠及其以下的部分称**下消化道**。**消化腺**（alimentary gland）有大、小之分，大消化腺位于消化管壁外，包括大唾液腺、肝和胰；小消化腺位于消化管壁内，如胃腺及肠腺等。

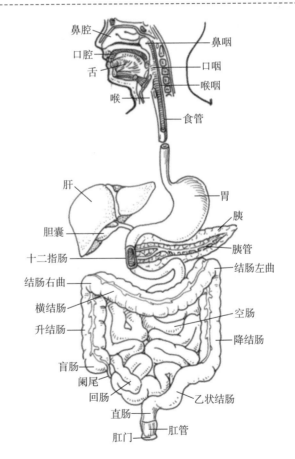

图 3-1　消化系统模式图

第一节　消化管

一、口　腔

口腔(oral cavity)是消化管的起始部,向前经口裂通外界,向后经咽峡与咽交通(图 3-2)。

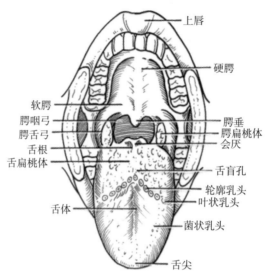

上唇
硬腭
软腭
腭咽弓
腭舌弓
舌根
舌扁桃体
腭垂
腭扁桃体
会厌
舌盲孔
轮廓乳头
叶状乳头
舌体
菌状乳头
舌尖

图 3-2　口腔和咽峡

1.**口唇**　口唇分上唇和下唇。上、下唇之间的裂隙称**口裂**,其两侧的结合处称**口角**。口唇的游离缘称**唇红**,为皮肤和黏膜的移行处,也是体表毛细血管最丰富的部位之一。上唇外面的中线处有纵行的**人中**,为人类所特有,两侧与颊部交界处为**鼻唇沟**。

2.**颊**　颊为口腔的两侧壁。在上颌第 2 磨牙牙冠相对应的颊黏膜上有**腮腺管乳头**。

3.**腭(palate)**　腭为口腔的顶,分为前 2/3 的**硬腭**和后 1/3 的**软腭**。软腭的后份斜向后下,称**腭帆**,其中部有垂向下方的**腭垂(悬雍垂)**。腭帆两侧向下形成两对弓形的黏膜皱襞,即前方的**腭舌弓**和后方的**腭咽弓**。两弓间的凹陷称**扁桃体窝**,容纳腭扁桃体。腭垂、腭帆游离缘、两侧腭舌弓和舌根共同围成**咽峡**,是口腔和咽的分界。

4.**牙(teeth)**　牙是人体最坚硬的器官,分为牙冠、牙颈和牙根 3 部分。每个牙根的尖端有**根尖孔**,通过牙根管与牙冠内较大的**牙冠腔**相通。牙根管与牙冠腔合称**牙腔**或髓腔。牙根据形状和功能可分为**切牙**、**尖牙**和**磨牙** 3 种。牙的构造由牙质、釉质、牙骨质和牙髓组成。牙周组织包括牙周膜、牙槽骨和牙龈,对牙起保护、固定和支持作用(图 3-3)。

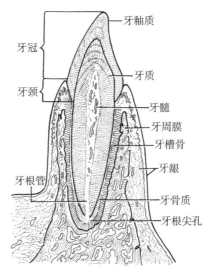

牙冠

牙颈

牙根管

牙釉质

牙质

牙髓

牙周膜

牙槽骨

牙龈

牙骨质

牙根尖孔

图 3-3 下颌切牙(矢状切面)

人的一生中,有乳牙和恒牙两组。乳牙自出生后 6 个月开始萌出,3 岁时出齐,共 20 个。6~7 岁时,乳牙开始脱落并逐渐更换为恒牙,其中第 3 磨牙萌出较晚甚至终身不萌出,称迟(智)牙,故恒牙共 28~32 个。临床上记录牙的位置常以被检查者的方位为准,以"+"号划分 4 区,以罗马数字Ⅰ~Ⅴ表示乳牙,以阿拉伯数字 1~8 表示恒牙(图 3-4、图 3-5)。

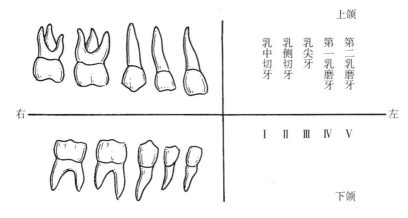

上颌

乳中切牙　乳侧切牙　乳尖牙　第一乳磨牙　第二乳磨牙

右

左

Ⅰ　Ⅱ　Ⅲ　Ⅳ　Ⅴ

下颌

图 3-4 乳牙的名称和符号

5.舌(tongue) 舌邻近口腔底,由舌肌被覆黏膜构成。在舌背后部,可见向前开放的"V"字形界沟,将舌分为后 1/3 的舌根和前 2/3 的舌体,舌体的前端称舌尖(图 3-2)。

63

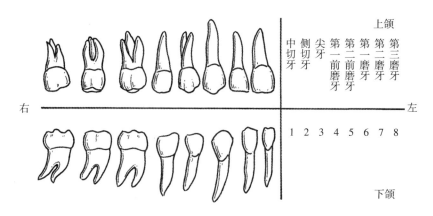

图 3-5　恒牙的名称和符号

（1）舌黏膜：呈淡红色。舌体背面黏膜上的诸多小突起统称**舌乳头**，按形态分为**丝状乳头**、**菌状乳头**、**轮廓乳头**和**叶状乳头**（图 3-2）。除丝状乳头只有一般感觉外，其他舌乳头均含有**味蕾**，即味觉感受器。在舌根背面黏膜上有许多淋巴组织形成的突起，称**舌扁桃体**。

舌下面正中线上有一纵行黏膜皱襞连于口腔底，称**舌系带**，其根部两侧的黏膜隆起称**舌下阜**，舌下阜向后外侧延续的带状黏膜皱襞称**舌下襞**（图 3-6）。

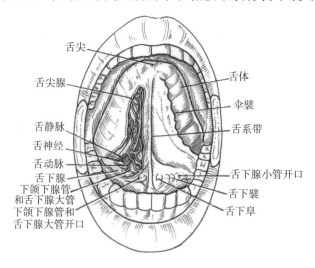

图 3-6　舌（下面）

（2）舌肌：为骨骼肌，主要有**颏舌肌**，左右各一，起自下颌体内面，向后上呈扇形止于舌正中线两侧；一侧收缩使舌尖伸向对侧，两侧同时收缩可拉舌向前下方，即伸舌。

二、咽

咽（pharynx）是消化管与呼吸道的共同通道，呈前后略扁的漏斗形，位于第

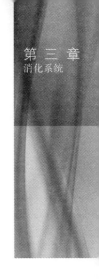

1～6颈椎前方,上起自颅底,下达第 6 颈椎体下缘移行为食管(图 3-7)。

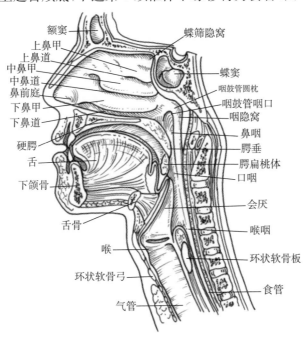

图 3-7　头颈部正中矢状切面

咽以腭帆游离缘和会厌上缘平面为界,分为 3 部:①**鼻咽**,位于鼻腔后方,自颅底向下至腭帆游离缘平面,向前借鼻后孔通鼻腔。在鼻咽侧壁上有**咽鼓管咽口**,借咽鼓管通中耳鼓室;咽鼓管咽口前、上、后方的弧形隆起称**咽鼓管圆枕**;其后上方的凹陷称**咽隐窝**,是鼻咽癌的好发部位。②**口咽**,位于口腔后方,介于腭帆游离缘与会厌上缘平面之间,向前经咽峡通口腔。③**喉咽**,位于喉腔后方,介于会厌上缘与第 6 颈椎体下缘平面之间,向前经喉口通喉腔,向下续为食管。在喉口两侧各有一较深的**梨状隐窝**,为异物易滞留之处。

三、食　管

食管(esophagus)呈前后扁平的管状,长约 25 cm。上端在第 6 颈椎体下缘与咽相续,下端在第 11 胸椎体高度连于胃的贲门,全长可分为 3 部:**颈部**长约 5 cm,为胸骨颈静脉切迹平面以上的部分;**胸部**长 18～20 cm,为颈静脉切迹平面至食管裂孔的部分;**腹部**长 1～2 cm,为食管裂孔至贲门的部分(图 3-8)。

食管有 3 处生理性狭窄:第 1 狭窄在食管起始处,距中切牙约 15 cm;第 2 狭窄在食管与左主支气管交叉处,距中切牙约 25 cm;第 3 狭窄在食管穿膈的食管裂孔处,距中切牙约 40 cm。这 3 处狭窄常为食管异物滞留和食管癌的好发处(图3-8)。

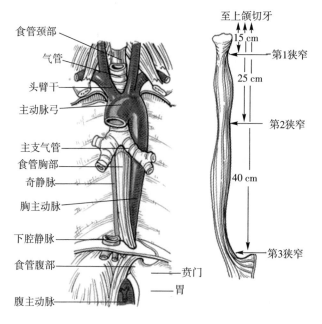

图 3-8　食管位置和 3 个狭窄

四、胃

胃(stomach)是消化管中最膨大的部分,上接食管,下续小肠,具有容纳食物、分泌胃液和初步消化食物的功能。

胃的位置和形态受体型、体位和充盈程度等多种因素的影响。在中等程度充盈时,大部分位于左季肋区,小部分位于腹上区。胃的入口称**贲门**,与食管相接;出口称**幽门**,下续十二指肠。**胃小弯**凹向右上方,最低处为**角切迹**;**胃大弯**凸向左下方,与食管末端接续处形成**贲门切迹**。胃可分为 4 部:**贲门部**,位于贲门附近;**胃底**,为贲门平面以上的部分,向左上方凸出;**胃体**,位于胃底与角切迹之间;**幽门部**,位于角切迹与幽门之间,又可分为**幽门窦**和**幽门管**,幽门窦近胃小弯处是胃溃疡和胃癌的好发部位(图 3-9)。

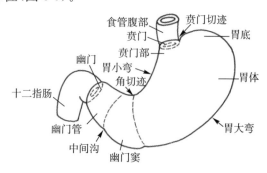

图 3-9　胃的形态和分部

五、小 肠

小肠(small intestine)为消化管中最长的一段,全长 5～7 m,上起胃幽门,下接盲肠,可分为十二指肠、空肠和回肠,是进行消化吸收的重要场所。

1. **十二指肠**(duodenum) 十二指肠呈"C"形环绕胰头,长约 25 cm,上接幽门,下续空肠,可分为 4 部(图 3-10):①**上部**,自幽门向右后方行至肝门下方,急转向下。起始处管壁较薄,黏膜光滑平坦、无环行皱襞,临床上称**十二指肠球**,是十二指肠溃疡及穿孔的好发部位。②**降部**,沿第 1～3 腰椎体右侧下行。在其后内侧壁有一纵行黏膜皱襞,下端有**十二指肠大乳头**,是肝胰壶腹的开口处。③**水平部**,向左横过第 3 腰椎前方。④**升部**,自第 3 腰椎左前方向左上方斜行,至第 2 腰椎左侧转向前下,移行为空肠。此转折处形成的弯曲称**十二指肠空肠曲**,借**十二指肠悬韧带**(Treitz 韧带)固定于腹后壁上,后者由十二指肠悬肌和包裹其下段的腹膜皱襞构成,是临床手术中确认空肠起始的重要标志。

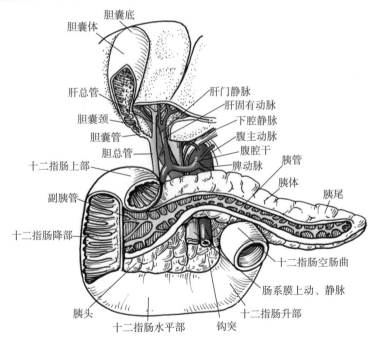

图 3-10 胆道、十二指肠和胰(前面)

2. **空肠和回肠** 空肠(jejunum)位于腹腔左上部,占空、回肠全长的 2/5;管径较粗、壁较厚,血管较多,颜色较红;腔内环行皱襞高而密,黏膜内散在有**孤立淋巴小结**。回肠(ileum)位于腹腔右下部,占空、回肠全长的 3/5;管径较细、壁较薄,血管较少,颜色较淡;环行皱襞低而疏,内有**集合淋巴小结**,是肠伤寒病变易侵犯的部位,可并发溃疡、出血或穿孔(图 3-11)。

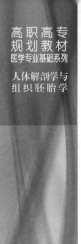

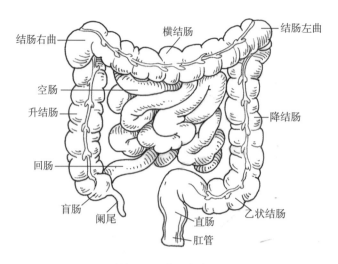

图 3-11　小肠和大肠

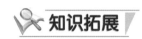

消化性溃疡

消化性溃疡是常见的消化管疾病之一，主要病因是胃酸分泌异常和幽门螺杆菌感染，一般包括胃溃疡和十二指肠溃疡，以十二指肠溃疡多见。胃溃疡多发生在幽门窦近胃小弯处，十二指肠溃疡多发生在十二指肠球（95％）；临床表现上，胃溃疡上腹部疼痛多发生在饭后，而十二指肠溃疡多发生在饭前，夜间疼痛也较多见。多数学者认为胃溃疡可以发生癌变，癌变率估计为 1％～7％，常发生于溃疡边缘；十二指肠溃疡一般不发生癌变。

六、大　肠

大肠（large intestine）全长约 1.5 m，分为盲肠、阑尾、结肠、直肠和肛管；主要功能是吸收水分、维生素和无机盐，并将食物残渣形成粪便排出体外（图 3-11）。

盲肠和结肠具有 3 种特征性结构，是区别大、小肠的标志：①**结肠带**，有 3 条，由肠壁纵行平滑肌增厚形成，3 条结肠带汇集于阑尾根部，是阑尾手术时寻找阑尾的标志。②**结肠袋**，因结肠带较肠管短，从而使肠管形成许多由横沟隔开的囊状突起。③**肠脂垂**，是含脂肪的小突起，沿结肠带两侧排列。

1. **盲肠**（caecum）　盲肠是大肠起始部，位于右髂窝内，长 6～8 cm。回肠末端开口于盲肠，此处有**回盲瓣**，可控制小肠内容物过快进入盲肠和防止大肠内容物反流至回肠。

2. **阑尾**（vermiform appendix）　阑尾呈蚓状，长 6～8 cm，根部开口于盲肠后内侧壁，远端游离，位置变化较大。阑尾根部的体表投影在脐与右髂前上棘连线的中、外 1/3 交点处,称 McBurney 点。急性阑尾炎时,此处可有明显的压痛和反跳痛。

案例分析

实例:病人,女,7 岁,1 天前出现不明原因的上腹部隐痛,约 8 h 后转移为右下腹痛,呈持续性,伴阵发性加重;约 2 h 前疼痛突然减轻,但渐波及全腹而入院。病程中伴有发热、恶心、呕吐和里急后重感。体检:急性病容,全腹压痛及反跳痛(+),肌紧张,以右下腹为明显。嘱患儿右大腿屈并旋内时,自感右下腹疼痛。肛门指检示直肠前壁有触痛。

解析:临床诊断为急性阑尾炎穿孔,弥漫性腹膜炎。在炎症早期,腹痛由内脏神经反射所致,故上腹痛范围较弥散,定位不准确;当炎症波及阑尾时,因受躯体神经支配,痛觉敏感,定位准确,故疼痛自上腹部转移并固定于右下腹部。小儿阑尾壁薄,在血运障碍时易发生穿孔,其内容物自穿孔处流入腹膜腔;加之小儿大网膜短而薄,盲肠活动度大,故炎症不易局限而致弥漫性腹膜炎,炎症刺激壁腹膜使疼痛渐波及全腹。阑尾位于右髂窝内,属腹膜内位器官,其根部附于盲肠后内侧壁,位置较恒定,而远端游离,位置多变。炎性阑尾伸入盆腔,贴近并刺激闭孔内肌,故在大腿屈并旋内时,因牵拉闭孔内肌而引起疼痛。里急后重感是由于炎性分泌物积聚在腹膜腔最低处(即直肠子宫陷凹)而引起的直肠刺激征。

3. **结肠**(colon)　结肠位于空、回肠周围,分为**升结肠**、**横结肠**、**降结肠**和**乙状结肠**。

4. **直肠**(rectum)　直肠位于盆腔内,长 10～14 cm,在第 3 骶椎前方起自乙状结肠,下行穿盆膈,移行为肛管。在矢状面上,直肠有**骶曲**和**会阴曲** 2 个弯曲。直肠下端的膨大部分称**直肠壶腹**(图 3-12)。

5. **肛管**(anal canal)　肛管是消化管的末段,长约 4 cm,上端在盆膈处接直肠,下端终于肛门。肛管内面有 6～10 条纵行的**肛柱**,相邻肛柱下端借半月形的**肛瓣**相连,从而相邻肛柱下端与肛瓣共同围成开口向上的**肛窦**,其底部有肛腺的开口。肛柱下端和肛瓣连成的锯齿状环行线称**齿状线**,是黏膜与皮肤的分界线。肛管黏膜下和皮下有丰富的静脉丛,病理情况下曲张突起形成**痔**。

知识链接

痔

痔为最常见的肛肠疾病,是直肠下段和肛管黏膜下及皮下的静脉丛淤血、曲张所形成的静脉团。痔根据发生部位的不同可分为内痔、外痔和混合痔。内痔发生在肛管齿状线以上,以出血和脱出为主要症状,多为无痛软性肿块;外痔发生在肛管齿状线以下,不易出血,以疼痛和有异物感为主要症状;兼有内、外痔者为混合痔,以无痛性、间歇性和大便带鲜血为主要症状。

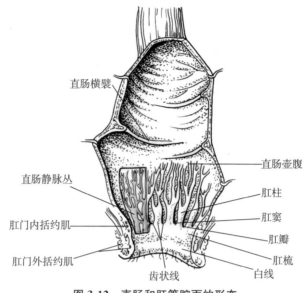

图 3-12　直肠和肛管腔面的形态

第二节　消化腺

一、唾液腺

唾液腺可分泌唾液,起湿润、杀菌和辅助消化等作用。除位于口腔黏膜内的唇腺、颊腺等小唾液腺外,大唾液腺有 3 对:①**腮腺**(parotid gland),位于外耳道前下方,导管自腮腺前缘发出,开口于腮腺管乳头;②**下颌下腺**(submandibular gland),位于下颌体深面,导管开口于舌下阜;③**舌下腺**(sublingual gland),位于舌下襞深面,小管开口于舌下襞表面,大管与下颌下腺管共同开口于舌下阜(图 3-13)。

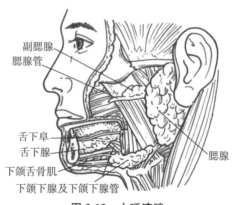

图 3-13　大唾液腺

二、肝

肝(liver)是人体最大的消化腺,质软而脆,主要功能是分泌胆汁、参与物质代谢等。

1.**肝的位置和形态**　肝大部分位于右季肋区和腹上区,小部分位于左季肋区。其下界在右侧与肋弓一致,故正常情况下在右肋弓下不能触及肝,但在剑突下方约 3 cm 处可触及。

肝呈不规则楔形。上面隆凸,邻接膈,称**膈面**,被镰状韧带分为肝左、右叶。下面毗邻腹腔器官,称**脏面**。脏面中部有"H"形沟,左纵沟前部有肝圆韧带,后部有静脉韧带;右纵沟前部为胆囊窝,容纳胆囊,后部为腔静脉沟,有下腔静脉通过;横沟即**肝门**(porta hepatis),有肝固有动脉、肝门静脉和肝左、右管等进出。出入肝门的这些结构被结缔组织包绕形成**肝蒂**。"H"形沟将肝的脏面分为**肝左叶**、**肝右叶**、**方叶**和**尾状叶** 4 叶(图 3-14)。

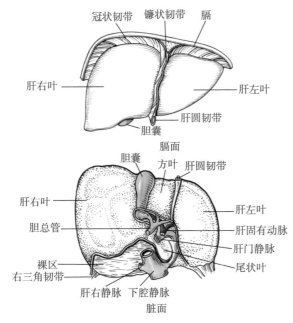

图 3-14　肝的形态

2.**肝外胆道系统**　肝外胆道系统包括胆囊、肝左管、肝右管、肝总管和胆总管(图 3-15)。**胆囊**(gallbladder)位于胆囊窝内,容量 40～60 ml,呈梨形,分底、体、颈和管 4 部,胆囊底的体表投影在右锁骨中线与右肋弓交点附近。肝左、右管汇合成**肝总管**,其下端与胆囊管汇合成**胆总管**。胆总管在肝十二指肠韧带内下行,经十二指肠上部后方,斜穿十二指肠降部后内侧壁,与胰管汇合成**肝胰壶腹**,开口于十二指肠大乳头。肝胰壶腹周围环绕**肝胰壶腹括约肌**(Oddi **括约肌**)。

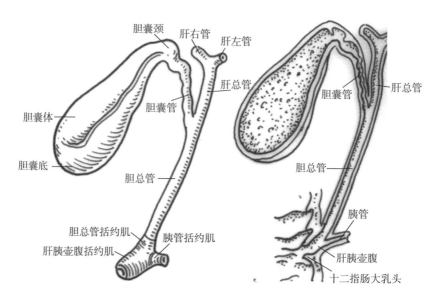

图 3-15 胆囊和输胆管道

未进食时,肝胰壶腹括约肌保持收缩状态,肝细胞分泌的胆汁经肝左管、右管、肝总管和胆囊管进入胆囊内贮存和浓缩。进食后,在神经、体液因素的调节下,肝胰壶腹括约肌舒张,胆囊收缩,胆囊内的胆汁经胆囊管、胆总管、肝胰壶腹、十二指肠大乳头,排入十二指肠内。

三、胰

胰(pancreas)质软,色灰红,横位于腹上区和左季肋区,平对第 1～2 腰椎体,紧贴腹后壁。胰可分头、颈、体、尾 4 部。胰实质内有贯穿胰全长的排泄管,称**胰管**,与胆总管汇合后,共同开口于十二指肠大乳头(图 3-10)。

第三节 消化管的微细结构

除口腔和咽外,消化管壁由内向外分为 4 层(图 3-16):①**黏膜**(mucosa),在消化管各段中结构差异较大,但均由上皮、固有层和黏膜肌层组成。**上皮**(epithelium)在口腔、咽、食管和肛门处为复层扁平上皮,起保护作用;在胃、肠为单层柱状上皮,起消化、吸收作用。**固有层**(lamina propria)为结缔组织,富含血管、神经、淋巴组织和小消化腺。**黏膜肌层**(muscularis mucosa)由薄层平滑肌构成,收缩时可使黏膜局部发生改变,有助于黏膜上皮与食物接触,并促进腺体分泌、血液运行和吸收作用。②**黏膜下层**(submucosa),由较致密的结缔组织构成,在食管和十二指肠还分别含有食管腺和十二指肠腺。黏膜下层与黏膜共同突向管腔,形成纵行或环行的皱襞,扩大了消化管的表面积。③**肌层**(muscularis),较厚,多为平滑肌,仅口腔、咽、食管上段和肛门处为骨骼肌。一般分为内环行和外纵行2层。④**外膜**(adventitia),仅由结缔组织构成者称**纤维膜**,若结缔组织外表被覆间皮,则称**浆膜**。

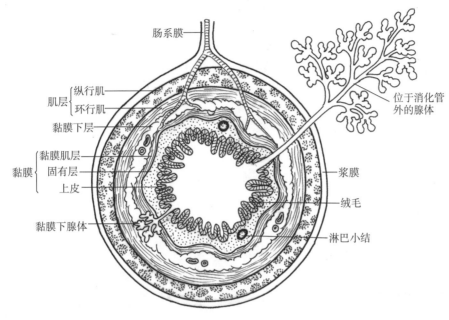

图 3-16   消化管一般结构模式图

一、食管的微细结构

食管腔面有纵行皱襞,食物通过时皱襞消失。黏膜上皮为未角化的复层扁平上皮,固有层为细密结缔组织,黏膜肌层为薄层纵行平滑肌。黏膜下层含有食管腺,为黏液腺,分泌黏液。肌层分内环行、外纵行2层,在食管上段为骨骼肌,中段为骨骼肌和平滑肌交错存在,下段为平滑肌。外膜为纤维膜。

二、胃的微细结构

1.**黏膜**   黏膜形成若干纵行皱襞,表面有许多**胃小凹**,是胃腺开口的部位(图3-17、图3-18)。

(1)上皮:为单层柱状上皮,主要由**表面黏液细胞**(surface mucous cell)组成。细胞顶部胞质内充满黏原颗粒,HE染色浅,呈透明状;核椭圆形,位于细胞基部。此细胞主要分泌含高浓度HCO_3^-的不可溶性黏液,覆于黏膜表面,与上皮共同形成黏膜屏障,可防止胃酸和蛋白酶对黏膜的自身消化。

(2)固有层:为细密结缔组织,内有大量紧密排列的**胃腺**。根据所在部位和结构不同,胃腺分为贲门腺、胃底腺和幽门腺。**胃底腺**是分泌胃液的主要腺体,位于

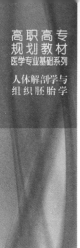

胃底和胃体部,由主细胞、壁细胞、颈黏液细胞、干细胞和内分泌细胞组成(图 3-18)。

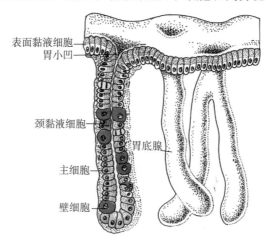

表面黏液细胞
胃小凹
颈黏液细胞
胃底腺
主细胞
壁细胞

图 3-17 胃结构模式图

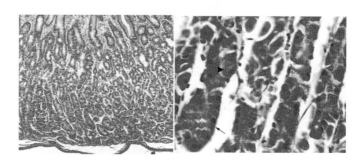

图 3-18 胃黏膜光镜图(↑主细胞;▲壁细胞)

1)**主细胞**(chief cell):又称**胃酶细胞**,数量最多,位于腺的体和底部。光镜下,细胞呈柱状,核圆形,位于基底部;胞质在基部呈嗜碱性,顶部有许多酶原颗粒。电镜下,具有典型的蛋白质分泌细胞的超微结构特点。主细胞分泌胃蛋白酶原,盐酸作用后转变成有活性的胃蛋白酶,可初步消化蛋白质。主细胞在婴儿时期还分泌凝乳酶,可凝固乳汁,利于乳汁消化、吸收。

2)**壁细胞**(parietal cell):又称**泌酸细胞**,数量较少,多位于腺的体和颈部。光镜下,胞体较大,呈圆形或三角形,核圆形、居中,有时可见双核,胞质嗜酸性。电镜下,壁细胞顶部质膜内陷形成**细胞内分泌小管**,腔面有许多微绒毛。静止期,细胞内分泌小管处有许多滑面内质网,呈管泡状,称**微管泡系统**;分泌期,微管泡系统突入细胞内分泌小管形成微绒毛,微管泡系统消失,提示此系统是分泌小管的膜储备形式。

壁细胞可合成、分泌盐酸,起杀菌作用,并能将胃蛋白酶原激活成为胃蛋白酶。壁细胞还分泌内因子,促进回肠吸收维生素 B_{12},参与红细胞生成。内因子缺乏可致维生素 B_{12} 吸收障碍,引起恶性贫血。

3)**颈黏液细胞**(mucous neck cell)：较少，位于腺的颈部。细胞呈柱状，常夹于壁细胞之间；核扁圆，位于基部；胞质内含有黏原颗粒。此细胞可分泌酸性黏液。

（3）**黏膜肌层**：分内环行、外纵行 2 层薄的平滑肌。

2. 黏膜下层　黏膜下层含血管、淋巴管和神经丛等。

3. 肌层　肌层较厚，为平滑肌，分内斜行、中环行和外纵行 3 层平滑肌，在幽门处增厚形成幽门括约肌。

4. 外膜　外膜为浆膜。

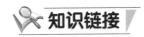
知识链接

胃黏膜屏障作用

胃黏膜屏障由上皮细胞及表面的碱性黏液层组成，对黏膜完整性具有强大的保护作用。由表面黏液细胞不断分泌的不可溶性黏液凝胶含有高浓度 HCO_3^-，可中和 H^+，避免 H^+ 对胃黏膜的直接侵蚀作用，也使得胃蛋白酶原未能被激活，防止胃蛋白酶对胃黏膜的消化作用；胃黏膜上皮细胞的游离面及相邻细胞间的紧密连接构成生理屏障，可阻止 H^+ 由胃腔向胃黏膜逆向扩散，防止 Na^+ 自黏膜向胃腔内扩散，增强胃黏膜抵御有害因子侵蚀的能力。如胃黏膜屏障被破坏或作用减弱，就可能发生胃溃疡等疾病。

三、小肠的微细结构

小肠黏膜和黏膜下层向肠腔突出，形成许多环行皱襞；黏膜上皮和固有层向肠腔突出，形成高 0.5～1.5 mm 的**肠绒毛**；黏膜柱状上皮细胞游离面有发达的**微绒毛**。皱襞、肠绒毛和微绒毛使小肠吸收面积扩大了 600～750 倍。

1. 黏膜

（1）**上皮**：为单层柱状上皮，由吸收细胞、杯状细胞和少量内分泌细胞组成。**吸收细胞**数量最多，呈高柱状；游离面可见纹状缘，在电镜下为平行排列的微绒毛，是消化、吸收的主要部位；核椭圆形，居细胞基部。在吸收细胞之间散在分布有**杯状细胞**，可分泌黏液，以保护和润滑肠黏膜。

（2）**固有层**：位于绒毛中轴和肠腺之间。绒毛中轴的 1～2 条毛细淋巴管称**中央乳糜管**，周围有丰富的有孔毛细血管。某些部位可见淋巴小结。**小肠腺**为管状腺，由黏膜上皮向固有层内陷形成，开口于绒毛根部，由吸收细胞、杯状细胞、内分泌细胞、潘氏细胞和干细胞组成（图 3-19）。**潘氏细胞**常成群位于小肠腺底部，呈锥体形；核卵圆形，位于基部；胞质内充满粗大的嗜酸性颗粒，内有溶菌酶和防御素，有杀灭细菌的作用。

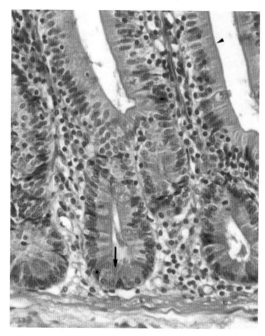

图3-19　小肠腺光镜图(↑潘氏细胞;▲纹状缘)

（3）黏膜肌层：分内环行和外纵行2层平滑肌，较薄。

2.**黏膜下层**　在十二指肠有**十二指肠腺**，可分泌黏稠的碱性黏液，以保护十二指肠黏膜免受胃液的消化、侵蚀。

3.**肌层**　肌层由内环行和外纵行2层平滑肌组成。

4.**外膜**　外膜多为浆膜，仅十二指肠中段为纤维膜。

四、大肠的微细结构

盲肠和结肠的微细结构基本相同。黏膜表面光滑，无绒毛，上皮为单层柱状上皮；固有层内的大肠腺数量多、粗而直，黏膜上皮和腺上皮的杯状细胞很多，可分泌黏液，润滑黏膜；黏膜肌层与其他消化管相同。黏膜下层为疏松结缔组织。肌层为平滑肌，分内环行、外纵行2层，其中纵行平滑肌局部增厚形成3条结肠带。外膜在盲肠、横结肠和乙状结肠为浆膜，在升、降结肠为纤维膜。

阑尾壁的微细结构也分4层，但腔小、不规则，肠腺短少。固有层内淋巴组织丰富，常穿过黏膜肌层而达黏膜下层；肌层薄，外膜为浆膜。

第四节　消化腺的微细结构

一、肝的微细结构

肝表面被覆致密结缔组织被膜,大部分附有浆膜。肝门处的结缔组织随肝管、血管和神经及其分支伸入肝实质内,从而分隔为许多肝小叶。肝小叶之间的角缘处有上述各管道分支穿行,称门管区。

1.**肝小叶**(hepatic lobule)　肝小叶是肝的基本结构和功能单位,呈多面棱柱体。每个肝小叶由中央静脉、肝板、肝血窦、窦周隙和胆小管组成(图 3-20)。

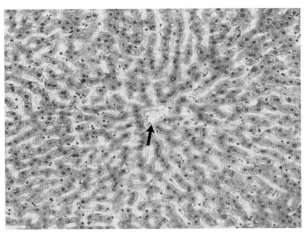

图 3-20　肝小叶光镜图(↑中央静脉)

(1)**中央静脉**(central vein):位于肝小叶中央,纵贯其全长。管壁薄而不完整,有肝血窦开口。

(2)**肝板**(hepatic plate):是由肝细胞单行排列而成的板状结构,在切片中呈条索状,又称**肝索**,以中央静脉为中心向四周呈放射状排列。**肝细胞**(hepatocyte)呈多边形,核大而圆,位于细胞中央,核仁明显,有时可见双核,胞质嗜酸性。电镜下,肝细胞内有丰富的细胞器。大量线粒体为肝细胞活动提供能量;发达的高尔基复合体和粗面内质网参与合成多种白蛋白及纤维蛋白原等;滑面内质网主要参与胆汁合成、脂类和胆红素代谢等;溶酶体对肝细胞结构不断更新和维持正常功能具有重要意义;微体可将细胞代谢过程中产生的过氧化氢转化为水,以消除对肝细胞的毒性作用。

(3)**肝血窦**(hepatic sinusoid):是位于相邻肝板间的不规则腔隙。窦壁由一层扁平内皮细胞构成,内皮间有间隙;胞质不含核部分有窗孔,大小不等,孔上无隔膜,无基膜。窦腔内有一种不规则的星形细胞,称**肝巨噬细胞**或**库普弗**

(**Kupffer**)**细胞**,吞噬能力较强,可清除血液中的异物、细菌和肿瘤细胞等。肝血窦内还有较多 NK 细胞,称**大颗粒淋巴细胞**,有重要的细胞免疫作用。

（4）**窦周隙**（perisinusoidal space）：又称 **Disse 间隙**,是位于肝血窦内皮细胞与肝细胞间的狭小间隙。其内充满血浆,是肝细胞与血液间进行物质交换的场所。窦周隙内还有散在的**贮脂细胞**和少量网状纤维,贮脂细胞可贮存维生素 A、合成网状纤维等。

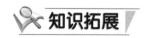

贮脂细胞与肝硬化

肝硬化是临床上较为常见的慢性进行性肝病,主要病理表现为肝实质细胞大量破坏、变性、坏死和再生,伴有纤维组织增生和正常肝结构紊乱。肝硬化的大量胶原纤维来自贮脂细胞,后者增生活跃,可转化为成纤维细胞样细胞。纤维组织增生初期,尚未相互连接成间隔而改建肝小叶结构,称肝纤维化;若进一步发展,小叶中央区和门管区等处的纤维间隔相互连接,使肝小叶结构及血液循环改建成假小叶,称肝硬化。

（5）**胆小管**（bile canaliculi）：是相邻肝细胞间由质膜局部凹陷形成的微细管道。肝细胞分泌的胆汁直接进入胆小管,出肝小叶后汇入小叶间胆管。

2.**门管区**（portal area）　门管区位于相邻数个肝小叶之间,含结缔组织较多,内有伴行的小叶间静脉、小叶间动脉和小叶间胆管。**小叶间静脉**是肝门静脉的分支,管壁薄,管腔大而不规则;**小叶间动脉**是肝固有动脉的分支,管壁厚,管腔小;**小叶间胆管**是肝管的属支,管壁由单层立方或低柱状上皮组成（图 3-21）。

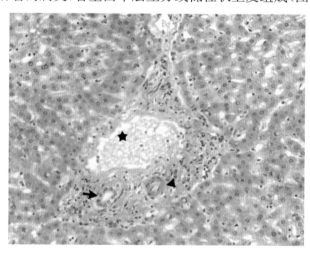

图 3-21　门管区光镜图（★小叶间静脉;▲小叶间动脉;↑小叶间胆管）

二、胰的微细结构

胰表面被覆薄层结缔组织被膜,并伸入实质内将胰分为许多小叶。胰实质包括外分泌部和内分泌部(图 3-22、图 3-23)。

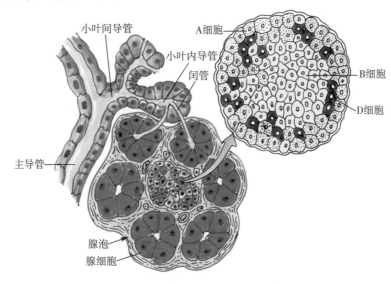

图 3-22　胰微细结构模式图

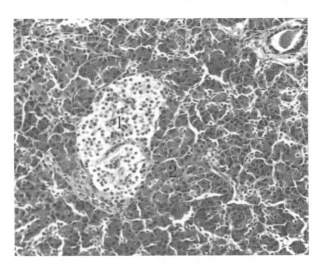

图 3-23　胰岛光镜图(1. 胰岛;2. 腺泡)

1. **外分泌部**　外分泌部为胰的主要部分,由腺泡和导管组成。①腺泡,为浆液性腺泡。腺细胞呈锥体形,核圆,位于基部;胞质顶部内含有许多嗜酸性酶原颗粒。腺泡腔内有一些扁平细胞,称**泡心细胞**,着色浅,由闰管起始部上皮细胞延入腺泡内形成。②导管,包括闰管、小叶内导管、小叶间导管和主导管。**闰管**起始于腺泡,其上皮为单层扁平上皮,一端伸入腺泡腔形成泡心细胞,另一端汇合成**小叶**

内导管,由单层立方上皮组成;出小叶后汇合成**小叶间导管**,为单层柱状上皮;最后汇合成**主导管**。

2.**内分泌部** 内分泌部又称**胰岛**(pancreas islet),在腺泡间散在分布,胰尾内较多。用特殊染色法染色,可见胰岛主要由4种细胞构成:①**A 细胞**,数量较少,约占胰岛细胞总数的20%,多位于胰岛周边部;可分泌**胰高血糖素**,促进糖原分解为葡萄糖,使血糖升高。②**B 细胞**,数量最多,约占胰岛细胞总数的70%,多位于胰岛中央;可分泌**胰岛素**,促进糖原合成和葡萄糖分解,使血糖降低。③**D 细胞**,数量较少,约占胰岛细胞总数的5%;可分泌**生长抑素**,抑制 A、B 细胞的分泌活动。④**PP 细胞**,数量很少,可分泌胰多肽,抑制胃肠运动和胆囊收缩。

📖 小 结

　　消化系统由消化管和消化腺组成,具有摄取和消化食物、吸收营养和排出食物残渣等功能。消化管包括口腔、咽、食管、胃、小肠(十二指肠、空肠、回肠)和大肠(盲肠、阑尾、结肠、直肠、肛管),其中口腔至十二指肠的部分为上消化道,空肠及其以下的部分为下消化道。除口腔和咽外,消化管壁由内向外一般分为黏膜、黏膜下层、肌层和外膜4层。黏膜是消化、吸收的重要结构,包括上皮、固有层和黏膜肌层,在固有层内存有胃腺、小肠腺和大肠腺等,食管腺和十二指肠腺位于黏膜下层。消化腺包括口腔周围的3对大唾液腺、腹腔内的肝和胰以及消化管壁内的小消化腺。肝是最大的消化腺,基本结构和功能单位是肝小叶,其内肝细胞分泌的胆汁经肝内、外胆道输送至胆囊内贮存、浓缩。胰包括外分泌部和内分泌部,外分泌部分泌的胰液含多种消化酶,经胰管输送至十二指肠内;内分泌部即胰岛,主要分泌胰岛素和胰高血糖素,以保持血糖浓度的动态平衡。

🧭 思考题

1.简述大消化腺的名称、位置及导管的开口。

2.试述咽的分部及其交通。

3.根据所学解剖学知识,试分析胃镜检查时有哪些注意事项。

4.试问小肠吸收面积扩大的组织学基础有哪些?

5.简述肝小叶的组成及结构特点。

(张媛媛　王盛花　桂　丽)

第四章　呼吸系统

▌**学习目标** ◀

1.掌握：呼吸系统的组成；上、下呼吸道的概念；喉的位置、组成及分部；左、右主支气管的形态特点和临床意义；肺的位置和形态。

2.熟悉：鼻腔的分部和形态特点；鼻旁窦的名称、位置及开口部位；胸膜和胸膜腔的概念；胸膜和肺下界的体表投影；纵隔的概念和分部；肺的微细结构及气-血屏障的构成。

3.了解：外鼻的形态结构；喉的连结和喉肌；气管的形态、分部和微细结构；肺段的概念。

　　呼吸系统(respiratory system)由**呼吸道**和**肺**组成(图 4-1)。前者包括鼻、咽、喉、气管及各级支气管,临床上常将鼻、咽、喉称**上呼吸道**,气管和各级支气管称**下呼吸道**。肺由实质和间质组成,是气体交换的场所。呼吸系统除具有呼吸功能外,还有嗅觉和发音功能。

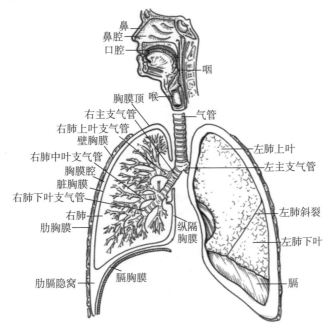

图 4-1　呼吸系统全貌

第一节　呼吸道

一、鼻

鼻(nose)包括外鼻、鼻腔和鼻旁窦,是呼吸道的起始部和嗅觉器官。

1. **外鼻**(external nose)　外鼻位于面部中央,以鼻骨和鼻软骨为支架。上端位于两眶之间的狭窄部称**鼻根**,向下延续为**鼻背**,末端称**鼻尖**,鼻尖向两侧扩大称**鼻翼**。

2. **鼻腔**(nasal cavity)　鼻腔由骨和软骨及被覆的黏膜、皮肤围成。鼻腔被鼻中隔分为左、右两半,向前借**鼻孔**通外界,向后经**鼻后孔**通咽。**鼻中隔**(nasal septum)由筛骨垂直板、犁骨和鼻中隔软骨被覆黏膜构成,其前下部血管丰富、表浅,是鼻出血的好发部位,称**易出血区**。鼻腔外侧壁自上而下有上、中、下鼻甲,鼻甲下方为相应的鼻道,上鼻甲后上方为**蝶筛隐窝**(图 4-2)。鼻腔黏膜按功能分为2部,上鼻甲及其相对的鼻中隔表面的黏膜称**嗅区**,富含嗅细胞,有嗅觉功能;其余大部分黏膜称**呼吸区**,可温暖、湿润、清洁吸入的气体。

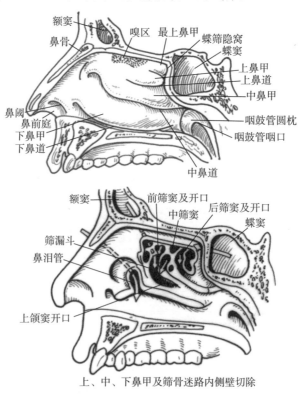

图 4-2　鼻腔外侧壁及鼻旁窦开口

3.**鼻旁窦** 鼻旁窦又称**副鼻窦**或**鼻窦**,由骨性鼻旁窦内衬黏膜构成,包括**上颌窦**、**蝶窦**、**额窦**和**筛窦** 4 对,筛窦又分前、中、后 3 群,分别位于同名骨内。上颌窦、额窦和筛窦前、中群开口于中鼻道,筛窦后群开口于上鼻道,蝶窦开口于蝶筛隐窝(图 4-2、图 4-3)。

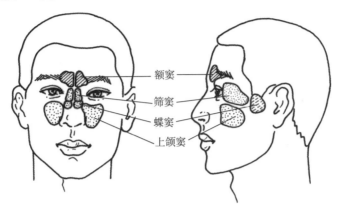

额窦
筛窦
蝶窦
上颌窦

图 4-3 鼻旁窦体表投影

案例分析

案例:病人,女,12 岁。1 周前出现畏寒、发热、鼻塞、流涕,1 天前流出大量脓性鼻涕,有腥臭味,伴有头痛。体检发现鼻腔黏膜肿胀、充血,有脓性分泌物;压舌板轻叩上颌磨牙,有酸痛感,颊部有压痛。

分析:临床诊断为急性上颌窦炎。上颌窦位于上颌骨体内,是 4 对鼻旁窦中最大者,其位置低,在额、筛窦的后下方,易为炎症所累及;上颌窦底毗邻上颌磨牙牙根,此处骨质菲薄,约 70% 牙槽窝与窦底相通,且以第 1、2 磨牙为多见,上颌窦或牙根感染时常相互波及。故临床上鼻旁窦炎症以上颌窦最常见。上颌窦窦腔大,窦口位置高,易于蓄脓而引流不畅,因此,临床上常采用体位引流甚或经下鼻道前份穿刺上颌窦引流、冲洗。

二、喉

喉(larynx)主要由喉软骨和喉肌构成,是呼吸道和发音器官,位于颈前部中份、第 3~6 颈椎的前方。

1.**喉软骨** 喉软骨包括不成对的甲状软骨、环状软骨、会厌软骨和成对的杓状软骨等(图 4-4)。

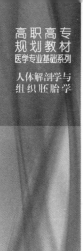

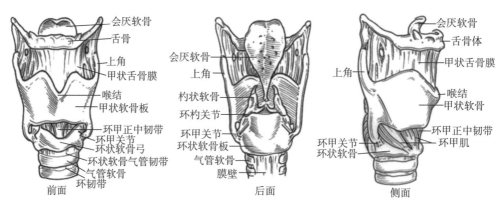

图 4-4　喉软骨及其连结

（1）**甲状软骨**（thyroid cartilage）：构成喉的前外侧壁，由左、右两块方形软骨板构成。两板前缘愈着处称**前角**，前角上端向前突出，称**喉结**；两板后缘向上、下方各伸出 1 对**上角**和 1 对**下角**。

（2）**环状软骨**（cricoid cartilage）：位于甲状软骨下方，平对第 6 颈椎，形似指环，由**环状软骨弓**和**环状软骨板**组成。环状软骨是呼吸道中唯一完整的软骨环，对保持呼吸道通畅有重要的作用。

（3）**会厌软骨**（epiglottic cartilage）：位于舌骨体后方，呈树叶状，上部宽阔、游离，下端借韧带连于甲状软骨前角后面。

（4）**杓状软骨**（arytenoid cartilage）：左右各一，位于环状软骨板上方，呈三棱锥体形。底向前伸出**声带突**，有声带附着；向外侧伸出**肌突**，有喉肌附着。

2.**喉的连结**　喉的连结包括喉软骨间的连结和喉与舌骨、气管间的连结（图 4-4）。

（1）**甲状舌骨膜**：较薄，位于甲状软骨上缘与舌骨之间。

（2）**环甲关节**：由甲状软骨下角与环状软骨两侧的关节面构成，使甲状软骨围绕冠状轴做前倾和复位运动，从而紧张或松弛声带。

（3）**环杓关节**：由杓状软骨底和环状软骨板上缘的关节面构成，使杓状软骨围绕垂直轴做旋转运动，从而开大或缩小声门裂。

（4）**弹性圆锥**：呈圆锥状，自甲状软骨前角后面向后下方止于杓状软骨声带突和环状软骨弓上缘。

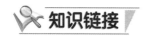　**知识链接**

环甲正中韧带

　　环甲正中韧带是弹性圆锥中部增厚的部分，张于甲状软骨下缘与环状软骨弓上缘之间，在体表可触及。急性喉阻塞但来不及进行气管切开术时，为抢救病人生命，可在此处穿刺或切开，建立暂时通气道。当紧急切开弹性圆锥进行抢救时,注意切勿损伤环甲动脉吻合弓。

3. 喉肌 喉肌为骨骼肌,附于喉软骨表面,包括环甲肌、环杓后肌、环杓侧肌等,具有紧张或松弛声带、开大或缩小声门裂、缩小喉口等作用。

4. 喉腔(laryngeal cavity) 喉腔向上经喉口通喉咽,向下接气管。**喉口**由会厌上缘、杓状会厌襞和杓间切迹围成。在喉腔中部的两侧壁有 2 对黏膜皱襞,上方的一对称**前庭襞**,其间的裂隙称**前庭裂**;下方的一对称**声襞**,两侧声襞与杓状软骨底之间的裂隙为**声门裂**,是喉腔最狭窄的部位。

喉腔借前庭襞和声襞分为 3 部分(图 3-7)。喉口至前庭襞之间为**喉前庭**,前庭襞与声襞之间为**喉中间腔**,声门裂以下的部分为**声门下腔**。声门下腔黏膜下组织疏松,炎症时易发生水肿,婴幼儿更易产生急性喉水肿而致喉阻塞。

三、气管和主支气管

气管和主支气管均以"C"形透明软骨为支架(图 4-5)。

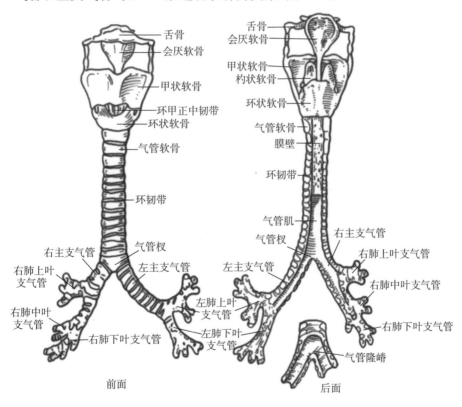

前面　　　　　　　　后面

图 4-5　气管和支气管

1. **气管**(trachea) 气管由 14~17 个气管软骨环和连于其间的环韧带等构成,上端在第 6 颈椎体下缘水平接续喉,下端在第 4 胸椎体下缘高度分为左、右主支气管。分叉处称**气管权**,其内面形成向上的半月状纵嵴,称**气管隆嵴**,是支气管镜检查时的重要标志。

2.主支气管(principal bronchus)　主支气管位于气管权与肺门之间,是气管分出的第一级分支,**左主支气管细长,斜行;右主支气管粗短,走向较陡直**。此外,由于气管隆嵴略偏向左侧,右肺通气量较大等,故气管异物多坠入右主支气管。

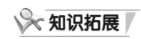 **知识拓展**

气管插管术和气管切开术

　　气管插管术和气管切开术均为急救过程中常用的医疗技术,是医务工作者必须熟练掌握的基本技能。气管插管术是将特制的气管内导管经病人口腔或鼻腔置入气管,建立人工气道,以便通气供氧、呼吸道吸引和防止误吸等,并已成为心肺复苏或伴有呼吸功能障得的急危重症病人抢救中的重要措施。气管切开术是在颈部切开气管前壁,插入特制套管,从而解除窒息、保持呼吸道通畅,可分为高位和低位切开2种方式,前者有损伤环状软骨致喉狭窄的可能,后者有损伤头臂静脉等大血管的可能。环状软骨与两侧胸锁乳突肌前缘之间、尖向颈静脉切迹的三角是气管切开的安全区域。

第二节　肺

一、肺的位置和形态

　　肺(lung)位于胸腔内,在纵隔的两侧、膈的上方,左、右各一。**左肺**受心的影响,较狭长;**右肺**受肝的影响,较宽短。肺呈半圆锥形,有1尖、1底、3面和3缘(图4-6)。

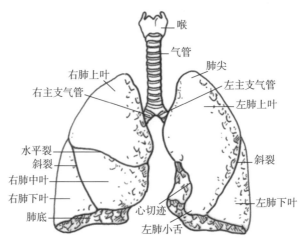

图4-6　肺的形态

肺尖圆钝,经胸廓上口伸入颈根部,高出锁骨内侧段上方1~4 cm。**肺底**位于膈上方,呈半月形凹陷,又称**膈面**。外侧面隆凸,与肋和肋间隙相贴,称**肋面**。内侧面与纵隔相邻,称**纵隔面**。纵隔面中央的长圆形凹陷称**肺门**(hilum of lung),出入肺门的支气管、肺血管、支气管血管、神经和淋巴管等被结缔组织包裹,构成**肺根**。**前缘**锐利,右肺前缘近乎垂直,左肺前缘下部有心切迹。**后缘**圆钝,贴于脊柱两侧。**下缘**较锐薄,在肋面与肺底交界处。左肺有一自后上斜向前下方的**斜裂**,被分为上、下2叶。右肺有**斜裂**和**水平裂**,被分为上、中、下3叶。

二、肺内支气管和支气管肺段

左、右主支气管在肺门处分出**肺叶支气管**,在各肺叶内再分为若干**肺段支气管**,继而在肺内反复分支,呈树枝状,称**支气管树**。每个肺段支气管及其分支分布区域的全部肺组织称**支气管肺段**,简称**肺段**。肺段呈锥体形,尖向肺门,底向肺表面,相邻肺段间隔以薄层结缔组织。一般左、右肺各为10个肺段。临床上常以肺段为单位进行定位诊断及手术切除。

第三节　胸膜和纵隔

一、胸　膜

1.胸膜的分部　胸膜(pleura)是一层薄而光滑的浆膜,分脏胸膜和壁胸膜。**脏胸膜**(visceral pleura)紧贴在肺的表面,并折入肺裂内,又称**肺胸膜**。**壁胸膜**(parietal pleura)被覆于胸壁内面、膈上面和纵隔两侧面,根据所在部位不同可分为4部,即覆于胸壁内面的**肋胸膜**、覆于膈上面的**膈胸膜**、覆于纵隔两侧的**纵隔胸膜**和突入颈根部、包绕肺尖上方的**胸膜顶**。

2.胸膜腔(pleural cavity)　是脏、壁两层胸膜在肺根处转折移行而共同围成的封闭的潜在性腔隙,左、右各一,互不相通,腔内有少量浆液,呈负压。在壁胸膜各部相互移行处的胸膜腔,即使在深吸气时,肺缘也不能伸入其内,称**胸膜隐窝**。其中位置最低、容量最大者为**肋膈隐窝**,是肋胸膜与膈胸膜返折处形成的半环形间隙,胸膜腔积液常首先积聚于此。

3.胸膜和肺的体表投影

(1)胸膜的体表投影:肋胸膜与纵隔胸膜前缘的返折线为胸膜前界,肋胸膜与膈胸膜的返折线为胸膜下界(图4-7)。

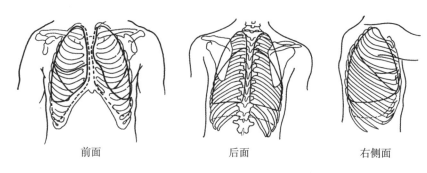

前面　　　　　　　　　　后面　　　　　　　　　右侧面

图 4-7　胸膜和肺的体表投影（实线：肺投影线；虚线：胸膜投影线）

胸膜前界的投影起自锁骨内侧段上方 1～4 cm 处的胸膜顶，斜向下内侧，经胸锁关节后方，至第 2 胸肋关节水平，两侧相互靠近并垂直下行。左侧至第 4 胸肋关节处，斜向下外侧，至第 6 肋软骨中点处移行为胸膜下界；右侧在第 6 胸肋关节处移行为胸膜下界。

胸膜下界在左侧起自第 6 肋软骨后方，右侧起自第 6 胸肋关节后方，两侧均行向下外侧，在锁骨中线处与第 8 肋相交，在腋中线处与第 10 肋相交，在肩胛线处与第 11 肋相交，在近后正中线处平第 12 胸椎棘突。

（2）肺的体表投影：两肺前缘的投影与胸膜前界的投影基本一致，两肺下缘的投影比胸膜下界的投影约高 2 个肋，即在锁骨中线处与第 6 肋相交，在腋中线处与第 8 肋相交，在肩胛线处与第 10 肋相交，在近后正中线处平第 11 胸椎棘突（图 4-7）。

二、纵　隔

纵隔（mediastinum）是两侧纵隔胸膜之间全部器官、结构和结缔组织的总称，上窄下宽，前短后长，呈矢状位。前界为胸骨，后界为脊柱胸段，两侧界为纵隔胸膜，上界为胸廓上口，下界为膈。一般以胸骨角平面（即经胸骨角至第 4 胸椎体下缘的平面）分为上纵隔和下纵隔，下纵隔又以心包为界分为前、中、后纵隔（图 4-8）。

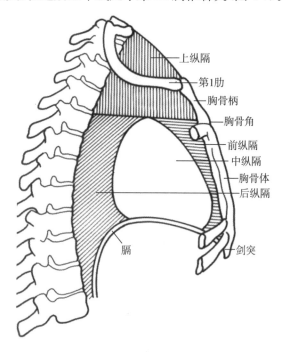

上纵隔
第1肋
胸骨柄
胸骨角
前纵隔
中纵隔
胸骨体
后纵隔
膈
剑突

图 4-8　纵隔的区分

上纵隔位于胸廓上口与胸骨角平面之间,内有胸腺、头臂静脉、上腔静脉、主动脉弓及其分支、迷走神经、膈神经、食管胸部、气管胸部和胸导管等。前纵隔位于胸骨体与心包之间,内有少量淋巴结和疏松结缔组织;中纵隔位于心包前、后面之间,内有心包、心、出入心的大血管根部、奇静脉末端、膈神经和心包膈血管等;后纵隔位于心包后面与脊柱之间,内有气管杈、主支气管、胸主动脉、奇静脉、半奇静脉、迷走神经、食管胸部、胸导管和胸交感干等。

第四节　呼吸系统的微细结构

一、气管的微细结构

气管管壁由内向外分为黏膜、黏膜下层和外膜3层(图1-12)。

1. **黏膜**　黏膜包括上皮和固有层。**上皮**为假复层纤毛柱状上皮,主要由纤毛细胞、杯状细胞、刷细胞、基细胞和神经内分泌细胞组成;固有层由细密结缔组织构成,富含弹性纤维,并有许多淋巴细胞、浆细胞、小血管和淋巴管等。

2. **黏膜下层**　黏膜下层为疏松结缔组织,内含混合性腺,导管开口于上皮游离面。腺体分泌物与杯状细胞分泌的黏液形成黏液层,覆于黏膜表面,可黏附吸入气体中的灰尘和细菌,黏附物经上皮纤毛向咽部节律地摆动而被排出。

3. **外膜**　外膜较厚,由疏松结缔组织和"C"形透明软骨环等构成,软骨环之间借韧带相连。软骨环缺口向后,被平滑肌束和结缔组织封闭。咳嗽反射时,平滑肌收缩,使管腔缩小,有利于分泌物排出。

二、肺的微细结构

肺表面被覆浆膜,即脏胸膜。肺分为实质和间质,肺的各级支气管和肺泡构成肺实质,结缔组织、血管、神经和淋巴管等构成肺间质。肺实质按功能分为导气部和呼吸部。

1. **导气部**　导气部仅有通气作用,包括肺叶支气管、肺段支气管、小支气管、细支气管和终末细支气管。导气部各级支气管管壁结构与气管相似,但随着支气管不断分支,管腔逐渐变小,管壁逐渐变薄,管壁结构亦有相应变化。其特点是:①黏膜逐渐变薄,上皮由假复层纤毛柱状上皮逐渐转变为单层纤毛柱状上皮或单层柱状上皮,杯状细胞逐渐减少直至消失。②黏膜下层的腺体逐渐减少直至消失。③外膜中的软骨变为软骨片,并逐渐减少直至消失。④平滑肌相对增多,最后形成完整的环行肌层。细支气管和终末细支气管的环行平滑肌增多,收缩或舒张可直接改变管腔大小,调节进入肺泡的气流量。

89

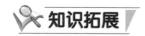

支气管哮喘

支气管哮喘是一种气道慢性炎症性疾病,有多种细胞和细胞组分参与,与气道高反应性相关。常出现广泛、多变的可逆性气流受限,表现为反复发作性喘息、气促、胸闷和(或)咳嗽等症状,多在夜间和(或)清晨发作、加剧,多数可自行缓解或经治疗后缓解。病人接触变应原后,肥大细胞释放组胺和白三烯等,导致细支气管和终末细支气管的环行平滑肌痉挛性收缩,且无软骨支撑,管腔持续狭窄,加之腺体分泌增加、黏稠,造成呼吸困难,即哮喘发作。

细支气管的管径为 0.5～1 mm。每条细支气管连同其分支和肺泡组成 1 个**肺小叶**(pulmonary lobule),是肺部疾患病理变化的基础。每个肺叶包括 50～80 个肺小叶。

2. 呼吸部 呼吸部是气体交换的部位,包括呼吸性细支气管、肺泡管、肺泡囊和肺泡(图 4-9)。

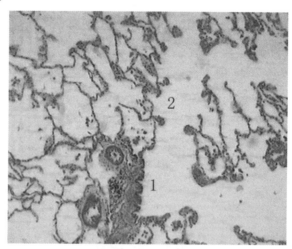

图 4-9 肺呼吸部光镜图(1. 呼吸性细支气管;2. 肺泡管)

(1)**呼吸性细支气管**(respiratory bronchiole):是终末细支气管的分支,管壁上有少量肺泡开口。管壁上皮为单层立方上皮,由分泌细胞(又称克拉拉细胞,clara cell)和少量纤毛细胞组成,上皮外周有少量环行平滑肌纤维和弹性纤维。

(2)**肺泡管**(alveolar duct):是呼吸性细支气管的分支,管壁上有许多肺泡的开口,故管壁自身结构很少,仅存在于相邻肺泡开口之间,呈**结节状膨大**,并且突向管腔。

(3)**肺泡囊**(alveolar sac):是若干肺泡共同围成的囊状结构。相邻肺泡开口间无平滑肌,故无结节状膨大。

(4)**肺泡**(pulmonary alveoli):为半球状薄壁囊泡,是进行气体交换的场所。

肺泡由肺泡上皮和基膜构成。

1)**肺泡上皮**:由Ⅰ型肺泡细胞和Ⅱ型肺泡细胞组成(图 4-10)。

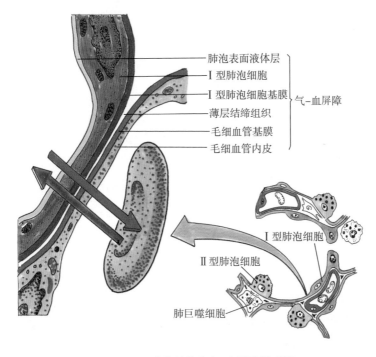

图 4-10　肺泡结构和气-血屏障模式图

Ⅰ型肺泡细胞约占肺泡上皮细胞总数的 25%,但覆盖肺泡约 97% 的表面积,是进行气体交换的部位。细胞呈扁平状,核扁圆形,电镜下可见胞质内有大量吞饮小泡。Ⅰ型肺泡细胞无增殖能力,损伤后由Ⅱ型肺泡细胞增殖分化补充。

Ⅱ型肺泡细胞约占肺泡上皮细胞总数的 75%,散在于Ⅰ型肺泡细胞之间,仅覆盖肺泡约 3% 的表面积。细胞呈圆形或立方形,核大而圆,胞质着色浅,呈泡沫状;电镜下,核上方有较多电子密度高的分泌颗粒,内含同心圆或平行排列的板层状结构,称**嗜锇性板层小体**。细胞以胞吐的方式释放颗粒内容物,分布于肺泡上皮表面,称**肺泡表面活性物质**,有降低肺泡表面张力、稳定肺泡大小的作用。

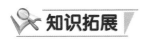**知识拓展**

新生儿呼吸窘迫综合征

新生儿呼吸窘迫综合征是指新生儿出生后不久即出现进行性呼吸困难和呼吸衰竭等症状,主要原因是患儿的Ⅱ型肺泡细胞尚未发育完善,不能产生表面活性物质,出生后肺泡不能扩张,呈进行性萎陷,进而出现相应症状。此征多见于早产儿,且胎龄越小,发病率越高;体重越轻,病死率越高。此征为自限性疾病,生存 3 天以上者肺成熟度增加,恢复希望较大。

2)**肺泡隔**(alveolar septum):是相邻肺泡间的薄层结缔组织,含有丰富的毛细血管网、弹性纤维、成纤维细胞和肺巨噬细胞等,属于肺间质。其中毛细血管紧贴肺泡上皮,有利于气体交换;弹性纤维可促进扩张的肺泡回缩;肺巨噬细胞可吞噬吸入的尘粒、细菌、异物和渗出的红细胞,具有重要的防御作用,其吞噬尘粒后称**尘细胞**。

3)**肺泡孔**(alveolar pore):是相邻肺泡间气体流通的小孔,可平衡肺泡间气体的压力。但在肺部感染时,病原体也可借此孔扩散蔓延。

4)**气-血屏障**(blood-air barrier):是肺泡与血液之间 O_2 和 CO_2 交换所通过的结构,由肺泡表面液体层、I 型肺泡细胞与基膜、薄层结缔组织、毛细血管基膜与内皮组成(图 4-10)。

小 结

　　呼吸系统由呼吸道和肺组成,主要功能是进行气体交换。呼吸道包括鼻、咽、喉、气管及各级支气管,临床上常将鼻、咽、喉称上呼吸道,气管和各级支气管称下呼吸道。鼻包括外鼻、鼻腔和鼻旁窦,其中鼻旁窦包括上颌窦、蝶窦、额窦和筛窦;咽是消化管和呼吸道的共同通道;喉主要由喉软骨和喉肌构成,喉腔分为喉前庭、喉中间腔和声门下腔 3 部分。气管上端接续喉,下端分为左、右主支气管,进入同侧肺内反复分支,直至肺泡。肺位于胸腔内,在纵隔的两侧、膈的上方;左肺分为上、下 2 叶,右肺分为上、中、下 3 叶。胸膜分脏胸膜和壁胸膜,两层胸膜在肺根处转折移行,围成胸膜腔,内有少量浆液。纵隔是两侧纵隔胸膜之间全部器官、结构和结缔组织的总称,解剖学常采用 4 分法。气管管壁由内向外分为黏膜、黏膜下层和外膜。肺分为实质和间质,肺实质分为导气部和呼吸部,前者包括肺叶支气管、肺段支气管、小支气管、细支气管和终末细支气管,仅有通气作用;呼吸部包括呼吸性细支气管、肺泡管、肺泡囊和肺泡,是气体交换的部位。肺泡上皮由 2 种细胞组成,I 型肺泡细胞是进行气体交换的部位,II 型肺泡细胞主要分泌表面活性物质。肺间质是肺泡间的结缔组织,富含毛细血管、弹性纤维和肺巨噬细胞等。

思考题

1.简述鼻旁窦的名称、位置及开口。

2.经气管坠入的异物多进入哪一侧主支气管？为什么？

3.进行气体交换的组织结构是什么？请简述其微细结构特点。

（张媛媛　王盛花）

第五章　泌尿系统

泌尿系统(urinary system)由肾、输尿管、膀胱和尿道组成,主要以生成尿液的形式排出机体代谢产物,如尿酸、尿素、多余的水分和无机盐等,保持内环境的平衡和稳定(图 5-1)。

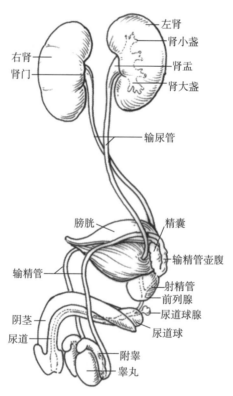

图 5-1　泌尿系统全貌

第一节　肾

一、肾的形态和位置

肾(kidney)是成对的实质性器官,形似蚕豆,分上、下两端,前、后两面和内、外侧两缘。其内侧缘中部凹陷,是肾血管、肾盂、淋巴管和神经等出入肾的部位,称**肾门**(renal hilum)。出入肾门的结构被结缔组织包裹,构成**肾蒂**。肾门向肾内凹陷并扩大形成**肾窦**,容纳肾动脉分支、肾静脉属支、肾小盏、肾大盏、肾盂、神经、淋巴管和脂肪组织等。

肾位于脊柱两侧、腹膜后方,紧贴腹后壁上部(图 5-2)。左肾位置高于右肾,第 12 肋分别斜过左肾后面中部和右肾后面上部。肾门约平第 1 腰椎体,其在腰部的体表投影点在竖脊肌外侧缘与第 12 肋下缘所形成的夹角内,称**肾区**。肾病患者触压和叩击该处可引起疼痛。

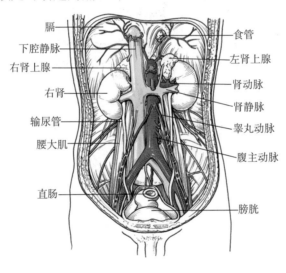

膈　　　　　　　食管
下腔静脉　　　　左肾上腺
右肾上腺　　　　肾动脉
右肾　　　　　　肾静脉
输尿管　　　　　睾丸动脉
腰大肌　　　　　腹主动脉
直肠　　　　　　膀胱

图 5-2　肾的位置

二、肾的被膜

肾的表面包有 3 层被膜,由内向外依次为纤维囊、脂肪囊和肾筋膜,对肾位置的固定起重要作用。①**纤维囊**(fibrous capsule),由致密结缔组织和少量弹性纤维构成,薄而坚韧,紧贴肾表面,但与肾连接疏松,易于剥离。②**脂肪囊**(adipose capsule),是位于纤维囊外周的脂肪层,并经肾门延伸至肾窦内,对肾起弹性垫样作用。③**肾筋膜**(renal fascia),位于脂肪囊外面,分前、后两层,包裹肾和肾上腺,并向深部发出许多结缔组织小束,穿过脂肪囊连于纤维囊,对肾有固定作用。

95

三、肾的结构

在肾的冠状切面上,可见肾实质分为肾皮质和肾髓质(图 5-3)。**肾皮质**(renal cortex)位于浅层,富含血管,在新鲜标本上呈红褐色,密布的红色点状细小颗粒为肾小体与肾小管。肾皮质深入肾髓质的部分称**肾柱**。**肾髓质**(renal medulla)位于深层,血管较少,呈淡红色。肾髓质主要由 15～20 个圆锥形的**肾锥体**组成,其底朝向皮质,尖突入肾窦。2～3 个肾锥体尖端合成**肾乳头**,肾乳头上有许多**乳头孔**,肾生成的尿液经乳头孔流入肾小盏内。在肾窦内有 7～8 个**肾小盏**包绕肾乳头,2～3 个肾小盏合成一个**肾大盏**,肾大盏最后汇合成漏斗状的**肾盂**,出肾门后弯行向下,逐渐变细移行为输尿管。

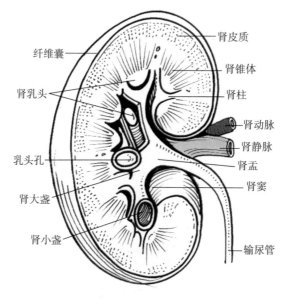

图 5-3　肾的结构

第二节　输尿管

输尿管(ureter)是一对细长的肌性管道,在壁腹膜后方,起自肾盂末端,终于膀胱,全长 25～30 cm。输尿管按位置和行程分为 3 部:①**输尿管腹部**,在腹后壁沿腰大肌前面下行至小骨盆入口处,左输尿管经左髂总动脉末端的前方,右输尿管经右髂外动脉起始部的前方,进入盆腔移行为盆部。②**输尿管盆部**,自小骨盆入口处,沿盆腔侧壁向后下,平坐骨棘高度转向前内侧至膀胱底,斜穿膀胱壁,移行为壁内部。男性输尿管在膀胱底与输精管交叉,女性输尿管在子宫颈外侧约 2.5 cm 处绕子宫动脉后下方前行(图 5-4)。③**输尿管壁内部**,为斜穿膀胱壁的部分,以输尿管口开口于膀胱内面。当膀胱充盈时,膀胱内压力增高,压迫壁内部,可阻止尿液由膀胱向输尿管反流。

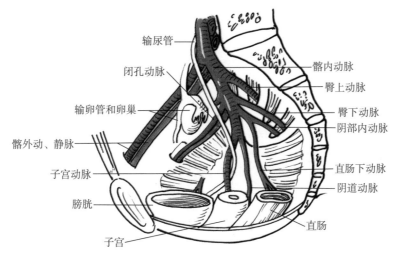

图 5-4　女性输尿管走行

输尿管全程有 3 处狭窄:**上狭窄**位于肾盂与输尿管移行处,**中狭窄**位于小骨盆上口并与髂血管交叉处,**下狭窄**在输尿管壁内部。

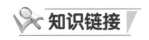

"桥下流水"

　　在子宫颈外侧约 2.5 cm 处,输尿管绕过子宫动脉后下方前行,斜向内侧,经阴道前方至膀胱底,斜穿膀胱壁。临床上常用"桥下流水"形象地比喻子宫动脉与输尿管的位置关系,在子宫切除术需结扎子宫动脉时,应注意这种位置关系,以免误扎输尿管。

第三节　膀　胱

膀胱(urinary bladder)是贮存尿液的囊状肌性器官,其容量在正常成人为 350～500 ml,最大可达 800 ml。

膀胱空虚时呈三棱锥体形,分尖、底、体、颈 4 部(图 5-5)。**膀胱尖**细小,朝向前上方;**膀胱底**近似三角形,朝向后下方;**膀胱体**为膀胱尖与膀胱底之间的部分;**膀胱颈**为膀胱的最下部,以尿道内口接续尿道。膀胱位于盆腔的前部,前方为耻骨联合;后方在男性邻精囊、输精管壶腹和直肠,在女性邻子宫和阴道;下方在男性邻接前列腺,在女性邻接尿生殖膈。

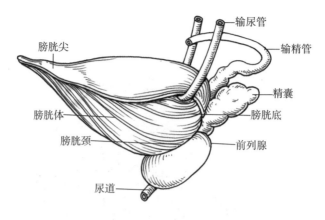

图 5-5 膀胱(侧面)

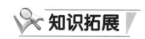 知识拓展

耻骨上膀胱穿刺术

在前列腺增生导致急性尿潴留而导尿未成功时,可采取耻骨上膀胱穿刺术,穿刺部位选择在耻骨联合上缘中点上方一横指处。其解剖学基础在于膀胱空虚时,全部位于盆腔内,膀胱尖不超过耻骨联合上缘;但充盈时,膀胱向上隆凸,使膀胱尖高出耻骨联合上缘,此时腹前壁折向膀胱的腹膜反折线也被向上推移至耻骨联合上缘的上方,故在耻骨联合上缘的上方穿刺,不会损伤腹膜。如膀胱严重膨胀,抽吸尿液时宜缓慢,以免膀胱内压迅速降低而导致出血或诱发休克。此技术还可用于穿刺抽取膀胱尿液作检验和细菌培养等。

膀胱内面被覆黏膜,空虚时,因壁内平滑肌收缩,黏膜形成许多皱襞,称**膀胱襞**。在膀胱底内面,两侧输尿管口与尿道内口之间的三角形区域称**膀胱三角**,无论膀胱空虚或充盈时,此处黏膜均保持平滑状态。膀胱三角是肿瘤、结核和炎症的好发部位。两侧输尿管口之间的横行皱襞称**输尿管间襞**,呈苍白色,是膀胱镜检查时寻找输尿管口的标志(图 5-6)。

 案例分析

案例:病人,男,45 岁,排尿时疼痛,尤以排尿结束时最严重,且疼痛波及阴茎,身体晃动时则疼痛更为剧烈,躺卧时疼痛减轻,偶尔在排尿结束时有少量血液流出。B 超检查提示膀胱内有结石存在。

分析:临床诊断为膀胱结石。尿路结石是最常见的泌尿外科疾病之一,多见于男性。尿路结石可在肾或膀胱内形成,随尿液流动时,可停留或嵌顿在输尿管或男性尿道的生理性狭窄处。根据结石所在部位的不同可分为肾结石、输尿管结石、膀胱结石和尿道结石。典型临床表现为腰腹绞痛、血尿,或伴有尿频、尿急、尿痛等泌尿系统梗阻和感染的症状。此患者为膀胱结石。排尿时,膀胱襞收缩,结石刺激黏膜而致下腹痛,并可伴有少量出血。阴茎的传入神经阴部神经和髂腹股沟神经与膀胱的传入神经进入脊髓的同一节段,所以疼痛可波及阴茎。当病人站立时,结石因重力作用而至膀胱颈,刺激较敏感的膀胱三角区黏膜;当躺卧时,结石远离膀胱三角区,即可减轻疼痛。

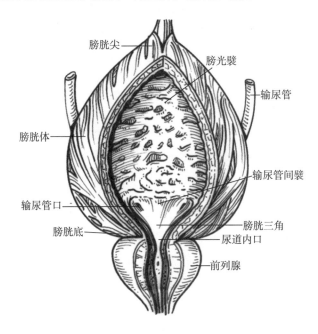

图 5-6 膀胱(前面)

第四节 尿 道

尿道(urethra)是膀胱与体外相通的管道。男性尿道兼有排尿和排精功能(见第六章);女性尿道仅有排尿功能,起自膀胱的尿道内口,终于阴道前庭的尿道外口,全长 3～5 cm,直径约为 6 mm,较男性尿道短、宽、直,易患逆行性尿路感染。

第五节 泌尿系统的微细结构

一、肾的微细结构

肾实质主要由肾单位和集合管组成,其间的少量结缔组织、血管和神经等构成**肾间质**。肾单位包括肾小体和肾小管,肾小管和集合管常合称**泌尿小管**(uniferoustubule)(图 5-7)。

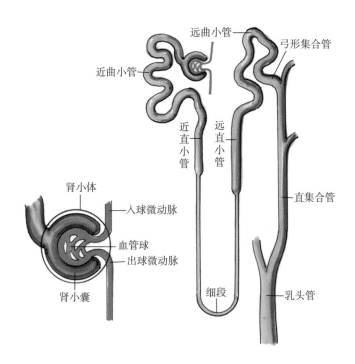

图 5-7 肾单位和集合管示意图

1.**肾单位**(nephron) 肾单位是肾生成尿液的结构和功能的基本单位,每侧肾有100万～150万个肾单位。肾单位可根据肾小体在皮质中的位置而分为浅表肾单位和髓旁肾单位。**浅表肾单位**主要位于皮质浅部,数量多,体积小,主要功能是生成尿液;**髓旁肾单位**位于皮质深部,数量少,体积大,主要功能是参与尿液的浓缩和稀释。

（1）**肾小体**（renal corpuscle):呈球形,又称**肾小球**,由血管球和肾小囊组成(图5-8)。每个肾小体有2个极,入、出球微动脉进入的部位称**血管极**,近端小管起始处为**尿极**。

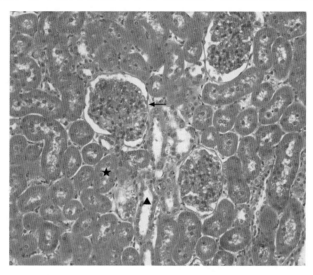

图 5-8 肾皮质光镜图(↑肾小体;
★近曲小管;▲远曲小管)

1)**血管球**:连接入球微动脉与出球微动脉之间的毛细血管,盘曲成球状。电镜下,毛细血管为有孔型,孔径为50～100 nm,孔上无隔膜,有利于原尿的滤过。

2)**肾小囊**(renal capsule):由近端小管起始部膨大并凹陷形成的杯状双层上

皮囊,分壁、脏两层,两层之间为**肾小囊腔**。**壁层**由单层扁平上皮构成,与近端小管上皮相续;**脏层**由一层多突起的足细胞组成,紧贴于毛细血管基膜的外面。**足细胞**胞体较大,伸出数个较大的**初级突起**,每个初级突起再发出许多细指状的**次级突起**,相邻的次级突起之间相互嵌合;突起间的裂隙宽约 25 nm,称**裂孔**,裂孔上有**裂孔膜**覆盖。

当血液流经血管球的毛细血管时,血浆中的小分子物质必须通过有孔内皮、基膜和足细胞裂孔膜滤入肾小囊腔,这三层结构称**滤过屏障**(filtration barrier),又称**滤过膜**。滤入肾小囊腔的滤液称**原尿**,成人两肾 24 h 可产生约 180 L 原尿。若滤过膜被破坏,则大分子蛋白质甚至红细胞亦可滤出,形成蛋白尿或血尿。

(2)**肾小管**(renal tubule):由单层上皮细胞围成,有重吸收原尿中某些成分和排泄等作用。肾小管根据形态结构、位置和功能的不同,可分为近端小管、细段和远端小管(图 5-9)。

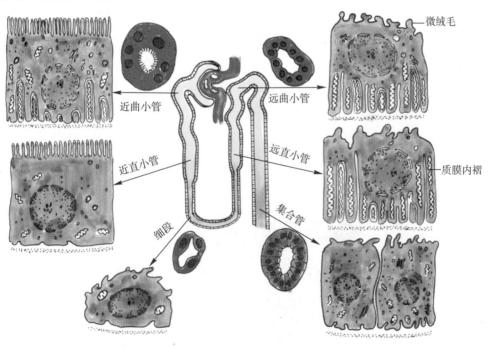

近曲小管　远曲小管　微绒毛　近直小管　远直小管　质膜内褶　细段　集合管

图 5-9　泌尿小管各段上皮细胞结构模式图

1)**近端小管**:是肾小管中最长最粗的一段,可分为两段。①**近端小管曲部(近曲小管)**,管腔小而不规则,管壁上皮细胞呈单层立方形或锥体形,细胞分界不清,胞质强嗜酸性;细胞游离面有刷状缘,基底部有纵纹。电镜下,相邻细胞的侧突相互嵌合,故光镜下细胞界限不清;纵纹为质膜内褶,刷状缘即微绒毛,扩大了上皮游离面的表面积,有利于近曲小管的重吸收。②**近端小管直部(近直小管)**,与曲部结构相似,但上皮细胞较矮,微绒毛、侧突和质膜内褶不发达。近端小管的功能主要是重吸收,原尿中几乎所有葡萄糖、氨基酸、蛋白质和大部分的水、无机盐离子和尿素等被重吸收;近端小管还能分泌 H^+、NH_3、肌酐和马尿酸等代谢产物,能运转和排除血液中的酚红和青霉素等药物。

2) **细段**:管径细,管壁薄,为单层扁平上皮,有利于水和电解质通透。

3) **远端小管**:分为两段。①**远端小管直部(远直小管)**,是髓质内直行的部分,管壁为单层立方形上皮,细胞界限清晰;基底纵纹较明显,游离面无刷状缘。②**远端小管曲部(远曲小管)**,结构与远直小管相似,但质膜内褶不发达。远曲小管是离子交换的重要部位,能吸收水、Na^+ 和排出 K^+、H^+、NH_3 等,以维持体液的酸碱平衡;在醛固酮作用下,可保钠排钾;在抗利尿激素作用下,促进重吸收水,使尿液浓缩。

近端小管直部、细段和远端小管直部三者构成"U"形的**髓襻**(medullary loop)。

2. **集合管**(collecting duct)　集合管长 $20\sim38$ mm,分弓形集合管、直集合管和乳头管 3 段,管径由细变粗,管壁上皮由单层立方渐变为高柱状,上皮细胞染色较浅,胞质清亮,分界清楚。

肾小体滤过形成的原尿流经泌尿小管时,其中约 99% 的水分、营养物质和无机盐等被重吸收入血液,同时将体内一些代谢产物排入管腔中,最后浓缩的液体称**终尿**,成人每天为 $1\sim2$ L。

3. **球旁器**(juxtaglomerular apparatus)　球旁器又称**球旁复合体**,位于肾小体血管极,由球旁细胞、致密斑及球外系膜细胞组成(图 5-10)。

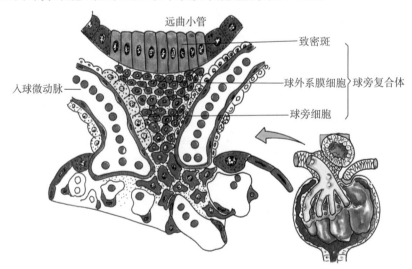

图 5-10 球旁复合体模式图

(1)**球旁细胞**:是近血管极处入球微动脉管壁平滑肌细胞演变成的上皮样细胞,呈立方形;核大而圆;胞质弱嗜碱性,内有分泌颗粒,含有肾素。肾素可使血管平滑肌收缩,引起血压升高。

(2)**致密斑**:是靠近血管极侧远端小管曲部的上皮细胞变高、变窄而形成的椭圆形斑。细胞呈高柱状,排列紧密;核椭圆形,位于顶部。致密斑属离子感受器,能感受远端小管滤液内 Na^+ 浓度的变化。

(3)**球外系膜细胞**:位于致密斑与入、出球微动脉之间的三角形区域内,可能在球旁器的功能活动中起传递信息的作用。

4.**肾的血液循环**　肾动脉来自于腹主动脉,压力高,血流量大,流速快;90%的血液供应皮质,进入肾小体后被滤过;入球微动脉较出球微动脉粗,血管球内的压力较高,有利于肾小体的滤过;在肾内两次形成毛细血管网,第 1 次是入球微动脉形成血管球,第 2 次是出球微动脉在肾小管周围形成球后毛细血管网,前者滤过形成原尿,后者有利于重吸收;髓质内直小血管与髓襻相伴行,有利于肾小管和集合管的重吸收和尿液的浓缩。

二、膀胱的微细结构

膀胱壁由内向外分为 3 层:①黏膜,由上皮和固有层组成,上皮为变移上皮,其厚度及细胞形态随膀胱舒缩状态不同而异,细胞近游离面的胞质较浓密,可防止膀胱内尿液浸蚀(图 1-3);固有层含较多弹性纤维。②肌层,较厚,分内纵、中环和外纵 3 层平滑肌,中层环行肌在尿道内口处增厚为括约肌。③外膜,多为疏松结缔组织,仅膀胱顶部为浆膜。

小 结

　　泌尿系统由肾、输尿管、膀胱和尿道组成。肾可生成尿液,是成对的实质性器官,位于脊柱两侧、腹膜后方,表面由内向外包有纤维囊、脂肪囊和肾筋膜 3 层被膜;肾窦内有肾小盏、肾大盏和肾盂以及肾动脉分支和肾静脉属支等,肾盂出肾后移行为输尿管。肾实质分为肾皮质和肾髓质,肾实质主要由肾单位和集合管组成。肾单位是肾生成尿液的结构和功能的基本单位,包括肾小体和肾小管。肾小体由血管球和肾小囊组成,血管球的有孔毛细血管内皮、基膜和肾小囊内层的足细胞裂孔膜构成滤过屏障(滤过膜),可滤过血浆形成原尿;肾小管分近端小管、细段和远端小管,近端小管直部、细段和远端小管直部构成髓襻。集合小管与肾小管共同组成泌尿小管,对原尿成分进行重吸收及分泌等而形成终尿。肾小体血管极处由球旁细胞、致密斑及球外系膜细胞组成球旁器。输尿管输送尿液入膀胱,位于腹膜后方,分腹部、盆部和壁内部;全长有3处狭窄,即肾盂与输尿管移行处、跨小骨盆上口并与髂血管交叉处、输尿管壁内部。膀胱可暂时贮存尿液,位于盆腔前部、耻骨联合后方,空虚时呈三棱锥体形,分尖、底、体、颈4部;在膀胱底内面,两侧输尿管口与尿道内口之间为膀胱三角,是肿瘤、结核和炎症的好发部位。女性尿道仅有排尿功能,具有短、宽、直的特点,开口于阴道前庭的尿道外口。

思考题

1. 在肾的冠状切面上,可见到哪些重要结构? 其位置如何?

2. 简述尿液的产生及排出途径。

3. 试述近端小管曲部与远端小管曲部在结构和功能上的异同点。

4. 试析肾小体结构与尿液生成的关系。

（张媛媛　王盛花　桂　丽）

第六章 生殖系统

生殖系统（reproductive system）的主要功能是产生生殖细胞以繁殖后代和分泌性激素以产生并维持第二性征，包括男性生殖系统和女性生殖系统。男、女性生殖系统均分为内生殖器和外生殖器。

第一节 男性生殖系统

男性内生殖器由生殖腺、输精管道和附属腺组成，**男性外生殖器**包括阴囊和阴茎（图 6-1）。

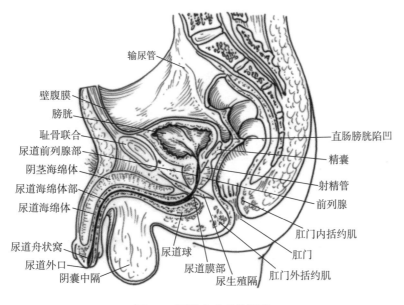

图 6-1 男性生殖系统概观

一、男性内生殖器

1. **生殖腺**　即**睾丸**(testis),位于阴囊内,左、右各一,呈扁椭圆形。睾丸具有产生精子和分泌雄激素等功能。

2. **输精管道**　输精管道包括附睾、输精管、射精管和男性尿道。

(1)**附睾**(epididymis):呈新月形,紧贴睾丸上端和后缘,分头、体、尾 3 部。附睾尾向后上返折移行为输精管。附睾暂时贮存精子,并分泌附睾液以促进精子的成熟。

(2)**输精管**(ductus deferens):接续附睾管,长约 50 cm,分为 4 部:①**睾丸部**,起自附睾尾,沿睾丸后缘行至睾丸上端。②**精索部**,又称**皮下部**,自睾丸上端至腹股沟管皮下环,位置浅表,输精管结扎术常在此进行。③**腹股沟管部**,位于腹股沟管的精索内。④**盆部**,自腹股沟管腹环,沿盆腔侧壁向后下行,经输尿管末端前方至膀胱底后面,在此扩大为输精管壶腹,并与对侧输精管逐渐靠近(图 6-2)。

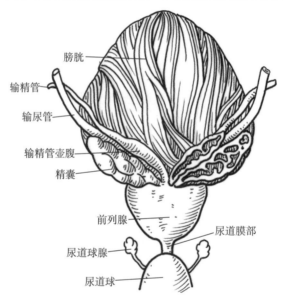

膀胱
输精管
输尿管
输精管壶腹
精囊
前列腺
尿道膜部
尿道球腺
尿道球

图 6-2　　膀胱、前列腺、精囊和尿道球腺(后面)

精索(spermatic cord)是一对柔软的圆索状结构,位于睾丸上端与腹股沟管腹环之间,其内主要有输精管及其血管、睾丸动脉、蔓状静脉丛、淋巴管、神经和腹膜鞘突残余等。

(3)**射精管**(ejaculatory duct):输精管壶腹末端变细,与同侧精囊的输出管汇合成射精管,长约 2 cm,斜穿前列腺实质,开口于尿道前列腺部。

3. **附属腺**　附属腺包括精囊、前列腺和尿道球腺(图 6-2)。

(1)**精囊**(seminal vesicle):又称**精囊腺**,是一对长椭圆形囊状腺体,位于膀胱底后方、输精管壶腹下外侧,排泄管与输精管末端汇合成射精管。精囊分泌物参与精液的组成。

(2)**前列腺**(prostate):呈前后略扁的栗子形,内有尿道穿过。其位于膀胱与尿生殖膈之间,前方为耻骨联合,后方为直肠壶腹。前列腺后面正中有一纵行浅沟,称**前列腺沟**,直肠指检可触及;患前列腺炎或前列腺肥大时,此沟可变浅或消失。前列腺的输出管开口于尿道前列腺部后壁,分泌物是精液的主要组成部分。

(3)**尿道球腺**(bulbourethral gland):是一对豌豆大小的腺体,位于尿生殖膈内。其输出管开口于尿道球部,分泌物参与精液的组成。

精液(semen)主要由输精管道和附属腺的分泌物以及大量精子组成,呈乳白色、弱碱性。一次正常射精量为 2～5 ml,含精子 3 亿～5 亿个。

案例分析

案例:病人,男,63 岁。尿频、尿急、排尿不畅、夜尿增多 6 年,3 天前出现排尿困难、腹胀。体检:下腹部触及卵圆形肿物,向上直达脐部,叩诊呈浊音;直肠指诊前列腺沟消失;B 超提示前列腺增生,下腹部肿物为充盈的膀胱。为缓解病情,即行导尿术。

分析:临床诊断为前列腺增生症伴尿潴留。前列腺位于膀胱颈与尿生殖膈之间、直肠下段的前方,经直肠指诊可触及前列腺后面的前列腺沟,此沟变浅或消失提示前列腺肥大。前列腺主要由腺组织和平滑肌组织构成,由于老年人的退行性变,腺组织退化和结缔组织增生导致前列腺肥大,从而压迫通过其实质的尿道,而引起排尿困难甚或尿潴留。

二、男性外生殖器

1. **阴囊**(scrotum) 阴囊为囊袋状结构,位于阴茎后下方。阴囊壁由皮肤和肉膜组成。皮肤薄、软,有少量阴毛,色素沉着明显;**肉膜**为浅筋膜,含有平滑肌纤维,可随外界温度变化而舒缩,以调节阴囊内温度,有利于精子的发育和生存。肉膜在正中线处向深部发出**阴囊中隔**,隔开两侧的睾丸和附睾等。

2. **阴茎**(penis) 阴茎是男性性交器官,自后向前分根、体、头 3 部。**阴茎根**固定于耻骨下支和坐骨支等;**阴茎体**呈圆柱状,悬于耻骨联合前下方;**阴茎头**膨大,前端有矢状位的尿道外口,头后较细的部分为**阴茎颈**。

阴茎主要由 2 条阴茎海绵体和 1 条尿道海绵体组成,外被筋膜和皮肤。**阴茎海绵体**位于背侧,呈两端细的圆柱体,后端为**阴茎脚**,附于耻骨下支和坐骨支;**尿道海绵体**位于腹侧,尿道贯穿全长,其前端膨大为**阴茎头**,后端膨大为**尿道球**(图 6-3)。当海绵体充血时,阴茎即变粗、变硬而勃起。阴茎皮肤薄而柔软,在阴茎颈

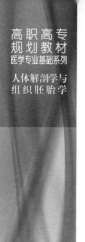

前方形成双层环行游离皱襞，称**阴茎包皮**。阴茎包皮与阴茎头腹侧中线借一皮肤皱襞相连，称**包皮系带**。

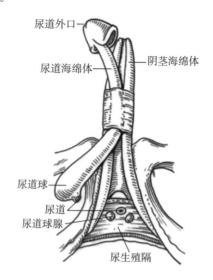

图 6-3　阴茎的海绵体

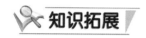

包皮过长、包茎和包皮环切术

　　阴茎包皮在婴幼儿时期较长，包裹整个阴茎头，尿道外口不能显露；随着年龄的增长，阴茎及包皮逐渐发育；自青春期开始，包皮逐渐后退，包皮前端围成的包皮口逐渐扩大，阴茎头显露于外。若成年后，阴茎头和尿道外口仍被包皮包裹，称**包皮过长**，但包皮可上翻；如包皮不能上翻露出阴茎头，则称**包茎**。这两种情况下，在包皮内、阴茎颈处极易存留污垢而导致炎症，甚至可能诱发阴茎癌，故应行包皮环切术。手术时应注意切勿损伤包皮系带，以免影响术后阴茎的正常勃起。

三、男性尿道

　　男性尿道具有排尿和排精功能，起自膀胱的尿道内口，止于阴茎头的尿道外口，全长 16～22 cm，管径为 5～7 mm。男性尿道分为 3 部：①**前列腺部**，为尿道穿过前列腺的部分，射精管和前列腺输出管均开口于此部。②**膜部**，为尿道穿过尿生殖膈的部分，周围有尿道括约肌环绕。③**海绵体部**，为尿道穿经尿道海绵体的部分，其中在尿道球内的一段称**尿道球部**，尿道球腺开口于此；阴茎头内的尿道扩大为**尿道舟状窝**（图 6-4）。临床上常将前列腺部和膜部合称**后尿道**，海绵体部称为**前尿道**。

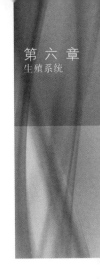

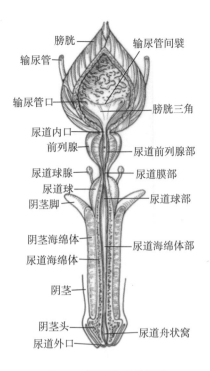

膀胱　　输尿管间襞

输尿管

输尿管口　　膀胱三角

尿道内口

前列腺　　尿道前列腺部

尿道球腺　　尿道膜部

尿道球　　尿道球部

阴茎脚

阴茎海绵体　　尿道海绵体部

尿道海绵体

阴茎

阴茎头　　尿道舟状窝

尿道外口

图 6-4　膀胱和男性尿道

尿道全长有 3 个狭窄、3 个膨大和 2 个弯曲。3 个狭窄分别位于尿道内口、膜部和尿道外口，以尿道外口最窄。3 个膨大分别位于前列腺部、尿道球部和舟状窝。2 个弯曲包括**耻骨下弯**和**耻骨前弯**，前者位于耻骨联合下方、凸向后下方，是恒定的；后者位于耻骨联合前下方、凸向前上方，阴茎勃起或向上提起阴茎均可使此弯曲消失。

第二节　女性生殖系统

女性内生殖器包括生殖腺、输送管道和附属腺，**女性外生殖器**即女阴(图 6-5)。

一、女性内生殖器

1. **生殖腺**　即卵巢(ovary)，左、右各一，呈扁卵圆形，大小和形状可随年龄增长而变化。卵巢具有产生卵子和分泌雌激素等功能。卵巢位于小骨盆侧壁、髂血管分叉处的**卵巢窝**内，前缘与子宫阔韧带后层相连，中部为**卵巢门**，有血管和神经等出入。卵巢上端与输卵管伞相接触，并借**卵巢悬韧带**固定于小骨盆侧缘，又称**骨盆漏斗韧带**，韧带内含有卵巢动、静脉；卵巢下端借**卵巢固有韧带**连至输卵管子宫结合处后下方，又称**卵巢子宫索**(图 6-6)。

109

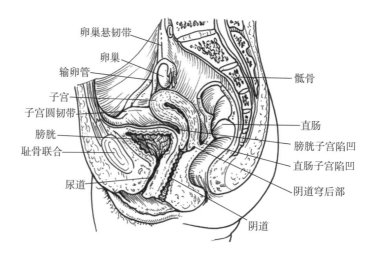

图 6-5 女性生殖系统概观

卵巢悬韧带
卵巢
输卵管
子宫
子宫圆韧带
膀胱
耻骨联合
尿道

骶骨
直肠
膀胱子宫陷凹
直肠子宫陷凹
阴道穹后部
阴道

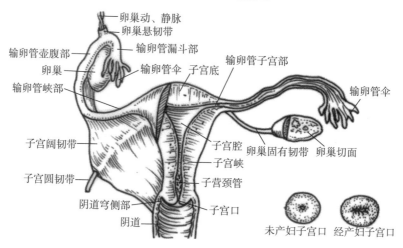

卵巢动、静脉
卵巢悬韧带
输卵管壶腹部
输卵管漏斗部
卵巢
输卵管伞
输卵管峡部
子宫底
输卵管子宫部
输卵管伞
子宫阔韧带
卵巢固有韧带
卵巢切面
子宫腔
子宫圆韧带
子宫峡
阴道穹侧部
子营颈管
阴道
子宫口
未产妇子宫口
经产妇子宫口

图 6-6 女性内生殖器(冠状切面)

2. **输送管道** 输送管道包括输卵管、子宫和阴道(图 6-6)。

(1)**输卵管**(oviduct):是一对细长弯曲的肌性管道,长 10～14 cm,位于子宫底两侧、子宫阔韧带上缘内。输卵管由外侧向内侧分为 4 部:①**输卵管漏斗部**,呈漏斗状,以输卵管腹腔口与腹膜腔相通;其游离缘的诸多指状突起称**输卵管伞**,盖在卵巢表面,是手术时确认输卵管的标志。②**输卵管壶腹部**,约占输卵管全长的 2/3,粗而弯曲,卵子通常在此与精子结合成受精卵。③**输卵管峡部**,紧贴子宫壁,短而直,管壁较厚,管腔狭窄,输卵管结扎术常在此进行。④**输卵管子宫部**,为穿过子宫壁的部分,以输卵管子宫口通子宫腔。

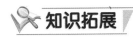 **知识拓展**

结扎术

结扎术是指使用羊肠线等材料将人体或生物体的某些管道(如血管、输精管、输卵管等)结扎住,通常特指输精管结扎术或输卵管结扎术。输精管结扎术是通过结扎输精管精索部以阻断精子的输送通道,使精子淤积在附睾尾,液化吸收;输卵管结扎术是通过手术在峡部切断输卵管并结扎,阻止卵子通过并不能与精子相遇。如此,通过结扎术达到永久避孕的目的,且不影响男、女性的性功能和第二性征。结扎术在早期是不可逆的避孕方式,但目前根据需要可通过输精管或输卵管复通术恢复其正常生育功能。

(2)**子宫**(uterus):为壁厚、腔小的肌性器官,是胎儿生长发育的场所。

1)子宫的形态:成人未孕子宫呈前后略扁、倒置的梨形,分底、体、颈 3 部。①**子宫底**位于输卵管子宫口水平以上,宽而圆凸。②**子宫体**介于子宫底与子宫颈之间。③**子宫颈**呈较细的圆柱状,包括阴道以上的**子宫颈阴道上部**和突入阴道内的**子宫颈阴道部**。子宫颈与子宫体移行处较狭细的部分称**子宫峡**,在非妊娠时不明显,长约 1 cm;妊娠期逐渐伸展延长,形成"子宫下段",在妊娠末期为 7~11 cm,产科常在此进行剖宫术。

子宫内腔较狭窄,其上部呈倒三角形,位于子宫体内,称**子宫腔**;下部呈梭形,位于子宫颈内,称**子宫颈管**,向下经**子宫口**通阴道。

2)子宫的位置:子宫位于小骨盆中央、膀胱与直肠之间,下接阴道,两侧有输卵管和卵巢,临床上常将输卵管和卵巢合称**子宫附件**。当膀胱空虚时,成人子宫呈轻度的前倾前屈位。

子宫正常位置依靠韧带、阴道、尿生殖膈和盆底肌等维持,这些结构薄弱或受损时,可致子宫位置异常。子宫的韧带主要有 4 对:①**子宫阔韧带**,是连结子宫两侧缘与骨盆侧壁和盆底间的双层腹膜皱襞,可限制子宫向两侧倾倒。②**子宫圆韧带**,为一对扁索状结构,在输卵管子宫口下方起自子宫前面的上外侧部,经子宫阔韧带两层之间、腹股沟管至大阴唇皮下,起维持子宫前倾位的作用。③**子宫主韧带**,位于子宫阔韧带基部,自子宫颈连至骨盆侧壁,可维持子宫颈正常位置,防止子宫向下脱垂。④**子宫骶韧带**,自子宫颈后面向后,绕过直肠两侧,止于骶骨前面,可向后上方牵引子宫颈,与子宫圆韧带共同维持子宫的前屈位(图 6-7)。

(3)**阴道**(vagina):为肌性管道,富有伸展性,是女性排出月经、娩出胎儿的管道,也是性交器官。阴道位于小盆腔中央,在膀胱和尿道的后方、直肠和肛管的前方。阴道上端包绕子宫颈阴道部,其间的环形凹陷称**阴道穹**,可分前部、后部和两

侧部,其中后部最深,借阴道后壁和腹膜毗邻直肠子宫陷凹。临床上可经阴道穹
后部穿刺或引流此陷凹内的积液或积血,以协助诊断和治疗。阴道下端以**阴道口**
开口于阴道前庭。

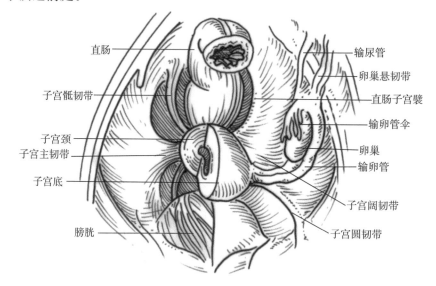

直肠　　　　　　　　　　　　　　　　　　　输尿管
　　　　　　　　　　　　　　　　　　　　　卵巢悬韧带
子宫骶韧带　　　　　　　　　　　　　　　　直肠子宫襞
　　　　　　　　　　　　　　　　　　　　　输卵管伞
子宫颈　　　　　　　　　　　　　　　　　　卵巢
子宫主韧带　　　　　　　　　　　　　　　　输卵管
子宫底
　　　　　　　　　　　　　　　　　　　　　子宫阔韧带
膀胱　　　　　　　　　　　　　　　　　　　子宫圆韧带

图 6-7　子宫的固定装置

案例分析

　　案例:病人,女,34 岁。正常月经周期 28 天,目前停经 40 天。2 h 前突发下
腹痛,呈阵发性,伴肛门坠胀感,有头晕,无恶心呕吐。妇科体检:阴道内有少量
血液,阴道穹后部饱满,子宫颈举痛,子宫体异位,稍大;右侧附件触诊不满意,
左侧附件阴性。经阴道穹后部穿刺抽出 4 ml 不凝固血性液体。B 超提示右侧
宫外孕伴破裂,阴道穹后部中量积液。

　　分析:临床诊断为宫外孕破裂。受精卵在子宫腔外着床发育的异常妊娠过
程称异位妊娠,常称"宫外孕",以输卵管妊娠最常见,系因输卵管及其周围炎症
致管腔通畅不良,阻碍受精卵的正常运行,使之在输卵管内停留、着床和发育,
最终可致输卵管破裂出血。根据患者停经史,结合症状应首先考虑为宫外孕破
裂出血,血液经输卵管子宫口流至子宫腔,再经子宫颈管、子宫口入阴道,导致
阴道内有血液;血液还可经破裂处流入腹膜腔,存积于腹膜腔的最低部位,即直
肠子宫陷凹,此陷凹与阴道穹后部间仅隔以阴道壁和腹膜,故临床上采用阴道
穹后部穿刺可证实有无腹膜腔内积血。宫外孕破裂的治疗以手术为主,切除病
侧输卵管。

　　3. 附属腺　即**前庭大腺**(greater vestibular gland),又称 Bartholin 腺,形似豌
豆,位于阴道口两侧,导管开口于阴道前庭,分泌物具有润滑阴道的作用(图 6-8)。

二、女性外生殖器

女性外生殖器即**女阴**（vulva），包括阴阜、大阴唇、小阴唇、阴道前庭和阴蒂等（图 6-8）。

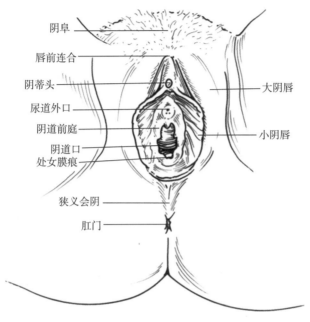

阴阜
唇前连合
阴蒂头
尿道外口
阴道前庭
阴道口
处女膜痕
狭义会阴
肛门
大阴唇
小阴唇

图 6-8　女性外生殖器

阴阜为耻骨联合前方的皮肤隆起，皮下脂肪丰富，性成熟后，生有阴毛。**大阴唇**为一对纵行隆起的皮肤皱襞，生有阴毛。**小阴唇**是一对较薄的皮肤皱襞，表面光滑无毛，位于大阴唇内侧，向前包绕阴蒂，形成**阴蒂包皮**和**阴蒂系带**。两侧小阴唇之间的裂隙为**阴道前庭**，前部有尿道外口，后部有阴道口。**阴蒂**主要由两条阴蒂海绵体构成，分**脚**、**体**和**头** 3 部，阴蒂头露于表面，富含感觉神经末梢。前庭球呈马蹄铁形，位于尿道外口前方及大阴唇的皮下。

第三节　乳房和会阴

一、乳　房

乳房（mamma，breast）为哺乳动物所特有。男性乳房不发达，女性在青春期后开始生长发育，在妊娠期和哺乳期有分泌活动。

1.**位置和形态**　乳房位于胸大肌及其筋膜的表面、胸骨旁线与腋中线之间，上起第 2～3 肋，下至第 6～7 肋。成年未产妇女的乳房呈半球形，中央有**乳头**，多位于第 4 肋间隙或第 5 肋与锁骨中线相交处。乳头顶端有输乳管开口,周围色素沉着部称**乳晕**,其表面诸多小隆起的深面为**乳晕腺**,可分泌脂性物质润滑乳头(图 6-9)。

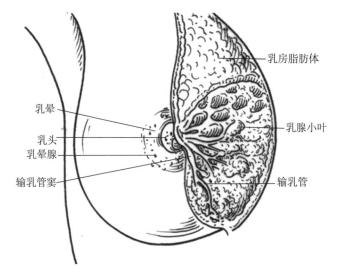

乳房脂肪体

乳晕

乳头
乳晕腺

输乳管窦

乳腺小叶

输乳管

图 6-9　成年女性乳房

2.**结构**　乳房由皮肤、纤维组织、乳腺和脂肪构成(图 6-9)。纤维组织伸入乳腺内,将腺体分隔为 15～20 个**乳腺叶**。每个乳腺叶有一个**输乳管**,在近乳头处膨大为**输乳管窦**,其末端变细,开口于乳头。乳腺叶和输乳管均以乳头为中心呈放射状排列,故乳腺手术时应作放射状切口,以减少对乳腺叶和输乳管的损伤。乳腺周围有许多纤维束,向浅面连于皮肤和乳头,向深面连于胸肌筋膜,称**乳房悬韧带**(Cooper **韧带**),对乳房起支持和固定作用。

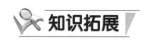 **知识拓展**

乳腺癌

乳腺癌是发生在乳腺腺上皮组织的恶性肿瘤,99％发生在女性,男性仅占 1％。乳腺癌常可引起多种皮肤改变,最常见的是癌细胞侵及 Cooper 韧带,使其缩短并失去弹性,从而牵拉相应部位的皮肤而出现"酒窝征";若同时阻塞淋巴管导致淋巴水肿,则出现"橘皮样变";乳腺癌晚期,癌细胞沿淋巴管、腺管或纤维组织浸润至皮内并生长,在主癌灶周围皮肤形成散在分布的硬结节,即"皮肤卫星结节"。乳腺癌患者 1/3 以上有腋淋巴结转移。治疗上,根据肿瘤分期和病人一般状况,酌情采用手术、放疗、化疗、内分泌治疗、生物靶向治疗及中医药辅助治疗等。

二、会　阴

会阴(perineum)有广义和狭义之分。**广义会阴**是指封闭骨盆下口的全部软组织,呈菱形,以两侧坐骨结节连线为界,可分为前、后两部:前部为**尿生殖区(尿生殖三角)**,男性有尿道通过,女性有尿道和阴道通过;后部为**肛区(肛门三角)**,中央有肛管通过(图6-10)。**狭义会阴**是指肛门与外生殖器之间的狭小区域,在女性也称产科会阴,因分娩时此区承受压力较大,易发生撕裂,故分娩时应注意保护。

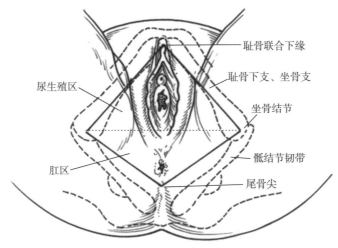

图6-10 会阴的分区

1.**尿生殖区的肌** 尿生殖区的肌位于肛提肌前部的下方,分浅、深两层。

(1)浅层:包括会阴浅横肌、球海绵体肌和坐骨海绵体肌。①**会阴浅横肌**,自坐骨结节连于会阴中心腱,起固定会阴中心腱的作用。②**球海绵体肌**,起自会阴中心腱和尿道球下面,围绕尿道球和尿道海绵体后部,止于阴茎背面筋膜,收缩时可协助排尿、射精;在女性覆于前庭球表面,称**阴道括约肌**,可缩小阴道口。③**坐骨海绵体肌**,起自坐骨结节,止于阴茎脚下面,收缩时参与阴茎勃起,又称**阴茎勃起肌**;在女性较薄弱,称**阴蒂勃起肌**。

会阴中心腱位于狭义会阴深面,长约1 cm,有许多会阴肌附着,起加固盆底的作用。

(2)深层:包括会阴深横肌和尿道括约肌。①**会阴深横肌**,自两侧坐骨支向中线并相互交织,部分纤维止于会阴中心腱,收缩时可稳定会阴中心腱。②**尿道括约肌**,位于会阴深横肌前方,肌束环绕尿道膜部,在女性还围绕阴道,称**尿道阴道括约肌**,可缩紧尿道和阴道。

会阴深横肌和尿道括约肌及覆于两肌表面的尿生殖膈上、下筋膜构成**尿生殖膈**,封闭尿生殖区,起加强盆底、协助承托盆腔器官的作用。

2.**肛区的肌** 肛区的肌包括肛提肌、尾骨肌和肛门外括约肌。

(1)**肛提肌**:为宽薄的扁肌,两侧会合成尖向下的漏斗状,封闭骨盆下口的大部分,起托起盆底、承托盆腔器官的作用,并对肛管和阴道有括约作用。

(2)**尾骨肌**:位于肛提肌后方、骶棘韧带上面,起协助托起盆底、承托盆腔器官等作用。

(3)**肛门外括约肌**:环绕肛门,分皮下部、浅部和深部,具有控制肛门的作用。

肛提肌和尾骨肌及覆于两肌表面的盆膈上、下筋膜构成**盆膈**,封闭骨盆下口的大部分,中央有直肠通过,起支持和固定盆腔器官的作用,并与排便、分娩等有关。

第四节 生殖系统的微细结构

一、睾丸的微细结构

睾丸表面被覆浆膜,浆膜深面为致密结缔组织构成的**白膜**。白膜在睾丸后缘增厚形成**睾丸纵隔**,并呈辐射状伸入睾丸实质,将睾丸分隔成约 250 个**睾丸小叶**,每个小叶内有 1～4 条弯曲细长的**生精小管**。后者在近睾丸纵隔处汇集为短而直的**直精小管**,进入睾丸纵隔相互吻合成**睾丸网**(图 6-11)。睾丸间质为生精小管之间的疏松结缔组织。

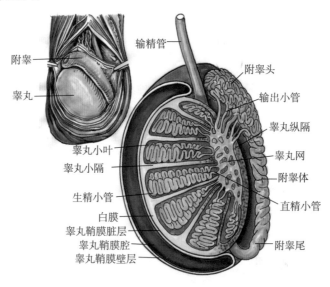

图 6-11 睾丸与附睾(左侧)

1. **生精小管**(seminiferous tubule) 管壁主要由**生精上皮**(spermatogenic epithelium)组成,后者由支持细胞和 5～8 层生精细胞组成(图 6-12)。

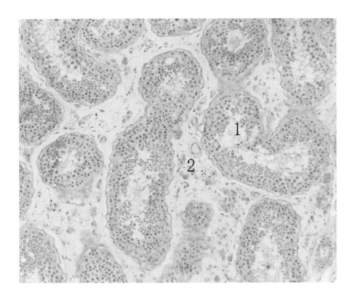

图 6-12　睾丸光镜图（1. 生精小管；2. 睾丸间质）

（1）**生精细胞**（spermatogenic cell）：包括精原细胞、初级精母细胞、次级精母细胞、精子细胞和精子。从精原细胞逐渐发育、分化为精子的过程，称**精子发生**，人需要（64±4.5）天方可完成（图 6-13）。

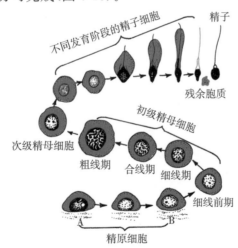

图 6-13　精子发生示意图

1）**精原细胞**（spermatogonium）：紧贴生精上皮基膜，直径约为 12 μm，呈圆形或椭圆形，胞核卵圆形，染色深。精原细胞分为 2 种。**A 型精原细胞**是生精细胞的干细胞，可分裂产生新的精原细胞或演变为 B 型精原细胞；**B 型精原细胞**经过多次分裂后分化成为初级精母细胞。

2）**初级精母细胞**（primary spermatocyte）：位于精原细胞近腔侧，直径约 18 μm，核大而圆，核型为 46，XY。初级精母细胞经过 DNA 复制后（4n DNA），进行第一次减数分裂，产生 2 个次级精母细胞。

3)**次级精母细胞**(secondary spermatocyte)：位置靠近管腔，直径约为 12 μm，核圆形，核型为 23，X 或 23，Y(2n DNA)。经过第二次减数分裂后产生 2 个精子细胞。因次级精母细胞存在时间短，故在切面内不易见到。

4)**精子细胞**(spermatid)：位于近管腔处，直径约为 8 μm，胞核染色深，核型为 23，X 或 23，Y(1n DNA)。精子细胞不再分裂，经过形态变化而成精子。由精子细胞演变形成精子的过程称**精子形成**。

5)**精子**(spermatozoon)：形似蝌蚪，分为头部和尾部。**头部**主要为染色质高度浓缩的细胞核，前部 2/3 有顶体覆盖，顶体内含有丰富的水解酶。**尾部**又称鞭毛，是精子的运动装置，可使精子向前快速运动。

(2)**支持细胞**(sustentacular cell)：呈不规则锥体形，基部宽大，附着在基膜上，顶端伸达腔面。光镜下，支持细胞轮廓不清，核为不规则形，着色浅，核仁明显；电镜下，胞质内除有各种细胞器外，相邻支持细胞侧面近基底部细胞膜形成紧密连接。支持细胞有支持、营养、保护等功能，还能吞噬精子细胞变形脱落的残余胞质和分泌雄激素结合蛋白。

在生精小管与血液之间，由间质中的毛细血管内皮及其基膜、结缔组织、生精上皮基膜和支持细胞的紧密连接组成**血-睾屏障**(blood-testis barrier)，其中紧密连接最重要。血-睾屏障可阻止血管内外大分子物质的自由通过，并防止精子抗原物质外逸而致自身免疫。

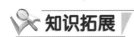 **知识拓展**

隐睾症和男性不育

在正常发育过程中，睾丸会从腹后壁逐渐下降至阴囊，若未下降或下降不全，使一侧甚或两侧阴囊内无睾丸，称隐睾症。隐睾症是小儿泌尿生殖系统最常见的先天畸形之一，多为单侧，以右侧为主。正常情况下，阴囊内的温度低于体温 2～3 ℃，这是确保精子发生的重要条件之一。而双侧隐睾症患儿因睾丸不在阴囊而停留在腹腔内或腹股沟管内，受正常体温的影响，睾丸上皮萎缩，从而阻碍精子发生，造成不育；即使是单侧隐睾症，随年龄增长，对侧正常位置的睾丸也会受到影响，若不及时治疗，也可影响生育。此外，因生长环境改变和发育障碍等，睾丸细胞可恶变形成恶性肿瘤，隐睾症恶变的概率为正常位置睾丸的 30～50 倍。

2.**睾丸间质** 睾丸间质位于生精小管之间，在疏松结缔组织内有成群分布的**睾丸间质细胞**，胞体较大，呈圆形或多边形，核圆，居中，胞质嗜酸性(图 6-12)。睾丸间质细胞具有类固醇激素分泌细胞的超微结构特点，可分泌**雄激素**。

二、卵巢的微细结构

卵巢表面被覆单层扁平或立方上皮,称**表面上皮**,其下方为薄层致密结缔组织构成的**白膜**。卵巢实质包括外周的皮质和中央的髓质,两者分界不明显。**皮质**由不同发育阶段的卵泡、黄体、白体、闭锁卵泡和结缔组织构成,**髓质**由富含血管和淋巴管的结缔组织构成(图 6-14)。

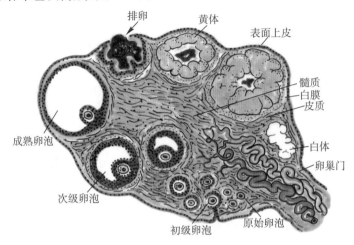

图 6-14 卵巢仿真图

1. **卵泡的发育与成熟** 卵泡(follicle)由一个大而圆的**卵母细胞**(oocyte)及周围的**卵泡细胞**(follicular cell)构成。卵泡根据发育阶段不同可分为原始卵泡、初级卵泡、次级卵泡和成熟卵泡 4 个阶段,初级卵泡和次级卵泡合称**生长卵泡**(growing follicle)(图 6-14、图 6-15)。

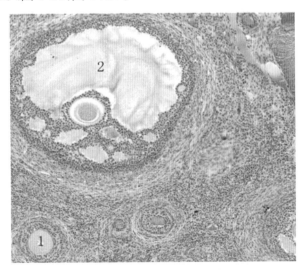

图 6-15 卵巢光镜图(1. 初级卵泡;2. 次级卵泡)

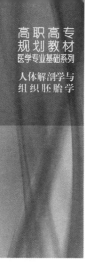
(1)**原始卵泡**(primordial follicle)：位于皮质浅部，体积小，数量多。其中央的**初级卵母细胞**体积较大，核圆、居中，染色质细疏，核仁明显；周围有一层扁平的**卵泡细胞**，较小，核扁圆，染色较深，其外有一薄层基膜，有支持和营养卵母细胞的作用。

(2)**初级卵泡**(primary follicle)：原始卵泡在青春期后，受卵泡刺激素作用而生长发育为初级卵泡。结构变化主要有：①初级卵母细胞体积增大，质膜内侧胞质中出现**皮质颗粒**，为电子致密的溶酶体，所含酶类在受精过程中发挥重要作用。②卵泡细胞由扁平变为立方或柱状，由一层增殖为多层，其中紧靠卵母细胞的一层卵泡细胞变成高柱状，呈放射状排列，形成**放射冠**。③在初级卵母细胞与放射冠之间有一层**透明带**，呈均质状，嗜酸性，折光性强。透明带由卵母细胞和放射冠细胞共同分泌而成，包括 ZP1、ZP2、ZP3 三种糖蛋白，其中 ZP3 为精子受体，对受精过程中精子与卵子相互识别和特异性结合具有重要意义。

(3)**次级卵泡**(secondary follicle)：由初级卵泡发育而成，结构变化主要有：①卵泡细胞层数增至 6～12 层，细胞间出现小腔隙并融合成一个大腔，称**卵泡腔**，充满卵泡液。②卵泡腔逐渐扩大，初级卵母细胞、透明带、放射冠及周围的卵泡细胞突入卵泡腔形成**卵丘**。③卵泡腔周围数层卵泡细胞构成卵泡壁，称**颗粒层**，卵泡细胞改称颗粒细胞。④**卵泡膜**分化为两层，外层有环形排列的胶原纤维和平滑肌纤维；内层毛细血管丰富，基质细胞分化为**膜细胞**，呈多边形或梭形，可合成雄激素，雄激素透过基膜在颗粒细胞内转化为雌激素。

(4)**成熟卵泡**(mature follicle)：是卵泡发育的最后阶段，结构变化主要有：①卵泡液急剧增多，卵泡腔变大，使卵泡体积显著增大，直径可达 2 cm，并凸出卵巢表面，颗粒层变薄。②在排卵前 36～48 h，初级卵母细胞恢复并完成第一次减数分裂，形成一个大的**次级卵母细胞**和一个很小的**第 1 极体**；次级卵母细胞迅速进行第二次减数分裂并停滞在分裂中期。

2. 排卵(ovulation)　排卵是指成熟卵泡破裂，次级卵母细胞、透明带和放射冠随卵泡液自卵巢表面排出的过程(图 6-14)。从青春期开始至绝经期，正常卵巢每 28 天排卵一次，排卵时间一般在月经周期第 14 天。

3. 黄体(corpus luteum)　排卵后，卵泡壁塌陷，卵泡膜、血管和结缔组织随之伸入其内，在黄体生成素的作用下，分化成富含血管的内分泌细胞团，新鲜时呈黄色，即**黄体**。黄体含有 2 类细胞：①**颗粒黄体细胞**，由颗粒细胞分化来，分泌孕激素。②**膜黄体细胞**，由膜细胞分化来，与颗粒黄体细胞协同作用分泌雌激素。

黄体的发育取决于排出的卵是否受精。若卵未受精，黄体维持 2 周后退化，称**月经黄体**。若卵受精并妊娠，黄体在胎盘分泌的绒毛膜促性腺激素的刺激下继续发育，直径为 4～5 cm，**称妊娠黄体**，可分泌孕激素、雌激素和松弛素。妊娠4～6

个月时,黄体被胎盘取代。不论何种黄体,最终均被结缔组织取代而成为**白体**(corpus albicans)。

4.**闭锁卵泡**(atretic follicle)　在卵泡生长发育过程中,绝大部分卵泡不能发育成熟,而在不同发育阶段退化,这些退化的卵泡称**闭锁卵泡**。

三、子宫的微细结构

1.**子宫壁的组织结构**　子宫是中空性肌性器官,由外向内分为3层。

(1)**外膜**:为浆膜,覆盖大部分子宫。

(2)**肌层**:很厚,由平滑肌和结缔组织构成。

(3)**内膜**:由单层柱状上皮和固有层组成,上皮细胞包括分泌细胞和少量纤毛细胞;固有层较厚,内有较多上皮内陷形成的**子宫腺**,并有丰富的血管和大量基质细胞。

子宫内膜分为深层的基底层和浅层的功能层。**基底层**较薄,不随月经周期剥脱,可在月经期后增生,修复功能层;**功能层**较厚,可在月经周期中发生脱落,也是受精卵植入的场所。

子宫动脉经子宫肌层进入内膜,并发出一些小而直的分支,营养基底层;小动脉主干呈螺旋状行至功能层浅部,称**螺旋动脉**,对卵巢激素极为敏感。螺旋动脉的分支形成毛细血管网和较大的血窦,再汇入小静脉,最终汇合成子宫静脉(图 6-16)。

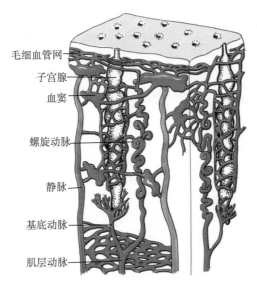

图 6-16　子宫内膜血管模式图

2.**子宫内膜的周期性变化**　从青春期开始,在卵巢激素的作用下,子宫内膜每隔 28 天左右发生一次剥脱、出血、增生和修复的过程,即**月经周期**(menstrual cycle)，可分为月经期、增生期和分泌期。

（1）**月经期**（menstrual phase）：月经周期的第 1～4 天。因月经黄体退化，雌、孕激素骤然下降，螺旋动脉收缩，使子宫内膜功能性缺血坏死、脱落；随后螺旋动脉扩张、破裂、出血，脱落的子宫内膜随血液一起经阴道排出，形成月经。

（2）**增生期**（proliferative phase）：又称**卵泡期**，月经周期的第 5～14 天。在卵泡分泌的雌激素作用下，子宫内膜逐渐增厚到 2～4 mm；基质细胞分裂增生，子宫腺和螺旋动脉也增生和弯曲。

（3）**分泌期**（secretory phase）：又称**黄体期**，月经周期的第 15～28 天，此时卵泡已排卵，形成黄体。子宫内膜在雌、孕激素的作用下，继续增厚到 5～7 mm；子宫腺弯曲，管腔变大，充满分泌物；基质细胞继续增殖肥大，胞质内充满糖原和脂滴；螺旋动脉继续增长弯曲（图 6-17）。此时卵若未受精，则黄体退化，进入月经期。

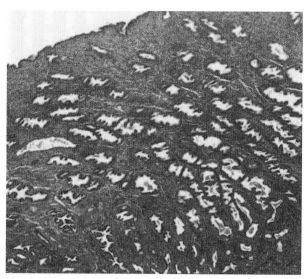

图 6-17　子宫内膜分泌期光镜图

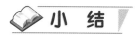 小　结

生殖系统的主要功能是繁殖后代、产生并维持第二性征，包括男性生殖系统和女性生殖系统，均分为内生殖器和外生殖器。

男性内生殖器由生殖腺（睾丸）、输精管道（附睾、输精管、射精管和尿道）和附属腺（精囊、前列腺和尿道球腺）组成，外生殖器包括阴囊和阴茎。睾丸位于阴囊内，其主要结构是生精小管，为男性生殖细胞发育成熟的部位；生精细胞包括精原细胞、初级精母细胞、次级精母细胞、精子细胞和精子；支持细胞起支持、营养和保护等作用，是血-睾屏障的主要结构；睾丸间质细胞可分泌雄激素。附睾紧贴睾丸上端和后缘，向上接续输精管；输精管分睾丸部、精索部、腹股沟管部和盆部，末端变细，与精囊输出管汇合成射精管，开口于尿道前列腺部；尿道分为前列腺部、膜部和海绵体部，全长有3个狭窄、3个膨大和2个弯曲。附属腺包括精囊、前列腺、尿道球腺，分泌物参与精液的组成。阴囊壁由皮肤和肉膜组成；阴茎主要由2条阴茎海绵体和1条尿道海绵体组成。

女性内生殖器包括生殖腺（卵巢）、生殖管道（输卵管、子宫和阴道）和附属腺（前庭大腺），女性外生殖器为女阴。卵巢位于小骨盆侧壁的卵巢窝内，卵巢悬韧带和卵巢固有韧带起固定作用；其主要结构是卵泡，包括原始卵泡、初级卵泡、次级卵泡和成熟卵泡，排卵后形成黄体，退化后形成白体。输卵管分漏斗部、壶腹部、峡部和子宫部，以输卵管子宫口通子宫腔。子宫分底、体、颈3部，颈、体移行处为子宫峡，妊娠期可形成子宫下段；子宫位于小骨盆中央、膀胱与直肠之间，正常姿势为轻度的前倾前屈位，这有赖于子宫阔韧带、子宫圆韧带、子宫主韧带和子宫骶韧带等的维持；子宫壁分外膜、肌层和内膜，内膜在卵巢激素的作用下可发生周期性变化，分为月经期、增生期和分泌期。阴道上端与子宫颈阴道部围成阴道穹，其中后部最深，下端以阴道口开口于阴道前庭。

乳房为哺乳动物特有的结构，由皮肤、纤维组织、乳腺和脂肪构成。会阴有广义和狭义之分，广义会阴分为尿生殖区和肛区，狭义会阴在女性即产科会阴，分娩时应注意加以保护。

思考题

1. 请列表比较男、女生殖系统的组成。
2. 简述精子的产生过程及排出途径。
3. 简述男性尿道的分部及结构特点。
4. 简述卵泡的生长发育过程及卵子排出途径。
5. 试述子宫的位置、形态及子宫壁的结构和周期性变化。

（张媛媛　王盛花　桂　丽）

第七章 腹 膜

▶ **学习目标** ◀

1.掌握：腹膜与腹盆腔器官的关系；大、小网膜和陷凹的位置及临床意义。

2.熟悉：腹膜的概念、分部和功能；腹膜形成的系膜和韧带。

3.了解：腹膜所形成的皱襞和隐窝；网膜囊的境界和交通。

一、概 述

腹膜（peritoneum）是一层薄而光滑的半透明浆膜，可分壁、脏2层，**壁腹膜**（parietal peritoneum）衬于腹、盆壁内表面，**脏腹膜**（visceral peritoneum）覆于腹、盆腔器官表面。壁、脏腹膜相互移行、延续，共同围成不规则的潜在性腔隙，称**腹膜腔**（peritoneal cavity），是人体最大的浆膜腔（图7-1）。男性腹膜腔是完全封闭的，而女性腹膜腔通过输卵管腹腔口经输卵管、子宫、阴道与外界相通。腹膜主要有分泌、吸收、支持、固定、修复和防御等功能。

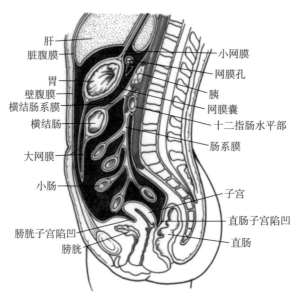

图7-1 腹膜腔正中矢状切面模式图（女性）

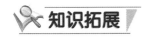

知识拓展

腹膜腔和腹腔

腹膜腔是指壁腹膜与脏腹膜转折移行时所共同围成的不规则的潜在性腔隙。而腹腔是指膈以下、骨盆上口以上、腹前外侧壁与腹后壁之间的体腔，广义的腹腔还包括骨盆上口以下、盆膈以上的盆腔。因此，虽然在临床上常将腹膜腔和腹腔混用，但实际上二者是两个完全不同的概念，腹腔内的器官均位于腹膜腔之外，应注意区别。

案例分析

案例：临床上，腹部外科手术后，如胃癌根治术等，术后医嘱病人麻醉清醒后取半卧位，并早期离床活动等。这是为什么？

分析：腹膜对液体和小分子物质等具有强大的吸收力，每小时吸收的液体质量可达体重的8％，但不同部位腹膜的吸收能力是有差别的。膈下腹膜吸收能力较强，盆腔腹膜吸收能力则较弱，故腹腔炎症或手术后病人应多采取半卧位，使有害液体流向下腹部，以减缓腹膜对其的吸收。术后早期适度离床活动可保持全身肌张力，增加肺通气量，促进血液循环，防止静脉血栓发生，还可促使肠蠕动早日恢复，减少腹胀，促进排尿排便，防止肠粘连等。

二、腹膜与腹、盆腔器官的关系

腹、盆腔器官根据被腹膜覆盖范围的不同，可分为3类，即腹膜内位器官、腹膜间位器官和腹膜外位器官(图7-2)。

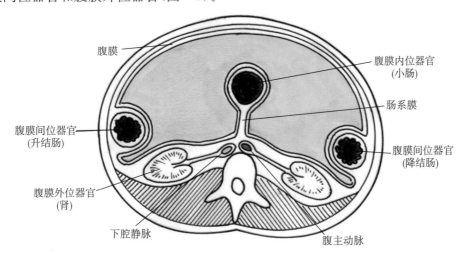

图7-2 腹膜与腹、盆腔器官关系示意图(水平切面)

125

1. **腹膜内位器官** 器官表面几乎完全被腹膜包被,如胃、空肠、回肠、盲肠、阑尾、横结肠、乙状结肠、脾、卵巢和输卵管等。

2. **腹膜间位器官** 器官表面大部分被腹膜包被,如肝、胆囊、升结肠、降结肠、充盈的膀胱、子宫和直肠上段等。

3. **腹膜外位器官** 器官仅有一面有腹膜覆盖,如胰、肾、输尿管、十二指肠降部、水平部和升部以及直肠下段等。部分腹膜外位器官的手术(如肾、输尿管等),可通过腹后壁入路,不进入腹膜腔而在腹膜外进行,从而避免腹膜腔感染和粘连的发生。

三、腹膜形成的结构

脏、壁腹膜相互移行而形成网膜、系膜、韧带、皱襞和隐窝等结构。

1. **网膜** 网膜是连于胃小弯和胃大弯的双层腹膜皱襞,内有血管、淋巴管和脂肪,包括小网膜和大网膜。

(1)**小网膜**(lesser omentum):是连于肝门与胃小弯及十二指肠上部间的双层腹膜结构。其中肝门与胃小弯间的部分称**肝胃韧带**,内有胃左、右血管等;肝门与十二指肠上部间的部分称**肝十二指肠韧带**,内有胆总管、肝固有动脉、肝门静脉等。

(2)**大网膜**(greater omentum):是连于胃大弯与横结肠之间的 4 层腹膜结构,形似围裙,覆于横结肠和空、回肠的前面。大网膜面积大,血运丰富,吸收能力强,防御功能强大,可移至腹腔病灶处,包裹病灶并形成粘连,限制炎症扩散。但小儿大网膜较短,故阑尾穿孔或下腹部炎症等不易被大网膜包裹,可蔓延成弥漫性腹膜炎。

(3)**网膜囊**(omental bursa):是位于小网膜和胃后方与腹后壁腹膜间的扁窄间隙,属于腹膜腔的一部分。小网膜右缘的后方存有**网膜孔**(omental foramen),在成人可容一指通过,此孔是网膜囊与腹膜腔间的唯一通道。

2. **系膜** 系膜是脏、壁腹膜相互移行延续形成的双层腹膜结构,可将器官连至腹后壁,其内含有进出器官的血管、神经和淋巴管等。

(1)**肠系膜**(mesentery):是将空、回肠系连于腹后壁的双层扇形腹膜结构,内有肠系膜上血管及其分支等。肠系膜较长,空、回肠活动度较大,故易发生肠扭转甚至缺血坏死。

(2)**阑尾系膜**(mesoappendix):是阑尾与回肠末端间的三角形双层腹膜结构,在其游离缘内行有阑尾血管。

(3)**横结肠系膜**(transverse mesocolon):是连于横结肠与腹后壁之间的双层腹膜结构,内有中结肠血管及其分支等。

(4)**乙状结肠系膜**(sigmoid mesocolon):是将乙状结肠系于左髂窝和小骨盆

壁的双层腹膜结构,内有乙状结肠血管、直肠上血管等。系膜较长者,乙状结肠活动度较大,易发生乙状结肠扭转。

3. **韧带**(ligament) 韧带是连接腹壁与器官之间或相邻器官之间的腹膜结构,多为双层,对器官起固定、支持和悬吊等作用。

(1)肝的韧带:除肝胃韧带和肝十二指肠韧带外,**镰状韧带**是位于肝的膈面与膈和腹前壁上部之间的双层腹膜结构,呈矢状位,游离缘含肝圆韧带;**冠状韧带**是位于肝与膈之间、呈冠状位的双层腹膜结构,两层间为肝裸区;在冠状韧带两端,其前后两层紧贴并增厚形成**左、右三角韧带**(图 3-14)。

(2)脾的韧带:**胃脾韧带**是连接胃底与脾门之间的双层腹膜结构,内有胃短血管和胃网膜左血管;**脾肾韧带**是自脾门连至左肾前面的双层腹膜结构,内有脾血管,胰尾有时也经此韧带至脾门;**膈脾韧带**为脾肾韧带的上部,自脾上极连至膈下。

4. **腹膜皱襞、隐窝和陷凹** **腹膜皱襞**位于腹、盆壁与器官之间或器官与器官之间,是由腹膜形成的皱褶隆起,深面常有血管通过。**隐窝**是皱襞与皱襞或与腹、盆壁之间形成的腹膜凹陷,可形成腹内疝,其中位于肝右叶与右肾之间的**肝肾隐窝**是仰卧位时腹膜腔的最低部位。**腹膜陷凹**较大,主要位于盆腔内,由腹膜在盆腔器官间移行返折而成。男性在膀胱与直肠间有**直肠膀胱陷凹**(图 6-1);女性在膀胱与子宫间有**膀胱子宫陷凹**,在直肠与子宫间有**直肠子宫陷凹**(Douglas 腔)(图 6-5)。男性的直肠膀胱陷凹和女性的直肠子宫陷凹是站立和半卧位时腹膜腔的最低部位。

📖 小 结

> 腹膜是覆盖于腹、盆壁内表面及腹、盆腔器官表面的浆膜,分脏、壁 2 层;腹膜腔是脏、壁腹膜之间相互移行、延续而共同围成的不规则的潜在性腔隙。腹、盆腔器官根据被腹膜覆盖范围的不同,可分为腹膜内位器官、腹膜间位器官和腹膜外位器官。脏、壁腹膜相互移行而形成网膜、系膜、韧带、皱襞等结构。肝肾隐窝是仰卧位时腹膜腔的最低部位,男性的直肠膀胱陷凹和女性的直肠子宫陷凹是站立和半卧位时腹膜腔的最低部位,腹膜腔积液或积血时常易聚集于这些部位。

✍ 思考题

何为腹膜内位、间位及外位器官?分别举出 3 例。

(张媛媛)

第八章　心血管系统

▶学习目标◀┅┅┅┅┅┅┅┅┅┅┅┅┅┅┅┅┅┅┅┅┅┅┅┅┅┅┅┅┅┅

　　1.掌握：心血管系统的组成及血液循环；心的位置、外形及心腔结构；心传导系；冠状动脉；主动脉的起止、行程及分部；身体各部动脉主干的名称和位置；上、下腔静脉系的组成；全身主要浅静脉的位置和走行；肝门静脉系的组成及主要属支；心壁、大动脉壁及中动脉壁的微细结构。

　　2.熟悉：心的构造；心包；全身主要动、静脉的分布概况；静脉瓣；上、下肢深静脉；毛细血管的分类和结构特点；静脉壁的微细结构。

　　3.了解：血管吻合；心的静脉；小动脉和微动脉的微细结构；微循环。

　　心血管系统(cardiovascular system)是遍布全身的封闭的管道系统,其主要功能是物质运输,将营养物质和氧运输至全身各处,供组织细胞代谢所需;并将组织细胞产生的代谢废物和二氧化碳运输至肾、肺和皮肤等处,排出体外。心血管系统尚有内分泌作用。

第一节　概　述

一、心血管系统的组成

　　心血管系统由心、动脉、毛细血管和静脉组成。

　　1.**心**(heart)　心主要由心肌构成,是心血管系统的"动力泵"。心被心间隔分为互不相通的左、右两半,每半又分为心房和心室,心房连于静脉,心室连于动脉。因此,心有左心房、左心室、右心房和右心室 4 个腔,同侧心房与心室经房室口相通。房室口和动脉口均有瓣膜,可保证血液定向流动。

　　2.**动脉**(artery)　动脉是将血液由心室运送至全身各处的血管,行程中不断分支,且越分越细,最终连于毛细血管网。动脉管腔呈圆形,管壁厚,弹性大,可随心室舒缩而搏动。

　　3.**毛细血管**(capillary)　毛细血管是连接动、静脉末梢间的微小血管,为血液与组织进行物质交换的场所。毛细血管管壁薄,通透性大,数量多,分布广,彼此吻合成网。

4. **静脉**(vein) 静脉是起自毛细血管、将血液运送回心的血管,回心途中不断接受属支,逐渐增粗,最后到达心房。与同级动脉相比,静脉数量多,管壁薄而弹性小,管腔大而粗。

在神经、体液的调节下,血液按照一定方向在心血管系统内周而复始地流动,称**血液循环**(blood circulation)(图 8-1)。血液由左心室泵出,经主动脉及各级分支到达全身的毛细血管,在此与周围组织进行物质交换后,通过各级静脉,最后经上、下腔静脉和冠状窦回到右心房,这一循环途径称**体循环**(**大循环**)。其特点是流程长,流经范围广,主要功能是运输物质。血液自右心室泵出,经肺动脉干及各级分支到达肺泡毛细血管网,在此进行气体交换,再经肺静脉回到左心房,这一循环途径称**肺循环**(**小循环**)。其特点是流程短,流经范围小(仅通过肺),主要使静脉血转变为动脉血。

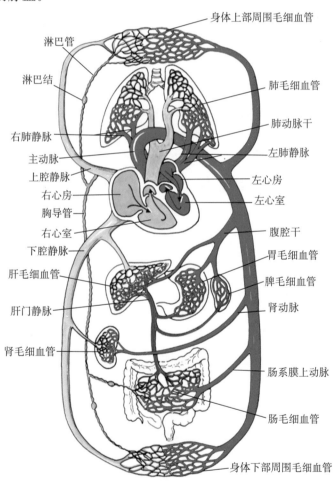

图 8-1 血液循环示意图

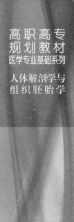

二、血管吻合

人体血管除经动脉-毛细血管-静脉相连外,动脉与动脉之间、静脉与静脉之间甚或动、静脉之间可借吻合支相连结,构成**血管吻合**。血管吻合具有缩短循环路径、调节血流量、保证血液回流通畅和调节体温等作用。

某些血管主干在行程中发出与之平行的侧副管,并彼此吻合。正常情况下,侧副管较细小,血流量小;但当主干阻塞时,侧副管逐渐增粗,血流量增加,使血管受阻区的血液循环得到不同程度的代偿恢复,此即**侧支循环**。侧支循环的建立显示了血管的适应能力和可塑性,对病理状态下的器官血供具有重要意义。

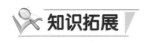 **知识拓展**

血管的变异和异常

血管是在胚胎时期毛细血管网的基础上发展而来的,在发育进程中,因功能需要和血液动力学因素的影响,有的扩大形成主干或分支,有的退化、消失,有的以吻合支的形式保留下来。由于受到多种因素的影响,血管的起止、行程、管径、数目和分支或属支等常有变化,因此并非所有人血管的形态和数值都完全一样,可以出现变异甚或异常(畸形)。例如计数脉搏时,常在腕前区、肱桡肌腱内侧触摸桡动脉,但少数人的桡动脉在桡骨茎突上方 4.5～12 cm 即转至背侧,中医称之为"反关脉"(1.8%)。

第二节　心

一、心的位置、外形和毗邻

心是中空性肌性纤维性器官,其大小、形态和位置可随年龄、性别、体型、生理功能和健康状况而异。心位于胸腔中纵隔内,2/3 在正中线的左侧,1/3 在正中线的右侧。前方毗邻胸骨体和第 2～6 肋软骨,后方平对第 5～8 胸椎,两侧毗邻胸膜腔和肺,上方连出入心的大血管,下方邻膈。

心呈倒置的、前后略扁的圆锥体形,大小与本人拳头相近。心可分为 1 尖、1底、2 面、3 缘,表面还有 4 条沟,可作为 4 个心腔的表面分界(图 8-2)。

心尖圆钝,由左心室构成,朝向左前下方,贴近左胸前壁。

心底朝向右后上方,大部分由左心房、小部分由右心房构成。

心的前面称**胸肋面**,朝向前上方,大部分由右心房和右心室、小部分由左心耳和左心室构成;下面称**膈面**,邻膈,朝向后下,近水平位,大部分由左心室、小部分由右心室构成。

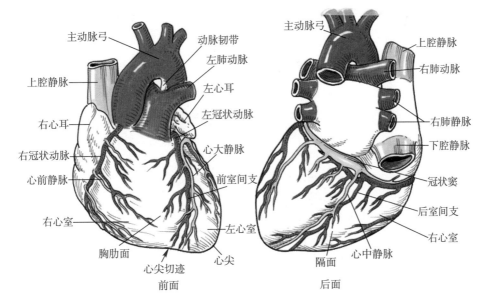

图 8-2　心的外形和血管

心的**下缘**锐利,近水平位,由右心室和心尖构成;**左缘**圆钝,绝大部分由左心室构成,仅上方小部分由左心耳构成;**右缘**垂直而圆钝,由右心房构成。

冠状沟(房室沟) 近乎冠状位,前方被肺动脉干中断,是心房和心室在心表面的分界标志。**前、后室间沟**分别在心室的胸肋面和膈面,自冠状沟走向心尖右侧,可作为左、右心室表面分界的标志。前、后室间沟在心尖右侧会合而成的凹陷,称**心尖切迹**。在心底,右心房与右肺上、下静脉交界处的浅沟称**房间沟**,是左、右心房在心表面的分界标志。房间沟、后室间沟和冠状沟的交汇处称**房室交点**,是心表面的一个重要标志。

知识拓展

心外形的体表投影

心外形的体表投影可用 4 点及其连线确定,即左侧第 2 肋间隙、距胸骨左缘约 1.2 cm 处的左上点,右侧第 3 肋间隙、距胸骨右缘约 1 cm 处的右上点,右侧第 7 胸肋关节处的右下点,左侧第 5 肋间隙、锁骨中线内侧 1～2 cm 处的左下点。左下点即心尖搏动点,此处可看到或扪及心尖搏动。

二、心　腔

1. **右心房**(right atrium)　右心房位于心的右上部,向前上方的突出部分称**右心耳**。右心房后部的上、下方分别有上、**下腔静脉口**,后者前方有**冠状窦口**,分别是上、下腔静脉和冠状窦的开口;右心房前下部有右房室口,通向右心室(图8-3)。

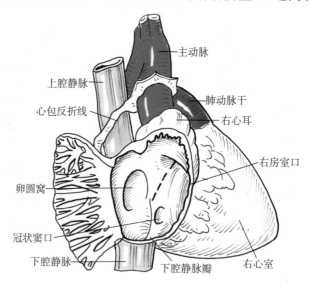

图8-3　右心房内部结构

2.**右心室**(right ventricle)　右心室位于右心房的前下方。入口即**右房室口**,周围是致密结缔组织构成的**三尖瓣环**,有**三尖瓣**附着,瓣膜借**腱索**连于**乳头肌**上,从而在功能上构成一个整体,称三尖瓣**复合体**。右心室左上部为**动脉圆锥**,其上端出口通肺动脉干,此口称**肺动脉口**,周缘附有**肺动脉瓣**(图8-4)。当右心室收缩时,三尖瓣关闭,乳头肌收缩和腱索牵拉可防止血液反流回右心房,此时血液冲开肺动脉瓣进入肺动脉干;当右心室舒张时,肺动脉瓣关闭,阻止肺动脉干的血液返流入心室,而三尖瓣开放,右心房的血液经右房室口流入右心室。

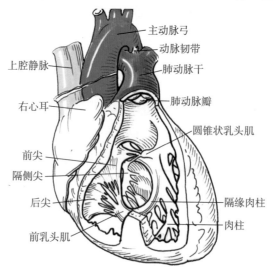

图8-4　右心室内部结构

3. **左心房**(left atrium)　左心房构成心底的大部,向右前方的突出部分称**左心耳**(图 8-2)。左心房后部的两侧各有 1 对肺静脉的开口,前下部有左房室口,通左心室(图 8-5)。

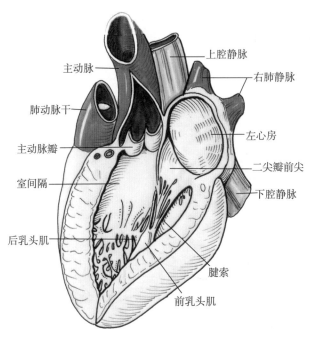

图 8-5　左心房和左心室内部结构

4. **左心室**(left ventricle)　左心室位于右心室的左后方,室壁厚度约为右心室的 3 倍。入口即**左房室口**,二尖瓣附着在此口周围的**二尖瓣环**上,瓣膜借**腱索**连于**乳头肌**上,从而在功能上构成**二尖瓣复合体**,亦可防止血液逆流。左房室口的右前方有**主动脉口**,口周缘附着有**主动脉瓣**,形态和功能同肺动脉瓣(图 8-5)。

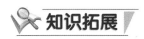知识拓展

心瓣膜的体表投影

　　心瓣膜的体表投影包括:①二尖瓣,左侧第 4 胸肋关节处。②三尖瓣,第 4 肋间隙与前正中线的交点处。③主动脉瓣,胸骨左缘、第 3 肋间隙处。④肺动脉瓣,左侧第 3 胸肋关节处。需注意的是,瓣膜投影位置并不代表临床听诊部位,后者应在心音传导最佳的位置上,即二尖瓣的听诊部位在左侧第 5 肋间隙、锁骨中线内侧 1～2 cm 处,三尖瓣在胸骨下端偏右处,主、肺动脉瓣分别在胸骨右、左缘第 2 肋间隙处。

三、心的构造

心壁主要由心内膜、心肌膜和心外膜组成(详见本章第五节)。心肌膜构成心

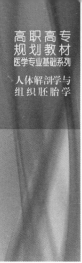

壁的主体,包括心房肌和心室肌。在心房肌和心室肌之间有致密结缔组织构成的**心纤维支架**,环绕在左、右房室口和主、肺动脉口周围,有心肌纤维和心瓣膜附着。

心间隔将心分隔为左、右两半,包括房间隔和室间隔。**房间隔**位于两侧心房之间,在其右心房面的下部有一浅凹,称**卵圆窝**,是胚胎时期卵圆孔闭合后的遗迹,为房间隔缺损好发部位;**室间隔**位于两侧心室之间,分为肌部和膜部,膜部为室间隔缺损的好发部位。

四、心传导系

心传导系由特殊分化的心肌纤维构成,主要功能是产生和传导冲动,控制心的节律性活动,包括窦房结、房室结、房室束、左右束支和普肯耶(Purkinje)纤维网(图 8-6)。其中**窦房结**是心的正常起搏点,位于上腔静脉与右心房交界处的心外膜深面。窦房结产生冲动先至心房肌,再经房室结、房室束、左右束支和普肯耶纤维网到达心室肌,完成一个心动周期。

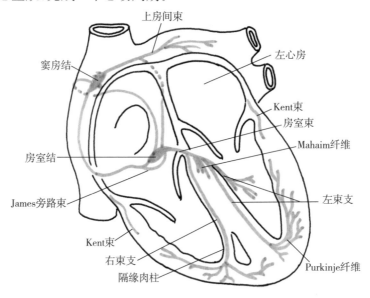

图 8-6 心传导系模式图

五、心的血管

心由左、右冠状动脉供血,静脉血绝大部分经冠状窦流入右心房(图 8-2)。

1.**冠状动脉**(coronary artery) 冠状动脉起自主动脉根部。①**左冠状动脉**,主干粗短,迅即分为 2 支,**前室间支(前降支)**沿前室间沟下行,并绕过心尖切迹至后室间沟下部,分支分布于左心室前壁、右心室前壁的一部分和室间隔前 2/3;**旋支**沿冠状沟左行,绕过心左缘至左心室膈面,分支分布于左心房、左心室侧壁和大部分后壁等。②**右冠状动脉**，沿冠状沟右行，绕过心右缘至房室交点附近分为**后室间支**和**右旋支**，分支分布于右心房和右心室壁的大部分、左心室后壁的一部分、室间隔后 1/3 以及窦房结和房室结等。

2.静脉 **冠状窦**位于心膈面、左心房与左心室之间的冠状沟内，末端以冠状窦口开口于右心房，主要属支有**心大、中、小静脉**。此外，有 1～4 支**心前静脉**，起于右心室前壁，开口于右心房；心壁内有**心最小静脉**，直接开口于诸心腔。

案例分析

案例：张奶奶与他人发生口角时，突感心前区呈压榨性疼痛，向左上肢尺侧放射；并感头晕，大汗淋漓。经休息未能缓解而送往医院，经心电图和心肌坏死标记物等检查，诊断为"冠心病，急性前间壁心肌梗死"。

分析：冠心病是冠状动脉粥样硬化性心脏病的简称，是多种原因造成冠状动脉内膜受损，形成粥样硬化斑块，使得动脉管腔狭窄，导致供应的心肌缺血。心肌缺血缺氧可致心绞痛，若动脉严重痉挛、狭窄或完全阻塞，则可致心肌梗死。临床上前室间支阻塞约占全部心肌梗死的 50％ 以上，故有人将前室间支称为"猝死动脉"。冠状动脉在心内、外有着丰富而广泛的吻合，老年患者因不同程度心肌缺血缺氧的反复影响，侧支吻合逐渐增多、扩张，此时若非广泛性冠状动脉阻塞，一般救治效果较好；但青少年因侧支吻合尚未充分发育，一旦发生急性冠状动脉阻塞，则后果严重。冠状动脉造影可清楚显示冠状动脉及其分支阻塞情况，并依其可行经皮穿刺冠状动脉腔内成形术(PTCA)或主动脉冠状动脉旁路移植术(俗称"搭桥术")等，可判断冠心病病人的预后。

六、心 包

心包(pericardium)是包裹心和出入心的大血管根部的纤维浆膜囊，分为外层的纤维心包和内层的浆膜心包。**纤维心包**由坚韧的结缔组织构成，上方与大血管外膜相续，下方与膈中心腱愈着。**浆膜心包**分壁、脏两层，壁层贴衬于纤维心包内面，脏层即心外膜。壁、脏两层在大血管根部转折移行，之间的潜在腔隙称**心包腔**，内含少量浆液，起润滑作用。

第三节 动 脉

动脉是运送血液离心的血管。由左心室发出的主动脉及其各级分支输送动脉血，由右心室发出的肺动脉干及其各级分支输送静脉血。动脉干的分支进入器官前、后的两段分别称器官外动脉和器官内动脉。器官外动脉的分布规律主要有：①动脉配布与人体结构相适应，呈基本对称。②每一大局部均有 1～2 条动脉干。③躯干部的动脉分为壁支和脏支。④动脉常与静脉、神经伴行,构成血管神经束。⑤动脉常行于身体屈侧、深部或安全隐蔽的部位。⑥常以最短距离达到分布的器官。⑦动脉分布形式与器官形态有关。⑧动脉管径大小与器官的大小、功能有关。器官内动脉的分部与器官构造有关,可呈放射状、纵行或横行等。

一、肺循环的动脉

肺动脉干(pulmonary trunk)粗短,起自右心室,经升主动脉前方斜向左后上方,至主动脉弓下方分为左、右肺动脉。左肺动脉较短,横过左主支气管前方,分2支进入左肺上、下叶;右肺动脉较长,横过升主动脉和上腔静脉后方,分3支进入右肺上、中、下叶。在肺动脉干分叉处稍左侧与主动脉弓下缘之间有**动脉韧带**相连,该韧带是胚胎时期动脉导管闭锁后的遗迹,若出生后6个月仍未闭锁,则为**动脉导管未闭**,属先天性心脏病的一种。

二、体循环的动脉

主动脉(aorta)是体循环的动脉主干,自左心室发出后,斜向右上方,再弓形弯向左后方,在脊柱左前方下行,穿膈的主动脉裂孔入腹腔,至第4腰椎体下缘处分为左、右髂总动脉。主动脉依其行程分为升主动脉、主动脉弓和降主动脉,后者以膈为界又分为胸主动脉和腹主动脉(图8-7)。

(一)升主动脉

升主动脉(ascending aorta)在上腔静脉左侧上行,至右第2胸肋关节高度移行为主动脉弓。升主动脉根部发出左、右冠状动脉。

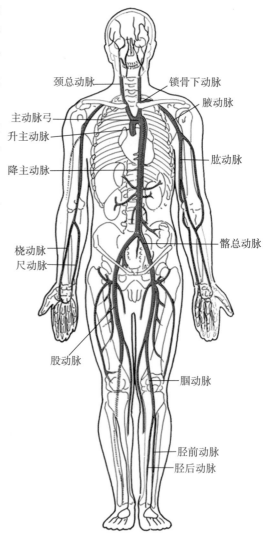

图8-7 全身动脉概观

(二)主动脉弓

主动脉弓(aortic arch)呈弓形弯向左后方,至第 4 胸椎体下缘移行为胸主动脉。主动脉弓凸侧自右向左依次发出头臂干、左颈总动脉和左锁骨下动脉。**头臂干**粗短,斜向右上方,在右胸锁关节后方分为右颈总动脉和右锁骨下动脉。主动脉弓壁内有压力感受器,可感受血压的变化。主动脉弓下方、近动脉韧带处有2～3个**主动脉小球**,是化学感受器,可感受血液中二氧化碳分压、氧分压和氢离子浓度的变化。

1.**颈总动脉**(common carotid artery) 颈总动脉是头颈部的动脉主干,左侧发自主动脉弓,右侧起自头臂干。经胸锁关节后方,沿食管、气管和喉的外侧上行,在甲状软骨上缘高度分为颈内动脉和颈外动脉。颈总动脉末端和颈内动脉起始部膨大,称**颈动脉窦**,窦壁内有压力感受器,可感受血压的变化;在颈动脉权的后方有**颈动脉小球**借结缔组织相连,属化学感受器。

(1)**颈外动脉**(external carotid artery):起始后,上行穿腮腺至下颌颈高度分为**颞浅动脉**和**上颌动脉**两终支,沿途发出**甲状腺上动脉**、**舌动脉**、**面动脉**等至相应区域(图 8-8)。其中上颌动脉还发出**脑膜中动脉**,向上穿棘孔入颅腔,其前支行经翼点的内面,骨折时易受损伤,导致硬膜外血肿。

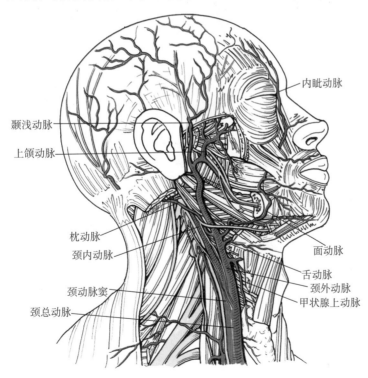

图 8-8 颈外动脉及其分支

（2）**颈内动脉**（internal carotid artery）：发出后上行至颅底，经颈动脉管入颅腔，分布于视器和脑（见第十一章）。

2.**锁骨下动脉**（subclavian artery）　锁骨下动脉是上肢的动脉主干，左侧起自主动脉弓，右侧发自头臂干。从胸锁关节后方斜向上外侧，穿斜角肌间隙至第1肋外侧缘续为腋动脉，主要分支有椎动脉、胸廓内动脉和甲状颈干等（图8-9）。

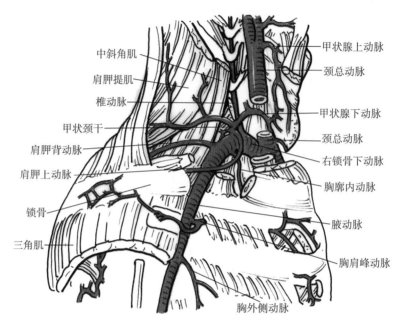

图8-9　锁骨下动脉及其分支

（1）**腋动脉**（axillary artery）：位于腋窝深部，在大圆肌下缘续为肱动脉。主要分支有胸肩峰动脉、胸外侧动脉、肩胛下动脉和旋肱后动脉等。

（2）**肱动脉**（brachial artery）：在肱二头肌内侧下行，至肘窝、平桡骨颈高度分为桡动脉和尺动脉。主要分支有**肱深动脉**，在桡神经沟内伴桡神经下行，分布于肱骨和肱三头肌。

（3）**桡动脉**（radial artery）：在肱桡肌内侧下行，绕桡骨茎突至手背，穿第1掌骨间隙至手掌，主要分支有掌浅支和拇主要动脉，后者分布于拇指两侧缘和示指桡侧缘（图8-10）。

（4）**尺动脉**（ulnar artery）：在尺侧腕屈肌与指浅屈肌之间下行，绕豌豆骨桡侧至手掌，主要分支有骨间总动脉和掌深支（图8-10）。

（5）掌浅弓和掌深弓：**掌浅弓**由尺动脉末端与桡动脉掌浅支吻合而成，位于掌腱膜的深面，弓上发出小指尺掌侧动脉和3条指掌侧总动脉，前者分布于小指尺侧缘，后者下行至掌指关节附近又各分为2条指掌侧固有动脉，分布于第2～5指相对缘。**掌深弓**由桡动脉末端与尺动脉掌深支吻合而成，位于指屈肌腱的深面，弓上发出 3 条掌心动脉,在掌指关节附近分别注入相应的指掌侧总动脉。

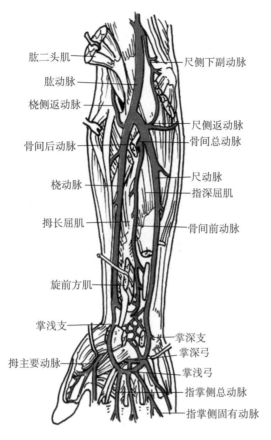

肱二头肌
肱动脉
桡侧返动脉
骨间后动脉
桡动脉
拇长屈肌
旋前方肌
掌浅支
拇主要动脉

尺侧下副动脉
尺侧返动脉
骨间总动脉
尺动脉
指深屈肌
骨间前动脉
掌深支
掌深弓
掌浅弓
指掌侧总动脉
指掌侧固有动脉

图 8-10　前臂的动脉(前面)

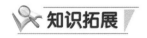

血压测量

　　血压是血液流动时对血管壁的侧压力,是推动血液在血管内流动的动力,也是临床上观察病人病情变化的重要检测指标之一。由于肱动脉距离心较近,坐位时肱动脉与心和血压计保持在同一水平面,故临床上常选择肱动脉进行血压测量。肱动脉在肘窝稍上方、肱二头肌腱内侧位置表浅,可触及其搏动,是测量血压的听诊部位。

(三)胸主动脉

　　胸主动脉(thoracic aorta)是胸部的动脉主干,延续自主动脉弓,分支有壁支和脏支 2 种,壁支包括肋间后动脉和肋下动脉和膈上动脉,分布于胸壁和膈上面等;脏支包括支气管支、食管支和心包支,分布于同名器官(图 8-11)。

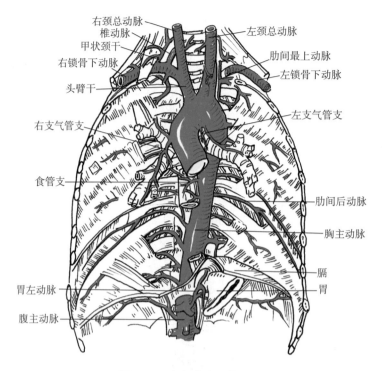

右颈总动脉
椎动脉
甲状颈干
右锁骨下动脉
头臂干
右支气管支
食管支
胃左动脉
腹主动脉

左颈总动脉
肋间最上动脉
左锁骨下动脉
左支气管支
肋间后动脉
胸主动脉
膈
胃

图 8-11　胸主动脉及其分支

（四）腹 主 动 脉

腹主动脉（abdominal aorta）是腹部的动脉主干，沿腰椎左前方下行，至第 4 腰椎体下缘处分为左、右髂总动脉。分支亦有壁支和脏支之分（图 8-12）。

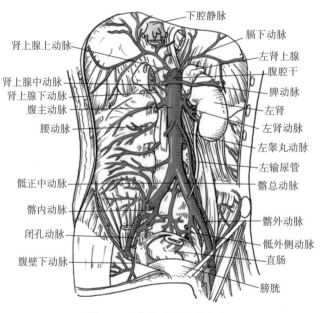

下腔静脉
肾上腺上动脉
肾上腺中动脉
肾上腺下动脉
腹主动脉
腰动脉
骶正中动脉
髂内动脉
闭孔动脉
腹壁下动脉

膈下动脉
左肾上腺
腹腔干
脾动脉
左肾
左肾动脉
左睾丸动脉
左输尿管
髂总动脉
髂外动脉
骶外侧动脉
直肠
膀胱

图 8-12　腹主动脉及其分支

1. **壁支**　壁支包括**膈下动脉**、**腰动脉**和**骶正中动脉**,分布于膈下面、肾上腺和腹盆腔后壁等。

2. **脏支**　脏支有成对和不成对 2 种。

(1)成对的脏支:包括肾上腺中动脉、肾动脉和睾丸动脉。①**肾动脉**,平第 1 腰椎体下缘高度起始,向外侧横行,经肾门分支入肾。②**睾丸动脉**,发自腹主动脉前壁,穿腹股沟管,参与精索组成,分布于睾丸和附睾;在女性为**卵巢动脉**,分布于卵巢和输卵管壶腹。

(2)不成对的脏支:包括腹腔干、肠系膜上动脉和肠系膜下动脉。①**腹腔干**(coeliac trunk),粗短,在主动脉裂孔稍下方发自腹主动脉前壁,立即分为**胃左动脉**、**肝总动脉**和**脾动脉** 3 支,分布于食管腹部、胃、十二指肠上部、肝、胆囊、胰和脾等(图 8-13)。②**肠系膜上动脉**(superior mesenteric artery),在第 1 腰椎高度发自腹主动脉前壁,经胰颈后方向右髂窝下行,主要分支有空肠动脉、回肠动脉、回结肠动脉、右结肠动脉和中结肠动脉等,分布于空、回肠和结肠左曲以上的大肠,其中回结肠动脉发出阑尾动脉,分布于阑尾(图 8-14)。③**肠系膜下动脉**(inferior mesenteric artery),在第 3 腰椎高度发自腹主动脉前壁,主要分支有左结肠动脉、乙状结肠动脉和直肠上动脉,分支分布于降结肠、乙状结肠和直肠上部(图 8-15)。

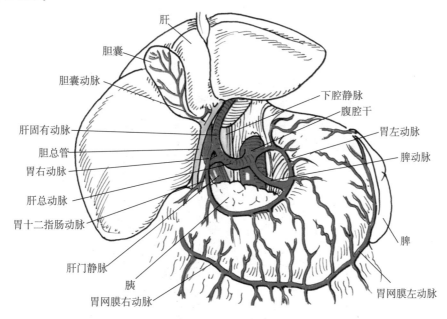

图 8-13　腹腔干及其分支

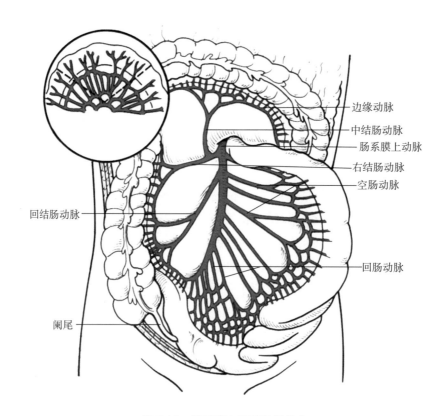

边缘动脉

中结肠动脉

肠系膜上动脉

右结肠动脉

空肠动脉

回结肠动脉

回肠动脉

阑尾

图 8-14　肠系膜上动脉及其分支

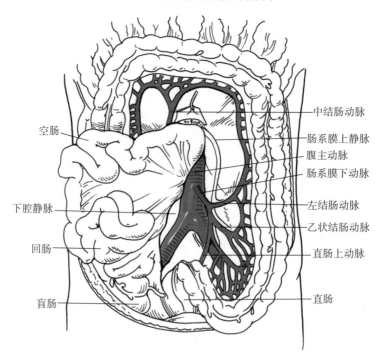

空肠

下腔静脉

回肠

盲肠

中结肠动脉

肠系膜上静脉

腹主动脉

肠系膜下动脉

左结肠动脉

乙状结肠动脉

直肠上动脉

直肠

图 8-15　肠系膜下动脉及其分支

（五）髂总动脉

腹主动脉在第 4 腰椎体下缘发出左、右**髂总动脉**（common iliac artery），沿腰大肌内侧下行，至骶髂关节处分为髂内动脉和髂外动脉。

1.**髂内动脉**（internal iliac artery） 髂内动脉为盆部的动脉主干，沿盆腔侧壁下行，分支有壁支和脏支。壁支主要有臀上动脉、臀下动脉和闭孔动脉，分布于臀肌、大腿肌内侧群和髋关节等处；脏支包括脐动脉、膀胱下动脉、直肠下动脉、子宫动脉和阴部内动脉，分布于膀胱、直肠下段、肛管、子宫、阴道和会阴部等处。

2.**髂外动脉**（external iliac artery） 髂外动脉沿腰大肌内侧缘下行，经腹股沟韧带中点深面至股前区，移行为股动脉。其分支包括腹壁下动脉和旋髂深动脉。

（1）**股动脉**（femoral artery）：是下肢的动脉主干，在股前区行向下内侧，穿收肌腱裂孔入腘窝，移行为腘动脉（图 8-16）。主要分支有股深动脉和旋股内、外侧动脉，分布于大腿肌和股骨等。

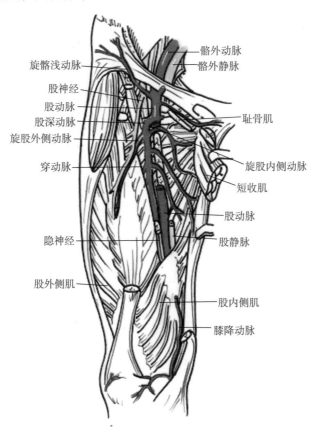

图 8-16 股动脉及其分支

（2）**腘动脉**（popliteal artery）：在腘窝深部下行，至腘肌下缘分为胫前、胫后动脉。

（3）**胫前动脉**（anterior tibial artery）：向前穿小腿骨间膜至小腿前区，在小腿肌前群之间下行，至踝关节前方移行为**足背动脉**，分布于膝关节、小腿肌前群和足背及足趾等（图 8-17）。

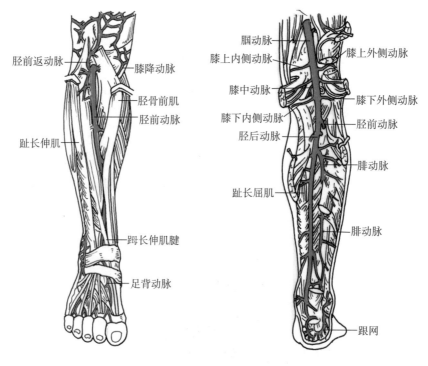

图 8-17　小腿的动脉（前面）　　　　图 8-18　小腿的动脉（后面）

（4）**胫后动脉**（posterior tibial artery）：沿小腿肌后群浅、深层之间下行，经内踝后方至足底，分布于小腿肌后群、小腿骨和足底（图 8-18）。

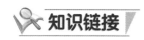
知识链接

全身重要动脉的压迫止血部位和范围

动脉名称	压迫止血部位	止血范围
颈总动脉	胸锁乳突肌前缘与环状软骨弓之间，将动脉向后内侧压向第 6 颈椎横突	头面部
面动脉	在下颌体下缘与咬肌前缘交界处，将动脉压向下颌骨	面颊部
颞浅动脉	在外耳门前方、颧弓后端将动脉压向颞骨	头皮前部
锁骨下动脉	在锁骨中点上方 1～2 横指处，将动脉向下压向第 1 肋骨	整个上肢

续表

动脉名称	压迫止血部位	止血范围
肱动脉	在肱二头肌中份的内侧将动脉压向肱骨,但应用止血带时,应避开中份以免伤及桡神经	压迫点以下的上肢
桡动脉	桡骨茎突上方、肱桡肌腱的内侧	部分手部
尺动脉	在腕部、尺侧腕屈肌的内侧,向深部按压	部分手部
指掌侧固有动脉	在指根两侧,压向近节指骨	手指
股动脉	在腹股沟韧带中点处将动脉压向耻骨上支	下肢大部
腘动脉	腘窝加垫,屈膝包扎	小腿和足部
足背动脉	在内、外踝前方连线中点,将动脉压向深部	足背
胫后动脉	在内踝与跟骨结节之间,将动脉压向深部	足底

第四节 静 脉

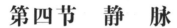

静脉是运送血液回心的血管,起自毛细血管,止于心房。其结构和配布特点主要有:①血管内膜折叠形成**静脉瓣**,保证血液向心流动,其主要存在于受重力影响较大的部位,如下肢。②体循环的静脉分浅、深 2 种。**浅静脉**位于浅筋膜内,又称**皮下静脉**,不与动脉伴行;**深静脉**位于深筋膜深面或体腔内,多与同名动脉伴行,收集范围与伴行动脉分布区基本一致。③浅静脉之间、深静脉之间或浅、深静脉之间吻合丰富,如静脉网、静脉丛等。④某些部位存在特殊的静脉,如硬脑膜窦和板障静脉等。

一、肺循环的静脉

两肺内各级静脉在肺门处汇合成 4 条**肺静脉**(pulmonary vein),即左肺上、下静脉和右肺上、下静脉,最终注入左心房后部。

二、体循环的静脉

体循环的静脉分上腔静脉系、下腔静脉系和心静脉系(见本章第二节)。

(一)上腔静脉系

上腔静脉系由上腔静脉及其属支组成,收集头颈部、上肢、胸部(心、肺除外)

145

等上半身的静脉血。

1.**头颈部静脉** 头颈部静脉包括颈内静脉、颈外静脉和锁骨下静脉及其属支等(图 8-19)。

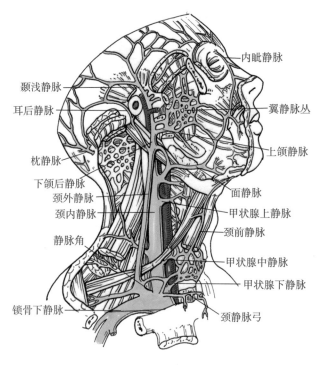

颞浅静脉

耳后静脉

枕静脉

下颌后静脉

颈外静脉

颈内静脉

静脉角

锁骨下静脉

内眦静脉

翼静脉丛

上颌静脉

面静脉

甲状腺上静脉

颈前静脉

甲状腺中静脉

甲状腺下静脉

颈静脉弓

图 8-19 头颈部静脉

(1)**颈内静脉**(internal jugular vein):由乙状窦在颅底颈静脉孔处延续而来,在颈动脉鞘内下行,至胸锁关节后方与锁骨下静脉汇成头臂静脉,汇合处的夹角称**静脉角**,有淋巴导管注入。颈内静脉的颅内属支收集脑及其被膜、视器和内耳等处的静脉血,颅外属支主要收集面部和颈部等处的静脉血,主要有:①**面静脉**,起自内眦静脉,伴面动脉下行,注入颈内静脉。面静脉在口角以上无瓣膜,且经眼静脉和翼静脉丛等可与颅内海绵窦相交通,故面部感染处理不当可致颅内感染(图 8-20)。②**下颌后静脉**,由颞浅静脉和上颌静脉汇合而成,在腮腺下端分前、后两支,分别注入面静脉和颈外静脉。

(2)**颈外静脉**(external jugular vein):由下颌后静脉后支、耳后静脉和枕静脉汇合而成,沿胸锁乳突肌表面向后下行,注入锁骨下静脉。

(3)**锁骨下静脉**(subclavian vein):在第 1 肋外侧缘续于腋静脉,经前斜角肌前方,至胸锁关节后方与颈内静脉合成头臂静脉。

2.**上肢静脉** 上肢静脉分浅、深 2 组,其间吻合丰富。浅静脉主要有:①**头静脉**,起自手背静脉网桡侧,沿上肢前面桡侧上行,经三角肌胸大肌间沟,穿深筋膜注入腋静脉或锁骨下静脉。②**贵要静脉**,起自手背静脉网尺侧,沿上肢前面尺侧

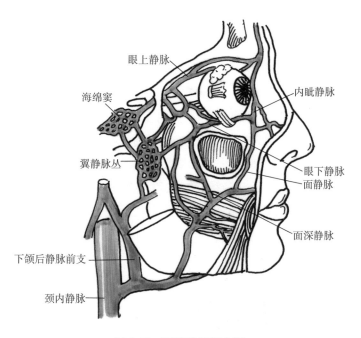

图 8-20　面静脉及其交通

上行至臂中份,穿深筋膜注入肱静脉或腋静脉。③**肘正中静脉**,斜行于肘前区皮下,多起自头静脉,注入贵要静脉。④**前臂正中静脉**,起自手掌静脉丛,沿前臂前面上行,注入肘正中静脉或分两支分别注入头静脉和贵要静脉(图 8-21)。上肢深静脉与同名动脉伴行,多为2 条,最后汇合成 1 条腋静脉。

　　3.胸部静脉　颈内静脉和锁骨下静脉在胸锁关节后方汇合成**头臂静脉**(brachiocephalic vein)。左、右头臂静脉在右侧第 1 胸肋结合处的后方合成**上腔静脉**(superior vena cava),向下注入右心房,途中收纳奇静脉。**奇静脉**起自右腰升静脉,上行至第 4 胸椎高度,向前跨过右肺根,注入上腔静脉,收纳右侧肋间后静脉、半奇静脉和副半奇静脉等的静脉血,故奇静脉是沟通上、下腔静脉的重要通道之一。此外,脊柱全长在椎管内、外形成致密的吻合丰富的静脉丛,也是沟通上、下腔静脉和颅内、外静脉的重要通道。

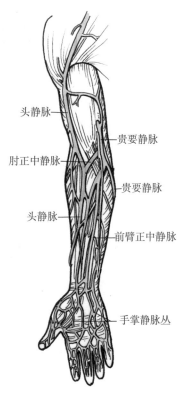

图 8-21　上肢浅静脉

(二)下腔静脉系

下腔静脉系由下腔静脉及其属支组成,收集下肢和腹、盆部等下半身的静脉血。

1.**下肢静脉** 下肢静脉分浅、深 2 组,与上肢相比,静脉瓣更多,静脉间吻合更丰富。浅静脉主要有:①**大隐静脉**,起自足背静脉弓内侧端,经内踝前方,沿下肢内侧上行至耻骨结节下外侧 3 cm 处,穿隐静脉裂孔注入股静脉,其末段还接纳**股内侧浅静脉**、**股外侧浅静脉**、**旋髂浅静脉**、**腹壁浅静脉**和**阴部外静脉**。②**小隐静脉**,起自足背静脉弓外侧端,经外踝后方,沿小腿后面上行至腘窝下角处,穿深筋膜注入腘静脉(图 8-22)。下肢**深静脉**与同名动脉伴行,最后汇合成 1 条股静脉。

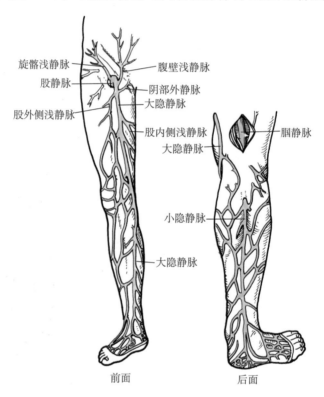

图 8-22 下肢浅静脉

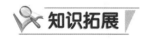

静脉输液

静脉输液是利用大气压和液体静压原理将无菌的液体、电解质或药物由静脉输入体内的方法,包括外周静脉输液、中心静脉输液、高营养输液和输血等。其目的是:①纠正水、电解质和酸碱平衡失调。②补充营养,供给能量。③输入药物,治疗疾病。④增加循环血量,维持血压。⑤利尿消肿,降低颅内压。在临床上,一般最多见的是采取外周浅静脉穿刺进针或切开插管,如手背静脉网、肘部浅静脉、足背静脉弓及大隐静脉起始段等,在幼儿还可选取头皮静脉穿刺输液。在静脉输液时,务必注意无菌原则,以免产生全身性或局部性的感染;同时,药物过量、滴注过快或持续性过量输注等均可产生不良反应,如造成循环负荷过重或电解质紊乱,甚至危及生命。

2.**盆部静脉**

(1)**髂外静脉**(external iliac vein):在腹股沟韧带深面由股静脉延续而来,伴同名动脉沿骨盆上口上行,属支主要有腹壁下静脉和旋髂深静脉。

(2)**髂内静脉**(internal iliac vein):沿髂内动脉后内侧上行,至骶髂关节前方与髂外静脉汇合成髂总静脉,属支与同名动脉伴行。盆腔器官的静脉在器官表面或壁内形成丰富的静脉丛,有助于血液回流,如直肠静脉丛、膀胱静脉丛以及男性的前列腺静脉丛、女性的子宫静脉丛和阴道静脉丛等。

(3)**髂总静脉**(common iliac vein):由髂内、外静脉汇合而成,上行至第5腰椎体右侧与对侧髂总静脉汇合成下腔静脉。

3.**腹部静脉**

(1)**下腔静脉**(inferior vena cava):在腹主动脉右侧上行,经肝的腔静脉沟,穿膈的腔静脉孔进入胸腔,注入右心房。其属支分壁支和脏支2种,多与同名动脉伴行。壁支主要有1对膈下静脉和4对腰静脉,每侧腰静脉的纵支连成腰升静脉,左、右腰升静脉向上分别续为半奇静脉和奇静脉,向下注入同侧髂总静脉。脏支主要有肾静脉、右肾上腺静脉、右睾丸(卵巢)静脉和3条肝静脉,左肾上腺静脉和左睾丸(卵巢)静脉则注入左肾静脉(图8-23)。

(2)**肝门静脉系**:由肝门静脉及其属支组成,收集腹腔内除肝以外的不成对器官的静脉血(图8-24)。其始、末端均与毛细血管相连,无静脉瓣,当回流受阻致静脉压增高时,可发生血液逆流。

肝门静脉(hepatic portal vein)粗短,多由肠系膜上静脉和脾静脉在胰颈后方合成,上行进入肝十二指肠韧带,行于胆总管和肝固有动脉后方,在肝门处分左、右两支入肝,在肝内反复分支,终于肝血窦。肝门静脉的属支主要有**肠系膜上静脉**、**脾静脉**、**肠系膜下静脉**、**胃左静脉**、**胃右静脉**、**胆囊静脉**和**附脐静脉**,多收集同名动脉分布区的静脉血。

肝门静脉系主要通过**食管静脉丛**、**直肠静脉丛**和**脐周静脉网**等与上、下腔静脉系相交通。正常情况下,吻合支细小,血流量少。当肝硬化致肝门静脉高压时,肝门静脉循环障碍,血液可通过上述吻合部位,经上、下腔静脉回流入心;此时吻合支因血流量增加而增粗、迂曲,这些曲张静脉一旦破裂,可致呕血或便血等。

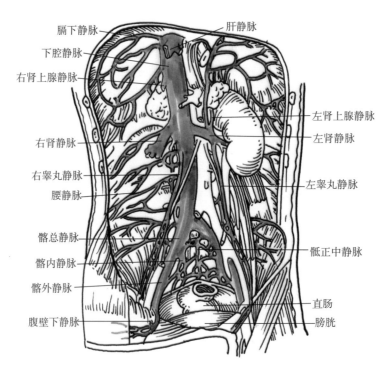

图 8-23　下腔静脉及其属支

膈下静脉
下腔静脉
右肾上腺静脉
右肾静脉
右睾丸静脉
腰静脉
髂总静脉
髂内静脉
髂外静脉
腹壁下静脉
肝静脉
左肾上腺静脉
左肾静脉
左睾丸静脉
骶正中静脉
直肠
膀胱

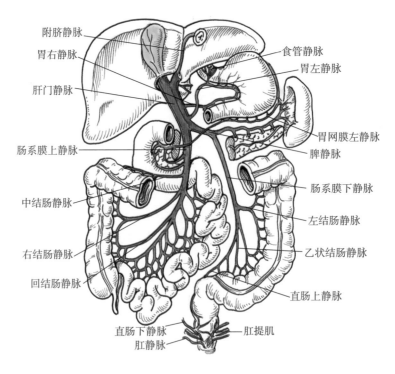

图 8-24　肝门静脉

附脐静脉
胃右静脉
肝门静脉
肠系膜上静脉
中结肠静脉
右结肠静脉
回结肠静脉
直肠下静脉
肛静脉
食管静脉
胃左静脉
胃网膜左静脉
脾静脉
肠系膜下静脉
左结肠静脉
乙状结肠静脉
直肠上静脉
肛提肌

案例分析

案例:病人,男,48 岁,既往曾有乙型病毒性肝炎病史 10 余年,近 1 年内自感全身乏力,日趋加重,腹部膨隆明显,遂至医院就诊。B 超检查提示肝硬化、腹水、脾肿大,胃镜检查提示食管静脉曲张。临床诊断为肝硬化失代偿期,食管静脉曲张。

分析:肝硬化是常见的慢性进行性肝病,在我国大多数为肝炎后肝硬化,少数为酒精性肝硬化和血吸虫性肝硬化等。疾病早期可无明显症状,后期以肝功能损害和肝门静脉高压为主,晚期常并发上消化道出血、肝性脑病、脾功能亢进等。肝门静脉高压时,血液回流受阻,此时可经与上、下腔静脉系间的吻合部位建立侧支循环,以保证血液回流,具体途径如下:

(1)肝门静脉→胃左静脉→食管静脉丛→食管静脉→奇静脉(或半奇静脉)→上腔静脉。

(2)肝门静脉→脾静脉→肠系膜下静脉→直肠上静脉→直肠静脉丛→直肠下静脉和肛静脉→髂内静脉→髂总静脉→下腔静脉。

(3)肝门静脉→附脐静脉→脐周静脉网,向上→上腔静脉,或向下→下腔静脉。

因血流量增多,吻合支可出现静脉曲张。如食管静脉曲张可呈串珠样改变,破裂可导致呕血;直肠静脉曲张则易形成痔,破裂可引致便血;脐周静脉网曲张,可见自脐向四周呈放射状的静脉,即"海蛇头"征。同时,还可导致脾肿大、胃肠道瘀血和腹水等。

第五节　心血管系统的微细结构

一、心壁的微细结构

心壁从内向外依次为心内膜、心肌膜和心外膜(图 8-25)。

1.**心内膜**　心内膜由内皮、内皮下层和心内膜下层构成。**内皮**为单层扁平上皮,与大血管内皮相延续;**内皮下层**由结缔组织构成;**心内膜下层**靠近心肌层,较疏松,在心室还含有普肯耶纤维。心内膜向心腔内突出,形成心瓣膜,能防止血液逆流。

2.**心肌膜**　心肌膜主要由心肌纤维构成,可分内纵行、中环行和外斜行 3 层,其间有少量结缔组织和丰富毛细血管(图 1-17)。心房肌和心室肌不连续,分别附于心纤维支架。心房肌较薄,心室肌较厚,左心室肌最厚。

3.**心外膜**　心外膜即浆膜心包脏层,表面被覆间皮,深面为疏松结缔组织。

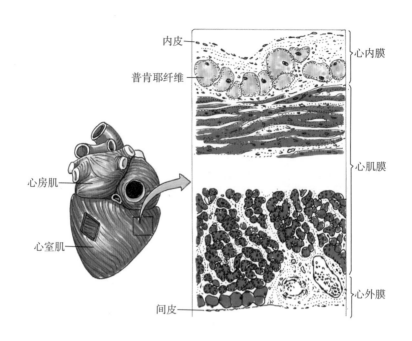

图 8-25　心壁结构仿真图

二、血管的微细结构

1. **动脉**　根据管径大小,动脉分为大动脉、中动脉、小动脉和微动脉;管壁分内膜、中膜和外膜 3 层,各层结构,尤其是中膜,可随动脉大小而变化。

（1）**大动脉**:又称**弹性动脉**,包括肺动脉干、主动脉、头臂干、颈总动脉、锁骨下动脉和髂总动脉等。①**内膜**,分为内皮和内皮下层,后者由结缔组织构成,含少量平滑肌纤维。②**中膜**,主要由 40～70 层弹性膜组成,其间有大量弹性纤维、少量平滑肌、胶原纤维和基质,其中平滑肌纤维在病理状态下增生并迁入内膜,使内膜增厚,导致动脉硬化。③**外膜**,由疏松结缔组织构成,内有营养血管(图 8-26)。大动脉管壁在心收缩时扩张,心舒张时回缩,从而使血液持续、均匀地向前流动,故又称**弹性贮器**。

（2）**中动脉**:又称**肌性动脉**,凡解剖学命名的动脉大多属中动脉(大动脉除外)。①**内膜**,由内皮、内皮下层和内弹性膜组成,后者由弹性蛋白构成,在血管横切面上常呈波浪状,是内膜与中膜的分界(图 8-27)。②**中膜**,主要由 10～40 层环行平滑肌组成,其间夹有弹性纤维和胶原纤维,相邻肌纤维之间的缝隙连接可协调整个中膜平滑肌的收缩。③**外膜**,内层为密集弹性纤维构成的外弹性膜,外层为疏松结缔组织,含小的营养血管和神经纤维束。

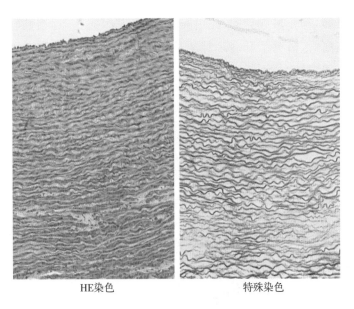

HE染色　　　　　　　　　　特殊染色

图 8-26　大动脉光镜图

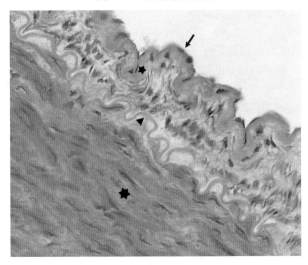

图 8-27　中动脉光镜图(↑内皮;★内皮下层;▲内弹性膜;✦平滑肌)

（3）**小动脉**：管径为 0.3～1 mm，属肌性动脉，结构与中动脉相似。

（4）**微动脉**：管径为 0.3 mm 以下，内膜无内弹性膜，中膜有 1～2 层平滑肌，外膜较薄。

2. **毛细血管**　管径一般为 6～8 μm，表面积大、壁薄，是血液与组织之间物质交换的主要场所。管壁由 1～3 个内皮细胞围成；内皮与其外的基膜之间有散在分布的**周细胞**，在组织受损后，可分化成平滑肌纤维，参与血管重建。毛细血管根据超微结构特点可分为 3 类：①**连续毛细血管**，多见于结缔组织、肌组织、胸腺、肺和中枢神经系统等处，内皮细胞相互连续，细胞间有紧密连接，胞质含吞饮小泡，基膜完整。②**有孔毛细血管**，多见于胃肠黏膜、肾血管球和内分泌腺等处，内皮细

153

胞不含核处极薄,有孔贯穿胞质,孔由隔膜封闭,基膜完整,通透性较大。③**血窦**,又称**窦状毛细血管**,多见于肝、脾、骨髓和某些内分泌腺中,管腔大而不规则,内皮薄、有孔,细胞间隙较大,无紧密连接,基膜不完整或缺如,通透性大(图 8-28)。

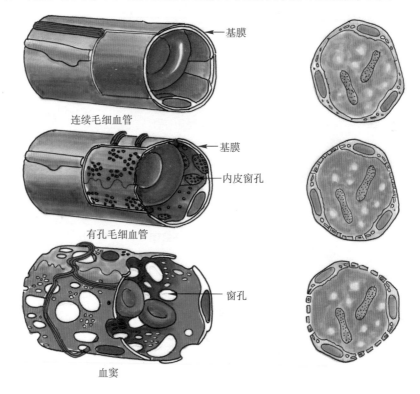

连续毛细血管

有孔毛细血管

血窦

基膜

基膜
内皮窗孔

窗孔

图 8-28　毛细血管类型模式图

3. **静脉**　根据管径大小,静脉分为微静脉、小静脉、中静脉和大静脉,管壁亦分内膜、中膜和外膜 3 层。相比于伴行动脉,静脉腔大、壁薄、弹性小,3 层膜界限不清,平滑肌和弹性组织欠发达,结缔组织较多。内弹性膜不明显或无;中膜不发达;外膜较厚,尤其是大静脉,有较多纵行平滑肌束,无外弹性膜。管径在 2 mm以上的静脉腔内常有半月形的**静脉瓣**,能防止血液倒流。

三、微循环

微循环(microcirculation)介于微动脉与微静脉之间,典型者由微动脉、中间微动脉、真毛细血管、直捷通路、动静脉吻合和微静脉组成。微循环是血液循环的基本功能单位,可调节血流量以实现物质交换,为组织、细胞提供营养物质并利于代谢废物的排出。

📖 小　结

心血管系统由心、动脉、毛细血管和静脉组成,主要功能是物质运输。心被房间隔和室间隔分为左、右两半,每半又分为心房和心室,心房连于静脉,心室连于动脉,同侧心房与心室经房室口相通。房室口和动脉口均有瓣膜。通过心肌的舒缩和瓣膜的开闭保证血液单向流动,使心在血液循环中起"动力泵"作用。动脉是运送血液离心的血管,静脉是运送血液回心的血管,而连接在动、静脉之间的毛细血管是血液与组织进行物质交换的场所。血液循环可分为 2 部分:①体循环,动脉主干为主动脉。其自左心室泵出动脉血,经主动脉及其各级分支到达全身各处,为组织、器官提供代谢所需的营养物质和氧,并将代谢废物和二氧化碳最终通过上、下腔静脉和冠状窦运回右心房。②肺循环,动脉主干为肺动脉干。其自右心室泵出静脉血,经肺动脉干及各级分支到达肺泡毛细血管网,通过气体交换,变为氧饱和的动脉血,最后经 4 条肺静脉回到左心房。

心壁分为心内膜、心肌膜和心外膜。心内膜包括内皮、内皮下层和心内膜下层,心室的心内膜下层有普肯耶纤维,参与组成心传导系;心肌膜构成心壁的主体,主要由心肌纤维组成;心外膜即浆膜心包脏层。动脉可分为大、中、小、微动脉,管壁均分为内膜、中膜和外膜 3 层,其中中膜的变化最显著。大动脉的中膜由 40～70 层弹性膜组成,属弹性动脉;中动脉的中膜由 10～40 层环行平滑肌组成,属肌性动脉;小动脉的管径为 0.3～1 mm;微动脉的管径在 0.3 mm 以下。静脉亦分为微、小、中、大静脉,管壁亦有 3 层,但界限不清,平滑肌和弹性组织欠发达。毛细血管管径最细,管壁最薄,通透性大,分为连续毛细血管、有孔毛细血管和血窦 3 类。微动、静脉间的微循环是血液循环的基本功能单位,可调节血流量。

🔍 思考题

1.试述血液循环的途径及其功能意义。

2.左、右心室的入、出口各有何瓣膜? 这些瓣膜是如何保证血液单向流动的?

3.试述全身各大局部的动脉主干。

4. 简述肝门静脉的组成、主要属支、收集范围及其与上、下腔静脉系之间的吻合部位。

5. 简述心壁的构筑。

6. 大、中、小、微动脉在光镜下各有何结构特点？

（庞　刚　李　红　黄大可）

第九章　淋巴系统

▌学习目标 ◀◀◀

　　1.掌握：淋巴系统的组成；淋巴导管的组成、行程、注入部位及引流范围；脾的位置、形态和微细结构；淋巴结的微细结构。

　　2.熟悉：毛细淋巴管、淋巴管和淋巴干的结构特点；胸腺的微细结构和血-胸腺屏障的概念；全身各部主要淋巴结及其引流范围。

　　3.了解：淋巴组织的微细结构特点；胸腺的位置形态和功能；脾的功能。

　　淋巴系统（lymphatic system）由淋巴管道、淋巴组织和淋巴器官组成（图 9-1）。**淋巴**在淋巴管道和淋巴结内流动，一般无色透明，仅在肠绒毛的中央乳糜管至胸导管的一段内，淋巴因含乳糜微粒而呈白色。当血液流至毛细血管动脉端时，含有某些成分的液体自毛细血管渗入组织间隙，形成组织液；组织液与细胞进行物质交换后，大部分在毛细血管静脉端被吸收入血液，小部分进入毛细淋巴管成为淋巴；淋巴沿淋巴管道向心流动，最后注入静脉。故可认为淋巴管道是静脉的辅助管道。此外，淋巴组织和淋巴器官还参与机体防御功能。

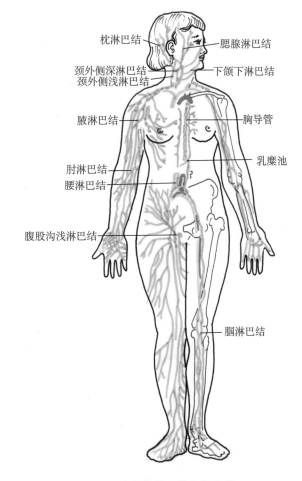

图 9-1　全身的淋巴管和淋巴结

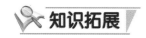

知识拓展

影响淋巴回流的因素

淋巴流动缓慢,流速是静脉的1/10;静息状态下,每小时约有120 ml淋巴回流入静脉。随着淋巴不断生成,毛细淋巴管内压逐渐增高,从而成为淋巴回流的推动力,这是静息状态下淋巴回流的主要力量;相邻两对瓣膜间的淋巴管构成"淋巴管泵",通过平滑肌收缩和瓣膜开闭,推动淋巴向心流动;此外,淋巴管周围动脉搏动、骨骼肌收缩和胸腔负压变化等也促进淋巴回流。因此,运动和按摩均利于改善淋巴回流,如运动时,淋巴流量可达静息时的3～14倍。若淋巴回流受阻,组织液不能及时吸收,可致淋巴水肿。

第一节　淋巴管道

淋巴管道包括毛细淋巴管、淋巴管,淋巴干和淋巴导管。

一、毛细淋巴管

毛细淋巴管(lymphatic capillary)以膨大的盲端起始,管腔大,形状不规则,管壁薄,通透性大,大分子物质易进入。毛细淋巴管相互吻合成网,除上皮、软骨、角膜、晶状体等处外,几乎遍布全身。

二、淋巴管

淋巴管(lymphatic vessel)由毛细淋巴管汇合而成,结构与静脉相似,腔内亦有瓣膜,可防止淋巴逆流。淋巴管分浅、深两类,其间吻合丰富(图9-1)。**浅淋巴管**与浅静脉伴行,位于浅筋膜内;**深淋巴管**多与血管、神经伴行,位于深筋膜深面。

三、淋巴干

全身淋巴管经多级淋巴结中继后,最终在膈下和颈根部汇成9条**淋巴干**(lymphatic trunk),即头颈部淋巴管汇合成的**左、右颈干**,上肢及部分胸、腹壁淋巴管汇合成的**左、右锁骨下干**,胸腔器官及部分胸、腹壁淋巴管汇合成的**左、右支气管纵隔干**,下肢、盆部、腹腔成对器官及部分腹壁淋巴管汇合成的**左、右腰干**,腹腔不成对器官淋巴管汇合成的**肠干**(图9-2)。

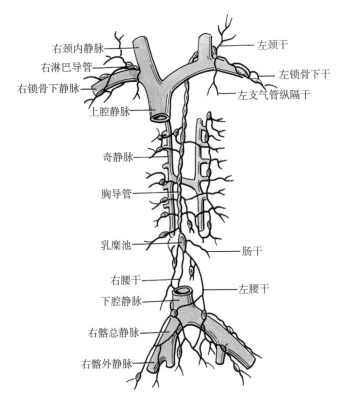

右颈内静脉
右淋巴导管
右锁骨下静脉
上腔静脉
奇静脉
胸导管
乳糜池
右腰干
下腔静脉
右髂总静脉
右髂外静脉

左颈干
左锁骨下干
左支气管纵隔干
肠干
左腰干

图 9-2 淋巴干和淋巴导管

四、淋巴导管

9 条淋巴干汇合成 2 条**淋巴导管**(lymphatic duct),即胸导管和右淋巴导管(图 9-2)。

1.胸导管(thoracic duct)　胸导管由左、右腰干和肠干在第 1 腰椎体前方汇合而成,此处呈囊状膨大,称**乳糜池**。胸导管穿膈的主动脉裂孔进入胸腔,先位于脊柱右前方,至第 5 胸椎高度转至脊柱左前方上行,出胸廓上口至左侧颈根部,呈弓形注入左静脉角,注入前还接受左颈干、左锁骨下干和左支气管纵隔干。胸导管引流下肢、盆部、腹部、左胸部、左上肢及左头颈部的淋巴。

2.右淋巴导管(right lymphatic duct)　右淋巴导管为一短干,由右颈干、右锁骨下干和右支气管纵隔干汇合而成,注入右静脉角。右淋巴导管引流右胸部、右上肢及右头颈部的淋巴。

第二节　淋巴组织

淋巴组织以网状组织为支架,内有大量淋巴细胞、浆细胞和巨噬细胞等,可分为弥散淋巴组织和淋巴小结。

159

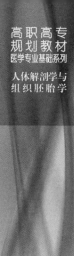

一、弥散淋巴组织

弥散淋巴组织（diffuse lymphoid tissue）主要位于消化管和呼吸道的黏膜固有层，无明确界限，主要含有 T 细胞，是 T 细胞分裂、分化的部位。其内常有**毛细血管后微静脉**，又称**高内皮微静脉**，内皮细胞呈立方形或柱状，细胞间隙较大，基膜不完整。此静脉是淋巴细胞从血液进入淋巴组织的重要通道。

淋巴组织和周围淋巴器官内的淋巴细胞可经淋巴管道进入血液循环，又可经毛细血管后微静脉返回淋巴组织或淋巴器官内，如此周而复始，称**淋巴细胞再循环**。淋巴细胞再循环增加了淋巴细胞识别抗原的机会，加强了全身淋巴组织和淋巴器官间的信息交通，使散在分布的淋巴细胞构成相互关联的统一体。

二、淋巴小结

淋巴小结（lymphoid nodule）包括小肠黏膜内的集合和孤立淋巴小结等，呈边界清楚的圆形或椭圆形，主要含有 B 细胞。小结中央染色浅，称**生发中心**，可分为暗区和明区；生发中心周围有一层密集的小淋巴细胞，以顶部最厚，称**小结帽**。淋巴小结在抗原的刺激下增大、增多，是体液免疫应答的重要标志；清除抗原后，淋巴小结又逐渐消失。

第三节　淋巴器官

淋巴器官主要由淋巴组织构成，可分为 2 种。**中枢淋巴器官**包括胸腺和骨髓，是淋巴细胞早期分化的场所；**周围淋巴器官**包括淋巴结、脾和扁桃体等，是进行免疫应答的主要场所。

一、胸　腺

1. **位置和形态**　胸腺（thymus）位于胸骨柄后方、上纵隔前份，可向下伸入前纵隔或向上突入颈根部。胸腺分左、右两叶，常不对称，其间借结缔组织相连（图 9-3）。胸腺在幼年期较大，青春期后开始萎缩，成年后逐渐被结缔组织代替。

2. **微细结构**　被膜较薄，并伸入胸腺实质内形成小叶间隔，与血管、神经等构成胸腺间质；实质被分为若干小叶，周边为皮质，深部为髓质，相邻小叶的髓质彼此相连（图 9-4、图 9-5）。

（1）**皮质**：以胸腺上皮细胞为支架，并有大量密集的淋巴细胞等。①**胸腺上皮细胞**（thymic epithelial cell），包括**被膜下上皮细胞**和**星形上皮细胞**，多有突起，相邻细胞突起间以桥粒连接成网。胸腺上皮细胞可分泌胸腺素和胸腺生成素，为胸

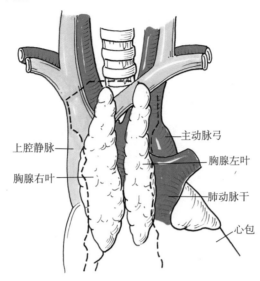

腺细胞发育所必需。②**胸腺细胞**(thymocyte)，即分化发育的早期 T 细胞，主要位于胸腺皮质内，占皮质细胞总数的 85%～90%。淋巴干细胞自皮质浅层至深层，逐渐分化为成熟 T 细胞。

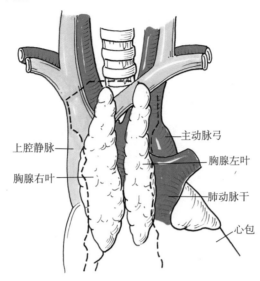

图 9-3　胸腺的位置和形态（虚线示胸骨）

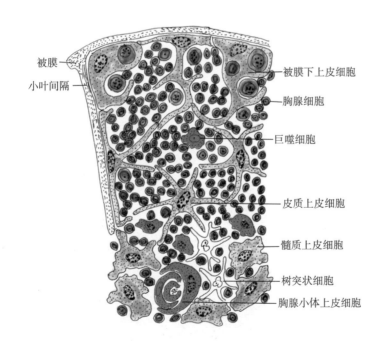

图 9-4　胸腺微细结构模式图

　　(2)**髓质**：有大量胸腺上皮细胞、少量初始 T 细胞和巨噬细胞等。因胸腺上皮细胞多而密集，淋巴细胞少而稀疏，故髓质染色较浅。胸腺上皮细胞包括**髓质上**

皮细胞和胸腺小体上皮细胞，前者能分泌胸腺素，后者参与构成胸腺小体。

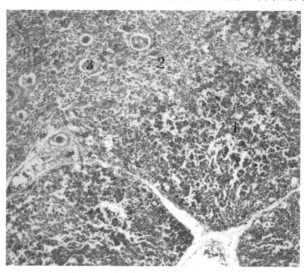

图 9-5　胸腺微细结构光镜图（1.皮质；2.髓质；3.胸腺小体）

胸腺小体是胸腺髓质内的特征性结构，由胸腺小体上皮细胞呈同心圆状包绕而成，大小不等；中心的上皮细胞完全角质化，呈嗜酸性。其功能尚不清楚，但缺乏胸腺小体，则胸腺不能培育出胸腺细胞。

（3）**血-胸腺屏障**（blood-thymus barrier）：位于胸腺皮质内，可阻挡血液中大分子物质进入胸腺。其组成包括：①连续毛细血管内皮及其间的紧密连接。②完整的内皮基膜。③毛细血管周隙，内有巨噬细胞。④上皮基膜。⑤一层连续的胸腺上皮细胞（图 9-6）。

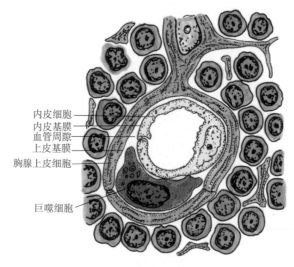

内皮细胞
内皮基膜
血管周隙
上皮基膜
胸腺上皮细胞

巨噬细胞

图 9-6　血-胸腺屏障模式图

3.**功能**　胸腺是形成初始 T 细胞的场所，对幼年期淋巴组织的正常发育至关重要。

二、淋巴结

1. **位置和形态**　淋巴结(lymph node)是主要的周围淋巴器官,在人体内约有450个,常成群分布。其大小不一,形似豆状,隆凸侧连有数条输入淋巴管;凹陷侧的中央为**淋巴结门**,连有血管、神经和1～2条输出淋巴管。

2. **微细结构**　表面的被膜较薄,并伸入实质内形成小梁,相互连接成网,构成淋巴结的支架,血管行于其内。淋巴结实质分为周边染色较深的皮质和中央染色较浅的髓质(图9-7)。

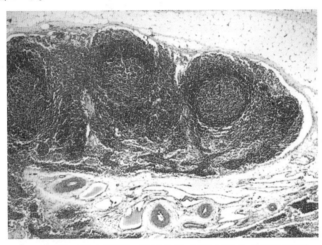

图 9-7　淋巴结光镜图(1. 淋巴小结;2. 副皮质;3. 皮质淋巴窦)

(1)**皮质**:位于被膜下方,可分为皮质淋巴窦、浅层皮质和副皮质区。①**皮质淋巴窦**(cortical sinus),包括被膜下窦和小梁周窦。窦壁由内皮细胞构成,腔内有一些星状的内皮细胞,许多巨噬细胞可附于其表面(图9-8)。窦内淋巴流动缓慢,利于巨噬细胞清除抗原。②**浅层皮质**(superfacial cortex),紧贴被膜下窦,较薄,由淋巴小结及其间的弥散淋巴组织构成,为 B 细胞区。③**副皮质区**(paracortex zone),位于皮质深层,为较大片的弥散淋巴组织,主要由 T 细胞聚集而成,并有较多毛细血管后微静脉,为淋巴细胞再循环的重要部位。新生动物切除胸腺后,此区便不发育,故又称**胸腺依赖区**。

(2)**髓质**:位于淋巴结深部,由髓索及其间的髓窦组成。①**髓索**,即淋巴索,由密集的淋巴组织构成,连接成网,主要含 B 细胞、浆细胞和巨噬细胞。②**髓窦**,结构类似皮质淋巴窦,但较宽大,腔内巨噬细胞较多,故滤过功能较强(图9-8)。

(3)**淋巴结内的淋巴通路**:淋巴经输入淋巴管进入被膜下窦和小梁周窦,部分渗入皮质淋巴组织,再渗入髓窦,部分直接流入髓窦,最后经输出淋巴管离开淋巴结。淋巴流经 1 个淋巴结需数小时,细菌等抗原被清除,故输出淋巴管内的淋巴含有较多抗体和淋巴细胞。

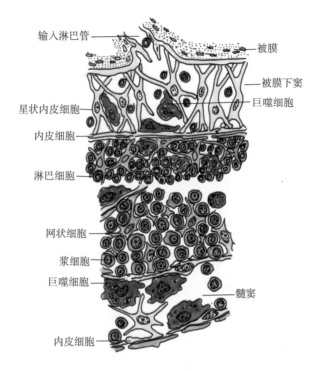

输入淋巴管
被膜
被膜下窦
星状内皮细胞
巨噬细胞
内皮细胞
淋巴细胞
网状细胞
浆细胞
巨噬细胞
髓窦
内皮细胞

图 9-8　被膜下窦(上)、髓窦和髓索(下)模式图

3. 功能　主要包括：①滤过淋巴，当淋巴缓慢流经淋巴窦时，巨噬细胞可清除其带有的细菌、病毒等抗原物质。②免疫应答，巨噬细胞等可捕获和处理进入淋巴结的抗原物质，并将抗原信息传递给 T、B 细胞，导致细胞大量分裂增殖并分化为效应性 T 细胞和浆细胞，分别参与细胞免疫应答和体液免疫应答。

三、脾

脾(spleen)是人体最大的周围淋巴器官，其大小和重量因个体不同而有较大差异，即使在同一个体，也可因年龄、机能状态不同而有变化。

1. 位置和形态　脾位于左季肋区、第 9～11 肋的深面，故正常时在左肋弓下不能触及。脾呈暗红色，质软而脆。脾为腹膜内位器官，可分膈、脏两面，膈面光滑隆凸，与膈相贴；脏面凹陷，毗邻胃底、左肾和左肾上腺等，中央处的**脾门**有神经、血管等出入。脾的上缘较锐，前部有 2～3 个脾切迹，是脾肿大时触诊脾的标志。脾的附近常有副脾，位置、数目和大小不定。

2. 微细结构　脾的被膜较厚，并伸入脾内形成小梁，相互连接成网，构成脾的支架。被膜和小梁内含有较多平滑肌纤维，可调节脾的含血量。脾实质分白髓和红髓(图 9-9)。

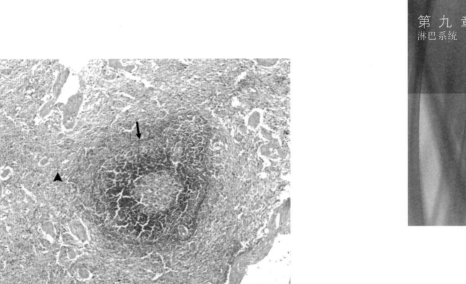

图 9-9　脾微细结构光镜图(↑白髓;▲红髓)

(1)**白髓**(white pulp):在新鲜切面上呈散在的灰白色小点状,由动脉周围淋巴鞘、脾小体和边缘区构成,相当于淋巴结的皮质。① **动脉周围淋巴鞘**(periarterial lymphatic sheath),为弥散淋巴组织,位于中央动脉周围,主要含大量 T 细胞,相当于淋巴结的副皮质区,为胸腺依赖区,但无毛细血管后微静脉。当发生细胞免疫应答时,鞘内 T 细胞分裂增殖,鞘增厚。② **脾小体**(splenic corpuscle),即脾内的淋巴小结,位于动脉周围淋巴鞘与边缘区之间,主要由大量 B 细胞构成。脾小体在健康人中很少,当发生体液免疫应答时大量增多,抗原清除后又逐渐减少。③ **边缘区**(marginal zone),位于白、红髓交界处,含有 T、B 细胞和较多的巨噬细胞。中央动脉侧支末端在此区膨大形成**边缘窦**,是血液内抗原和淋巴细胞进入白髓的重要通道。边缘区是脾内捕获抗原、识别抗原和诱发免疫应答的重要部位。

(2)**红髓**(red pulp)　在新鲜切面上呈红色,位于被膜下方、小梁周围和边缘区外侧,由脾索和脾血窦组成。①**脾索**(splenic cord),呈宽窄不等的条索状,相互连接,与脾血窦相间排列;由富含血细胞的淋巴组织构成,含有较多 B 细胞、浆细胞和巨噬细胞等,是滤血的主要场所。②**脾血窦**(splenic sinus),简称**脾窦**,位于脾索之间,连接成网。窦腔大而不规则,窦壁内皮细胞呈杆状,沿脾血窦长轴排列;细胞外基膜不完整,有网状纤维环绕,细胞间隙宽 $0.2 \sim 0.5 \ \mu m$,形成栅栏状缝隙结构。脾血窦外侧巨噬细胞较多,突起可经内皮间隙伸向窦腔。

3.功能　主要包括:①滤血,主要在脾索和边缘区,此处含有大量巨噬细胞,可吞噬清除血液中的病菌、异物和衰老、死亡的血细胞。脾功能亢进时,可导致红细胞或血小板减少。②造血,脾在胚胎早期有造血功能。骨髓开始造血后,脾变成淋巴器官,但仍含少量造血干细胞。当机体严重缺血时,或在某些病理状态下,

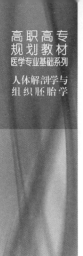
脾可恢复造血功能。③免疫应答,脾是对血源性物质产生免疫应答的部位,脾内大量的 T 细胞、B 细胞和 NK 细胞均参与机体的免疫应答。

第四节　全身各部的淋巴管和淋巴结

淋巴结数目众多,按位置可分为浅筋膜内的浅淋巴结和深筋膜深面的深淋巴结。淋巴结多沿血管排列,常成群分布于关节屈侧或体腔隐蔽处。熟悉主要淋巴结的位置及其引流范围和途径,有着重要的临床意义。

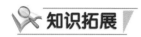 **知识拓展**

局部淋巴结

局部淋巴结(regional lymph node)是指引流某一器官或部位淋巴的第 1 级淋巴结,临床上常称为**哨位淋巴结**(sentinel lymph node)。当某器官或部位发生病变时,细菌、毒素或肿瘤细胞等可沿淋巴管进入相应的局部淋巴结,此淋巴结进行阻截和清除,防止病变扩散,而淋巴结则因细胞增殖等病理变化而肿大。因此,局部淋巴结肿大常反映其引流范围存在病变。

一、头颈部淋巴管和淋巴结

头颈部淋巴结多位于头颈交界处和颈内、外静脉周围,输出管注入颈外侧深淋巴结。

1. **下颌下淋巴结**　下颌下淋巴结位于下颌下腺附近,收纳面部、口腔等处的淋巴管。

2. **颈外侧浅淋巴结**　颈外侧浅淋巴结位于胸锁乳突肌表面及后缘,沿颈外静脉排列,收纳乳突、腮腺及颈外侧部浅层等处的淋巴管。

3. **颈外侧深淋巴结**　颈外侧深淋巴结多沿颈内静脉排列,输出管合成颈干。其中较重要的淋巴结有收纳鼻咽部、腭扁桃体和舌根淋巴管的**颈内静脉二腹肌淋巴结(角淋巴结)**和收纳头颈部、胸壁上部和乳房上部淋巴管的**锁骨上淋巴结**。胃癌或食管癌时,癌细胞可经胸导管、左颈干逆行至左锁骨上淋巴结,导致淋巴结肿大。

二、上肢淋巴管和淋巴结

上肢浅、深淋巴管与血管伴行,直接或间接注入腋淋巴结。

腋淋巴结位于腋窝内,按位置分为 5 群:①**胸肌淋巴结**,沿胸外侧血管排列,收纳胸、腹外侧壁及乳房外侧部和中央部的淋巴管。②**外侧淋巴结**,沿腋静脉远侧段排列,收纳上肢大部分淋巴管。③**肩胛下淋巴结**,沿肩胛下血管排列,收纳项、背部淋巴管。④**中央淋巴结**,位于腋窝中央,收纳上述 3 群淋巴结的输出管。⑤**尖淋巴结**,沿腋静脉近侧段排列,收纳乳房上部淋巴管和中央淋巴结的输出管,其输出管合成锁骨下干。乳腺癌病人癌细胞常转移至腋淋巴结。

🔍 案例分析

案例:病人,女,45 岁,因无意中发现右侧乳房内肿块并进行性增大 2 个多月而来院就诊。体检:右侧乳房外上象限处有一直径为 3 cm 的肿块,质硬,活动度差;右侧腋窝和锁骨上淋巴结肿大,质硬,活动度差。针吸活检病理学检查诊断为乳腺癌。肝胆 B 超提示转移性肝癌。

分析:乳腺癌是常见的严重威胁女性身心健康的恶性肿瘤之一,在我国位居女性恶性肿瘤的第 1 位。其病因未明,多因体检和筛查时发现无痛性乳房肿块而就诊,有时合并有乳头溢液和皮肤改变(如酒窝征、橘皮样变)等症状和体征。淋巴转移是乳腺癌转移中较常见的途径,且多转移至腋淋巴结。乳房的淋巴引流途径主要有:①乳房外侧部和中央部的淋巴管主要注入胸肌淋巴结,这是乳房淋巴引流的主要途径。②乳房上部的淋巴管注入尖淋巴结和锁骨上淋巴结。③乳房内侧部的淋巴管注入胸骨旁淋巴结或与对侧乳房淋巴管相吻合。④乳房内下部的淋巴管注入膈上淋巴结,并借腹前壁上部和膈下淋巴管与肝上面的淋巴管相交通。⑤乳房深部的淋巴管经乳房后隙注入胸肌间淋巴结或尖淋巴结。乳腺癌还可通过局部扩散侵犯周围结构,或通过血运转移至远处。较常见的远处转移依次为肺、骨、肝。早期发现、早期诊断是提高乳腺癌治疗效果的关键。因此,加强科学普及、定期自我检查、积极参与筛查等可防患于未然。

三、躯干部淋巴管和淋巴结

1. 胸部 胸部淋巴结包括胸壁和胸腔器官的淋巴结,最终多注入支气管纵隔干。主要淋巴结有:①**胸骨旁淋巴结**,沿胸廓内血管排列,收纳乳房内侧部、腹前壁上部、膈和肝上面等处的淋巴管。②**支气管肺淋巴结**,位于肺门处,又称**肺门淋巴结**,收纳肺的淋巴管。

2. 腹部 腹部淋巴结包括腹壁和腹腔器官的淋巴结。①腹壁的淋巴结,腹前壁淋巴管在脐以上者注入腋淋巴结和胸骨旁淋巴结,在脐以下者注入腹股沟浅淋巴结和髂外淋巴结;腹后壁淋巴管主要注入**腰淋巴结**,其沿腹主动脉和下腔静脉排列,还收纳腹腔成对器官的淋巴管和髂总淋巴结的输出管,其输出管合成左、右腰干,注入乳糜池。②腹腔不成对器官的淋巴结,数量较多,沿同名动脉干及其分支排列,主要有**腹腔淋巴结**、**肠系膜上淋巴结**和**肠系膜下淋巴结**,收纳同名动脉分布区的淋巴管，输出管合成肠干，注入乳糜池。

3. **盆部** 盆部淋巴结沿盆部血管排列，主要有：①**髂内淋巴结**，沿髂内动脉及其分支排列，收纳大部分盆壁、盆腔器官、会阴、大腿后面和臀部的淋巴管。②**髂外淋巴结**，沿髂外动脉及其分支排列，收纳腹前壁下部、膀胱、前列腺或子宫颈等处的淋巴管以及腹股沟浅、深淋巴结的输出管。③**髂总淋巴结**，沿髂总血管排列，收纳髂内、外淋巴结的输出管，其输出管注入腰淋巴结。

四、下肢淋巴管和淋巴结

下肢浅、深淋巴管与血管伴行，直接或间接注入腹股沟淋巴结，后者可分为 2 群：①**腹股沟浅淋巴结**，沿腹股沟韧带下方和大隐静脉末端排列，收纳腹前壁下部、臀部、会阴和外生殖器的淋巴管以及下肢大部分浅淋巴管，输出管注入腹股沟深淋巴结或直接注入髂外淋巴结。②**腹股沟深淋巴结**，沿股静脉上端排列，收纳下肢深淋巴管及足外侧缘和小腿后外侧部的浅淋巴管，输出管注入髂外淋巴结。

小 结

淋巴系统由淋巴管道、淋巴组织和淋巴器官组成。组织液的小部分可进入毛细淋巴管形成淋巴，淋巴通过毛细淋巴管、淋巴管、淋巴干，最后经胸导管和右淋巴导管注入静脉，故淋巴管道是静脉的辅助管道。淋巴向心流动过程中，还经过一系列淋巴结，其中的细菌、毒素或肿瘤细胞等被拦截、清除，阻止病变扩散。淋巴组织位于消化管和呼吸道黏膜等处，分为弥散淋巴组织和淋巴小结。淋巴器官有 2 种，中枢淋巴器官包括胸腺和骨髓，是淋巴细胞早期分化的场所；周围淋巴器官包括淋巴结、脾和扁桃体等，是进行免疫应答的主要场所。胸腺位于胸骨柄后方、上纵隔前份，实质被间质分为若干小叶，小叶周边为皮质，深部为髓质，皮质内的血-胸腺屏障可阻挡血液中大分子物质进入胸腺；淋巴结常沿血管成群分布，实质亦分为周边的皮质和中央的髓质，皮质包括皮质淋巴窦、浅层皮质和副皮质区，髓质由髓索和髓窦组成；脾位于左季肋区，实质分白髓和红髓，白髓包括动脉周围淋巴鞘、脾小体和边缘区，红髓由脾索和脾血窦组成。

思考题

1. 简述淋巴系统的组成和功能。
2. 何谓局部淋巴结？有何功能意义？
3. 简述血-胸腺屏障的构成和功能。
4. 简述脾的微细结构和功能。

（庞　刚　李　红　黄大可）

第十章　感觉器官

感觉器官(sensory organ)由感受器及附属结构组成,是机体感受刺激的装置,如视器、前庭蜗器、嗅器、味器和皮肤等。**感受器**(receptor)是感受内、外环境中各种刺激并将其转化为神经冲动的结构,根据所在部位和接受刺激的来源可分为3类:①**外感受器**,感受触、压、痛、温度、光和声等外界刺激,分布于皮肤、黏膜、视器和听器等处。②**内感受器**,感受压力、渗透压、温度和离子浓度等内环境的理化刺激,分布于内脏、心血管和腺体等处。③**本体感受器**,感受机体位置、运动和平衡变化等产生的刺激,分布于肌、腱、关节和内耳等处。

第一节　视　　器

视器(visual organ)由眼球和眼副器组成。眼球可接受光波刺激并将其转变为神经冲动,经视觉传导通路传至视觉中枢,产生视觉。眼副器位于眼球周围,起支持、保护和运动作用。

一、眼　　球

眼球(eyeball)近似球形,位于眶内,由眼球壁和眼球内容物构成(图10-1)。

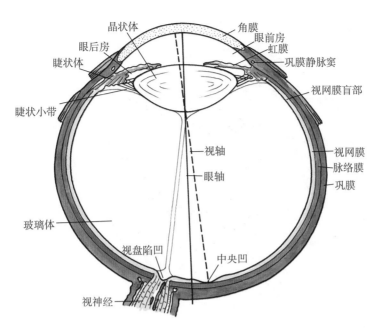

图 10-1　眼球水平切面

1. 眼球壁　眼球壁由外向内可分为纤维膜、血管膜和视网膜 3 层。

（1）**纤维膜**：由致密结缔组织构成，分为角膜和巩膜。①**角膜**（cornea），占纤维膜的前 1/6，无色透明，富于弹性，有屈光作用；无血管，感觉神经末梢丰富，故感觉敏锐。②**巩膜**（sclera），占纤维膜的后 5/6，乳白色、不透明，厚而坚韧。后方与视神经硬膜鞘相延续；前缘接角膜，并在此处的巩膜实质内有环形的**巩膜静脉窦**，是房水流出的通道。

（2）**血管膜**：富含血管和色素细胞，有营养眼球和遮光作用，由前向后分为虹膜、睫状体和脉络膜 3 部分。①**虹膜**（iris），是位于角膜后方的圆盘状薄膜，呈冠状位，中央的圆孔称**瞳孔**。虹膜内有 2 种平滑肌，即环行排列的**瞳孔括约肌**和放射状排列的**瞳孔开大肌**，分别可缩小或开大瞳孔。②**睫状体**（ciliary body），是血管膜最肥厚的部分，位于角膜与巩膜移行处的内面，借睫状小带与晶状体相连。睫状体内的平滑肌称**睫状肌**。睫状体可调节晶状体曲度和产生房水。③**脉络膜**（choroid），占血管膜的后 2/3，外面与巩膜连接疏松，内面紧贴视网膜色素上皮层，后部有视神经穿过。脉络膜的功能是供应营养并吸收分散光线，以免扰乱视觉。

（3）**视网膜**（retina）：紧贴于血管膜内面，由前向后分为**虹膜部**、**睫状体部**和**脉络膜部** 3 部分。前两部无感光作用，称为**视网膜盲部**；脉络膜部有感光功能，称为**视网膜视部**。在视网膜视部、视神经起始处有白色圆形隆起，称**视神经盘**（**视神经乳头**）。此处有视神经和视网膜中央动、静脉通过，无感光细胞，称**生理性盲点**。在视神经盘颞侧约 3.5 mm 处的黄色小区称**黄斑**，由密集的视锥细胞构成；其中央凹陷称**中央凹**,是感光最敏锐处(图 10-2)。

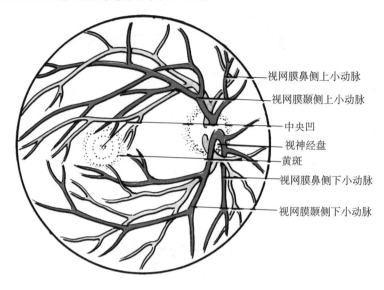

视网膜鼻侧上小动脉
视网膜颞侧上小动脉
中央凹
视神经盘
黄斑
视网膜鼻侧下小动脉
视网膜颞侧下小动脉

图 10-2　眼　底

　　视网膜可分外层的色素上皮层和内层的神经层,两层之间有一潜在性间隙,是视网膜脱离的解剖学基础。神经层主要由 3 层神经细胞组成。外层为感光细胞层,包括视锥细胞和视杆细胞。视锥细胞可感受强光和颜色,在白天或明处视物时起主要作用;视杆细胞只能感受弱光,无辨色能力,在夜间或暗处视物时起主要作用。中层为双极细胞层,将来自感光细胞的神经冲动向内层传递。内层为节细胞层,其轴突向视神经盘处集中,形成视神经穿出眼球。

　　2.眼球内容物　　眼球内容物包括房水、晶状体和玻璃体。这些结构均无色透明、无血管,具有屈光作用,与角膜合称为眼的屈光装置,使进入眼球的光线在视网膜上清晰成像。

　　(1)**房水**(aqueous humor):角膜与晶状体间的腔隙称**眼房**,虹膜将其分为前房和后房,之间借瞳孔相通。在前房内,虹膜与角膜交界处的环形区域称**虹膜角膜角(前房角)**。在眼房内充填的无色透明液体称**房水**,由睫状体产生,自眼后房经瞳孔流入眼前房,经虹膜角膜角入巩膜静脉窦,最后汇入眼静脉。房水有营养角膜和晶状体及维持正常眼内压的作用。

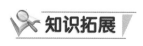
知识拓展

青光眼

　　虹膜角膜角狭窄、虹膜睫状体炎或虹膜与晶状体粘连等均可导致房水回流受阻,引起病理性眼内压升高,进而视网膜受压,出现视力减退甚至失明,临床上称青光眼。在检查时,24 h 眼内压差超过 1.064 kPa(8 mmHg),高压超过

2.793 kPa(21 mmHg),或两眼内压差距超过 0.665 kPa(5 mmHg),均应考虑青光眼的可能。

（2）**晶状体**（lens）：位于虹膜与玻璃体之间，呈双凸透镜状，无色透明，富有弹性，无血管和神经。晶状体的周缘借睫状小带连于睫状体，晶状体曲度可随睫状肌舒缩而变化，故晶状体是屈光装置的主要组成部分。晶状体可因外伤、代谢等原因而变混浊，称白内障。

（3）**玻璃体**（vitreous body）：为无色透明的胶状物质，位于晶状体与视网膜之间，对视网膜起支撑作用。

案例分析

案例：小明进入初中后，学习压力骤然加大，近期发现上课看黑板有点模糊。爷爷陪着去医院检查，医生告知是近视眼，然后配了一副眼镜。小明拿到眼镜，发现跟爷爷的老花镜不一样。

分析：角膜、房水、晶状体和玻璃体构成眼的屈光装置，其中晶状体是主要组成部分。在视近物时，睫状肌收缩，睫状体向前、向内移动，睫状小带松弛，晶状体因自身弹性而变凸，屈光能力增强；在视远物时，睫状肌舒张，睫状体向后、向外移动，睫状小带紧张，使晶状体凸度变小，屈光能力减弱。如此调节，使看到的物体不论远近，均能在视网膜上清晰成像。因眼轴过长或屈光装置的屈光能力过强，物像落在视网膜之前，使得看远物时模糊不清，即为近视，须佩戴凹透镜矫正；因眼轴过短或屈光能力过弱，物像落在视网膜之后，使得看近物时模糊不清，即为远视，须佩戴凸透镜矫正；而随着年龄增长，老年人晶状体逐渐硬化、增厚，睫状肌萎缩，使眼的调节能力逐渐减弱，近距离视物困难，即为老视，俗称"老花眼"，亦须佩戴凸透镜矫正。此外，因角膜的屈光面高低不等，可致角膜各径线上的屈光能力不等，即为散光，须佩戴柱镜矫正。

二、眼副器

眼副器包括眼睑、结膜、泪器和眼球外肌等（图 10-3）。

1. **眼睑**（palpebrae） 眼睑位于眼球前方，分上睑和下睑，其间的裂隙称**睑裂**。上、下睑在两侧的结合处分别称**内眦**和**外眦**。眼睑游离缘有睫毛，可防止灰尘进入眼内并减弱强光照射。

眼睑由浅入深分为皮肤、皮下组织、肌层、睑板和睑结膜 5 层。皮肤细薄，皮下缺乏脂肪组织，肌层为眼轮匝肌和上睑提肌。睑板由致密结缔组织构成，呈半月形，其内有许多麦穗状的睑板腺，导管开口于眼睑游离缘。睑结膜紧贴于睑板内面。

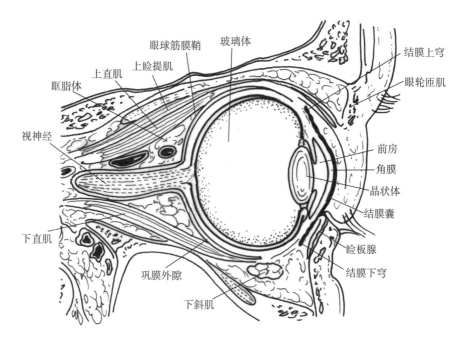

图 10-3　眶(矢状切面)

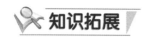

麦粒肿和霰粒肿

在睫毛根部有皮脂腺,称睫毛腺或 Zeis 腺。此腺导管阻塞、发炎肿胀,称麦粒肿。

睑板内有许多睑板腺,导管开口于眼睑游离缘,分泌脂性液体,起润滑睑缘和防止泪液外溢的作用。此腺导管受阻,形成睑板腺囊肿,称霰粒肿。

2. **结膜**(conjunctiva)　结膜为一层透明薄膜,富有血管和神经末梢,覆于眼球前面和眼睑后面,根据所在部位分为**睑结膜**、**球结膜**以及两部移行处的**结膜穹隆**。睑裂闭合时,整个结膜围成**结膜囊**,通过睑裂与外界相通。

3. **泪器**　泪器由泪腺和泪道组成。**泪腺**(lacrimal gland)位于眶上壁前外侧部的泪腺窝内,分泌泪液,排至结膜上穹外侧部;借瞬目运动,泪液涂抹于眼球表面,起防止角膜干燥、冲洗微尘和灭菌作用。多余的泪液经**泪道**,包括**泪点**、**泪小管**、**泪囊**和**鼻泪管**,流入下鼻道。

4. **眼球外肌**　眼球外肌包括上睑提肌和运动眼球的 4 块直肌、2 块斜肌,均为骨骼肌(图 10-4)。**上睑提肌**的作用是上提上睑、开大睑裂。4 条直肌均起自视神经管内的总腱环,分别止于眼球前部巩膜的上、下、内侧和外侧面。**上直肌**位于眼球上方,使瞳孔转向上内方;**下直肌**位于眼球下方,使瞳孔转向下内方;**内直肌**位于眼球内侧,使瞳孔转向内侧;**外直肌**位于眼球外侧,使瞳孔转向外侧。**上斜肌**

也起自总腱环,向前并以细腱通过眶内侧壁前上方的滑车,转向后外侧,止于眼球后外侧面,使瞳孔转向下外方;**下斜肌**起自眶下壁前内侧部,经眼球下方止于眼球后外侧面,使瞳孔转向上外方。眼球的正常运动由两眼数条肌相互协作完成。

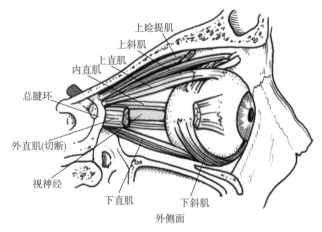

外侧面

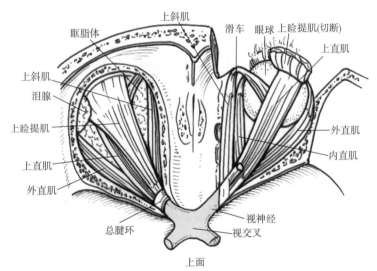

上面

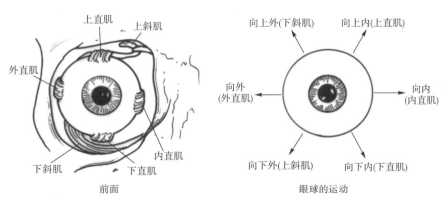

前面　　　　　　　　眼球的运动

图 10-4　眼球外肌

三、眼的血管和神经

1.**动脉**   眼球和眶内结构的血液供应主要来自**眼动脉**。眼动脉在颅腔内发自颈内动脉,伴视神经穿视神经管入眶,经视神经上方行向前内侧,途中发出分支供应眼球、眼球外肌、泪腺和眼睑等(图 10-5)。其最重要的分支为**视网膜中央动脉**,在眼球后方穿入视神经内,行至视神经盘处分为视网膜鼻侧上、下和视网膜颞侧上、下 4 支小动脉,营养视网膜内层(图 10-2)。临床上,常用眼底镜直接观察这些动脉,以协助诊断某些疾病。

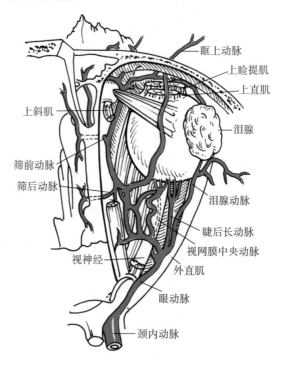

图 10-5   眼的动脉

2.**静脉**   眼球内的静脉主要通过**视网膜中央静脉**和**涡静脉**注入眼上、下静脉,向后注入海绵窦。眼静脉无瓣膜,向前与内眦静脉吻合,故面部感染可经此侵入颅内。

3.**神经**   主要有视神经、动眼神经、滑车神经、展神经、三叉神经和交感神经等。

第二节   前庭蜗器

前庭蜗器(vestibulocochlear organ)又称**位听器**,包括外耳、中耳和内耳(图10-6)。外耳和中耳起收集和传导声波的作用,内耳是听觉和位觉感受器的所在。

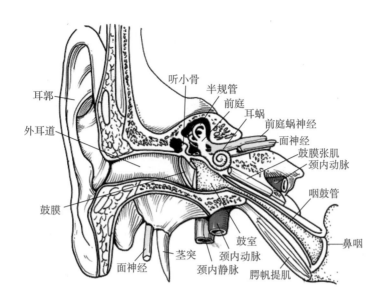

图 10-6　前庭蜗器全貌

一、外　耳

外耳（external ear）包括耳郭、外耳道和鼓膜 3 部分（图 10-6）。

1.**耳郭**（auricle）　耳郭位于头部两侧，以弹性软骨为支架、外覆皮肤构成，皮下组织少，但血管、神经丰富。耳郭下部无软骨的部分为**耳垂**，仅含结缔组织和脂肪。

2.**外耳道**（external acoustic meatus）　外耳道是外耳门与鼓膜间的弯曲管道，长 2.0～2.5 cm。外侧 1/3 为软骨部，续自耳郭软骨；内侧 2/3 为骨部，由颞骨围成。将耳郭拉向后上方，使外耳道变直，可观察到鼓膜；婴幼儿因颞骨尚未骨化，外耳道短而直，鼓膜近乎水平位，故检查鼓膜时须将耳郭拉向后下方。

外耳道皮肤较薄，皮下组织少，皮肤与软骨膜或骨膜结合紧密，故外耳道疖肿时疼痛剧烈。皮肤内有**耵聍腺**，可分泌黏稠的耵聍，干燥后结痂，正常时可自行脱落；若凝结成大块阻塞外耳道，可影响听觉。

3.**鼓膜**（tympanic membrane）　鼓膜位于外耳道与中耳鼓室之间，呈椭圆形半透明薄膜，与外耳道底成 45°～50°的倾斜角。鼓膜中心向内凹陷，称**鼓膜脐**。鼓膜上 1/4 部薄而松弛，在活体呈淡红色，称**松弛部**；鼓膜下 3/4 部紧张坚实，在活体呈灰白色，称**紧张部**。活体鼓膜的前下部有一个三角形的反光区，称**光锥**，中耳某些疾患可致光锥改变或消失（图 10-7）。

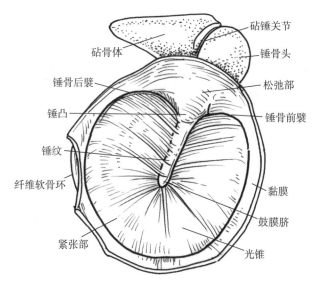

图 10-7　鼓　膜

二、中　耳

中耳(middle ear)主要位于颞骨岩部内,包括鼓室、咽鼓管、乳突窦和乳突小房。

1. **鼓室**(tympanic cavity)　鼓室是颞骨岩部内的含气的不规则小腔。

(1)鼓室的壁:鼓室的形态结构不规则,大致有 6 个壁。上壁为**盖壁**,由颞骨岩部的前面构成,分隔鼓室与颅中窝。下壁为**颈静脉壁**,仅为一层薄骨板,分隔鼓室与颈内静脉起始部。前壁为**颈动脉壁**,即颈动脉管后壁,甚薄,其上部有咽鼓管鼓室口。后壁为**乳突壁**,上部有乳突窦入口,经此通乳突小房。外侧壁为**鼓膜壁**,大部分由鼓膜构成。内侧壁为**迷路壁**,其中部的圆形隆起称**岬**;岬后上方的卵圆形小孔称**前庭窗**(**卵圆窗**),通向前庭,在活体由镫骨底封闭;岬后下方的圆形小孔称**蜗窗**(**圆窗**),通耳蜗鼓阶,在活体由第 2 鼓膜封闭;前庭窗后上方有**面神经管凸**,内藏面神经,面神经管壁薄,故中耳炎或中耳手术时易伤及面神经(图 10-8)。

(2)鼓室内的结构:包括听小骨、韧带、肌、血管和神经等。**听小骨**(auditory ossicles)有 3 块,由外侧向内侧依次为**锤骨、砧骨**和**镫骨**(图 10-9)。锤骨柄附于鼓膜脐,镫骨底封闭前庭窗,砧骨分别与锤骨和镫骨相关节。3 块听小骨连结成**听小骨链**,组成杠杆系统,将声波振动转换为机械能并放大,传入内耳。运动听小骨的肌包括**鼓膜张肌**和**镫骨肌**,前者可向内侧牵拉锤骨柄,以紧张鼓膜,后者可向后牵拉镫骨,以减轻对内耳的压力,并可使鼓膜松弛。

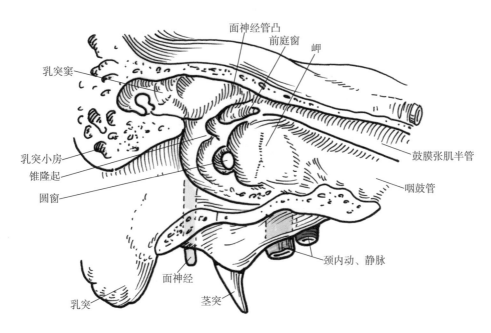

图 10-8　鼓室内侧壁

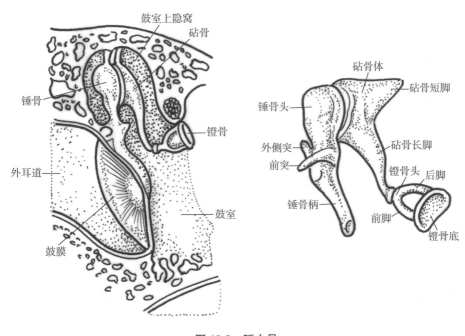

图 10-9　听小骨

2. **咽鼓管**（auditory tube）　咽鼓管连通鼻咽部和鼓室,作用是保持鼓膜内、外侧面的压力平衡。咽鼓管咽口平时处于关闭状态,仅在吞咽、哈欠或尽力张口时开放。

3. **乳突窦**（mastoid antrum）和**乳突小房**（mastoid cells）　乳突窦向前开口于鼓室后壁上部,向后下通乳突小房;乳突小房是颞骨乳突内的诸多含气小腔,呈蜂

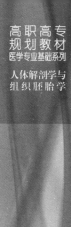

窝状,相互通连。

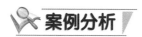 **案例分析**

案例:病儿,1岁4个月,1周前因受凉而出现流涕、喷嚏、呼吸不畅等,家人以感冒自行给予小儿感冒药治疗,症状有所好转;但半天前,家人发现病儿左耳内有少许脓性分泌物流出,故来院就诊。经检查初步诊断为中耳炎。

分析:相对于成人,小儿咽鼓管短而宽,近乎水平位,故婴幼儿时期发生咽部急、慢性炎症时,易沿咽鼓管侵及鼓室,发生中耳炎;中耳虽小,但各部间相互通连,黏膜相互延续,周围毗邻结构关系复杂,因此炎症可蔓延至邻近结构,引起并发症。如累及鼓膜,可致鼓膜穿孔,累及鼓室内侧壁,可致迷路炎,侵及面神经可致面瘫,向后蔓延可致乳突炎,向上可破坏鼓室盖或通过尚未闭合的骨缝而致颅内感染等。

三、内　耳

内耳(internal ear)位于颞骨岩部内,介于鼓室内侧壁与内耳道底之间,是一系列结构复杂的弯曲管道,又称**迷路**。内耳包括骨迷路和膜迷路。骨迷路为骨性隧道,膜迷路套在骨迷路内,是封闭的膜性管道。膜迷路内充满内淋巴,骨迷路与膜迷路之间充满外淋巴,内、外淋巴互不相通。

1. **骨迷路**(bony labyrinth)　骨迷路包括耳蜗、前庭和骨半规管,沿颞骨岩部长轴由前内侧向后外侧依次排列(图10-10)。

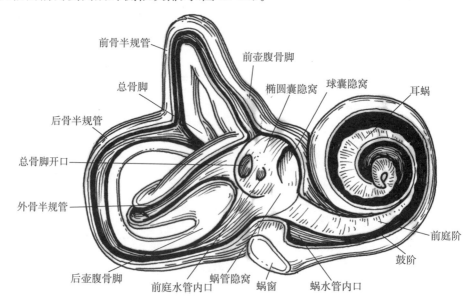

图10-10　骨迷路

(1)**耳蜗**(cochlea):形似蜗牛壳,尖向前外侧,底向后内侧,朝着内耳道底。耳蜗由**蜗螺旋管**环绕蜗轴两圈半而构成。蜗轴位于耳蜗中央,呈圆锥形,向蜗螺旋管内伸出**骨螺旋板**,与蜗螺旋管外侧壁之间借蜗管封闭,故蜗螺旋管可分为 3 部,即上部的**前庭阶**、下部的**鼓阶**以及中间的蜗管。前庭阶起自前庭,鼓阶与鼓室之间借蜗窗上的第 2 鼓膜相分隔。前庭阶与鼓阶在蜗顶借**蜗孔**相通连。

(2)**前庭**(vestibule):位于耳蜗后外侧,为不规则腔隙,前部有一孔通耳蜗,后部借 5 个小孔通 3 个骨半规管。前庭外侧壁即鼓室内侧壁,有前庭窗;内侧壁为内耳道底,有神经、血管通过。

(3)**骨半规管**(bony semicircular canal):为 3 个相互垂直的半环形骨管,分别称**前骨半规管**、**后骨半规管**和**外骨半规管**,均开口于前庭。每个骨半规管的一端细小,称**单骨脚**;另一端膨大,称**壶腹骨脚**,膨大部称**骨壶腹**。前、后骨半规管的单骨脚合成一个**总骨脚**。

2.**膜迷路**(membranous labyrinth)　膜迷路包括椭圆囊和球囊、膜半规管及蜗管(图 10-11)。

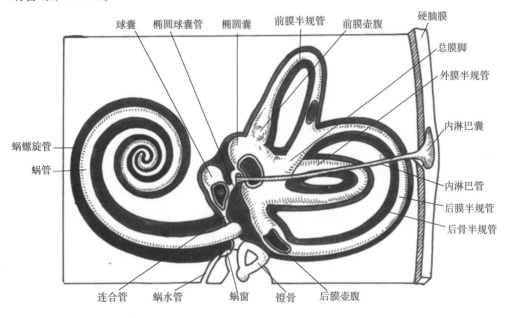

图 10-11　内耳模式图

(1)**椭圆囊**(utricle)**和球囊**(saccule):位于前庭内,二者的内面均有感觉上皮,分别称**椭圆囊斑**和**球囊斑**,属位觉感受器,可感受头部静止的位置和直线变速运动的刺激。

(2)**膜半规管**(membranous semicircular canal):位于同名骨半规管内,在骨壶腹内亦有相应膨大的**膜壶腹**,其壁上的**壶腹嵴**属位觉感受器,可感受头部变速旋转运动的刺激。

181

（3）**蜗管**（cochlear duct）：在蜗螺旋管内，位于骨螺旋板与蜗螺旋管外侧壁之间，水平切面呈三角形。上壁毗邻前庭阶，称**前庭膜**；下壁包括骨螺旋板和**基底膜**，与鼓阶相隔。基底膜上有**螺旋器**（Corti 器），是听觉感受器。

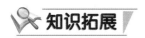

声波的传导

　　声波传入内耳是产生听觉的前提条件。其途径主要有二：①空气传导，即声波经耳郭、外耳道引起鼓膜振动，再经听小骨链、前庭窗进入内耳，这是正常情况下声波传导的主要途径。当听小骨链病变或受损时，鼓膜振动后，通过鼓室内的空气引起第 2 鼓膜振动，经蜗窗再传至内耳。②骨传导，即声波直接引起颅骨振动，继而引起颞骨内的内淋巴振动。正常情况下骨传导敏感性比空气传导要差得多，几乎不能感到其存在。临床上，可通过检查病人空气传导和骨传导受损情况来判断病人听觉障碍产生的部位。

第三节　皮　肤

　　皮肤（skin）是人体最大的器官，覆于全身表面，由表皮和真皮组成，借皮下组织与深部组织相连，此外还有毛、皮脂腺、汗腺和指（趾）甲等附属器。皮肤有屏障、保护、吸收、排泄、感觉、调节体温和参与免疫应答等功能。

一、表　皮

　　表皮（epidermis）在全身各部厚薄不一，眼睑处最薄，手掌和足底处最厚。表皮由角化的复层扁平上皮构成，无血管，营养和代谢物质的运输由真皮内组织液经基膜渗透完成。表皮主要由**角质形成细胞**和**非角质形成细胞**组成，前者是构成表皮的主要细胞，后者数量少，散在分布。

　　1. 表皮的分层和角化　在厚表皮，从基底至表面分 5 层（图 10-12、图 10-13）。

　　（1）**基底层**（stratum basale）：附着于基膜，由一层**基底细胞**构成。细胞呈矮柱状或立方形，胞质强嗜碱性，内含丰富的游离核糖体和角蛋白丝（张力丝）；相邻细胞间借桥粒相连，基底面借半桥粒连于基膜。基底细胞具有活跃的增殖能力，是表皮的干细胞。

　　（2）**棘层**（stratum spinosum）：位于基底层之上，由 4～10 层**棘细胞**构成。细胞较大，呈多边形，表面伸出许多细小的棘状突起。相邻细胞间有大量桥粒。角蛋白丝从核周呈放射状延至桥粒内侧，外皮蛋白沉积于质膜内侧。细胞周边有卵圆形的**板层颗粒**，其内主要为糖脂和胆固醇，以胞吐方式释放至细胞间隙，形成膜

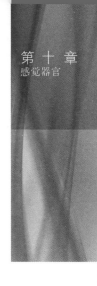

状物,构成表皮渗透屏障的重要成分。

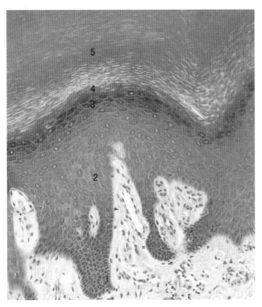

图 10-12　手指掌侧皮肤光镜图(1. 基底层;2. 棘层;3. 颗粒层;4. 透明层;5. 角质层)

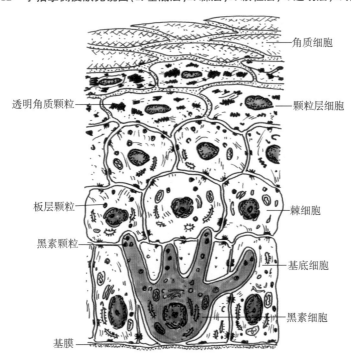

图 10-13　角质形成细胞和黑素细胞超微结构模式图

　　(3)**颗粒层**(stratum granulosum):位于棘层上方,由 3～5 层较扁的梭形细胞构成。此层细胞的胞核和细胞器渐趋退化,胞质内出现许多形状不规则、大小不等、强嗜碱性的**透明角质颗粒**,板层颗粒增多。

183

(4)**透明层**(stratum lucidum)：位于颗粒层上方，由 2～3 层扁平细胞构成。细胞界限不清，胞核和细胞器均消失，呈均质透明状，强嗜酸性，折光度高，超微结构与角质层相似。

(5)**角质层**(stratum corneum)：位于表皮最浅层，由多层扁平的**角质细胞**构成。角质细胞为干硬的死细胞，呈嗜酸性、均质状；胞核和细胞器完全消失，细胞内充填粗大、密集的角蛋白丝束和透明角质颗粒；胞膜内侧因含外皮蛋白而坚固，细胞间隙因含膜状物而牢固。浅表细胞间的桥粒消失，连接松散，片状脱落后形成皮屑。

薄表皮的颗粒层常不明显，缺少透明层，角质层较薄。

表皮结构自基底层至角质层的变化，反映了角质形成细胞增殖、迁移、角化和脱落，与此同步的是角蛋白及其他成分的量和质的变化。表皮更新周期为3～4 周。

2.非角质形成细胞

(1)**黑素细胞**(melanocyte)：胞体散在于基底细胞之间，突起伸入基底细胞与棘细胞之间。胞质内含有特征性的**黑素体**，含酪氨酸酶，能将酪氨酸转变成黑色素，形成黑素颗粒（图 10-13）。黑色素可吸收紫外线，保护深部组织免受辐射损伤。

(2)**朗格汉斯细胞**：源自血液中单核细胞，散在于棘细胞之间，是抗原呈递细胞。

(3)**梅克尔细胞**：分布于基底层，细胞呈扁扇形，有短指状突起，可能是感受触觉刺激的感觉上皮细胞。

二、真 皮

真皮(dermis)位于表皮深部，由致密结缔组织构成，分乳头层和网织层，界限不明显。

1.乳头层(papillary layer) 乳头层紧邻表皮并向表皮突出形成**真皮乳头**，扩大了表皮与真皮的接触面，有利于两者牢固连接和表皮的营养代谢。手指掌侧真皮乳头内含较多的触觉小体。

2.网织层(reticular layer) 网织层位于乳头层深部，较厚，粗大的胶原纤维密集成束，其间夹杂弹性纤维，使皮肤具有良好的韧性和弹性。网织层内有汗腺、皮脂腺、毛囊、血管、淋巴管、神经及环层小体等。

皮下组织(hypodermis)即浅筋膜，位于真皮下方，由疏松结缔组织和脂肪组织构成，将皮肤与深层组织连在一起，使皮肤具有一定的移动性，并有缓冲、保温和储存营养等作用。

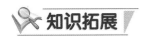

皮内注射、皮下注射和肌内注射

临床护理工作中，除静脉注射、输液外，还常用皮内注射、皮下注射和肌内注射等。皮内注射是将药液注入表皮与真皮之间，常用于过敏试验、预防接种和局部麻醉等；皮下注射是将药液注入皮下疏松结缔组织内，主要用于疫苗和菌苗的预防接种、局部麻醉及某些药物的注射等；肌内注射是将药液通过注射器注入肌组织内，适用于不宜或不能做静脉注射且要求比皮下注射更迅速产生疗效以及注射刺激性较强或药量较大的药物时。

三、皮肤的附属器

1. **毛**（hair） 除手掌和足底等处，毛在人体皮肤均有分布。毛为细丝状的角化结构，由毛干、毛根和毛球组成。**毛干**是露在皮肤外的部分；**毛根**是埋在皮肤内的部分，外包**毛囊**；毛根与毛囊末端膨大形成**毛球**，是毛和毛囊的生长点。毛球基底凹陷，结缔组织随毛细血管和神经突入其内，形成**毛乳头**，有营养毛的作用。毛与皮肤表面成一定角度，在钝角侧的一束斜行平滑肌称**立毛肌**，可使毛竖立，受交感神经支配（图 10-14）。

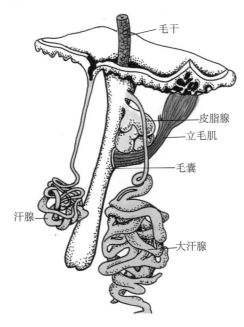

图 10-14 皮肤附属器模式图

2. **皮脂腺**（sebaceous gland） 皮脂腺多位于毛囊与立毛肌之间，包括 2～5 个腺泡和 1 个共同的短导管。腺泡周边为一层较扁小的幼稚细胞，可增殖、分化形成新生腺细胞,并移向腺泡中心,胞质内小脂滴逐渐聚积增多;成熟腺细胞多位于腺泡中央,核逐渐固缩,胞体肿胀、解体,连同脂滴一起排出,即为皮脂,可润滑皮肤、保护毛和抑菌等。皮脂腺的短导管由复层扁平上皮组成,多开口于毛囊上段,少数直接开口于表皮的表面(图10-14)。皮脂腺分泌受性激素的调节。

3. 汗腺(sweat gland) 根据分泌方式、分泌物性质和分布部位,汗腺分为2种:①**外泌汗腺**(eccrine sweat gland),又称**小汗腺**,遍布全身,分泌部位在真皮深部或皮下组织内。腺细胞呈立方或锥体形,导管开口于皮肤表面的汗孔。分泌的汗液有湿润皮肤、调节体温和排除部分代谢产物等作用,并参与调节水和电解质平衡。②**顶泌汗腺**(apocrine sweat gland),又称**大汗腺**,多位于腋窝、乳晕、肛周及会阴等处的真皮或皮下组织内。分泌部由一层立方或矮柱状细胞围成,导管开口于毛囊上段。分泌物浓稠,呈乳状,被细菌分解后常有特殊的气味,俗称"狐臭"。

4. 指(趾)甲 指(趾)甲由甲体及其周围和下面的组织构成,起保护指(趾)末节的作用。**甲体**由多层角化细胞紧密连接而成,其近端埋在皮肤下,称**甲根**。甲体深面的皮肤称**甲床**,周缘的皮肤称**甲襞**,甲体与甲襞间有**甲沟**。甲根附着处的甲床上皮为**甲母质**,是甲的生长区。

小 结

感觉器官是机体感受刺激的装置,包括感受器和附属结构,如视器、前庭蜗器和皮肤等。

视器由眼球和眼副器组成。眼球位于眶内,可接受光波刺激并将其转变为神经冲动,包括眼球壁和眼球内容物。眼球壁由外向内分为纤维膜、血管膜和视网膜。纤维膜分为角膜和巩膜;血管膜分为虹膜、睫状体和脉络膜;视网膜分为盲部和视部,在视部的视神经盘是生理性盲点,其颞侧的黄斑中央凹是感光最敏锐处。眼球内容物包括房水、晶状体和玻璃体,与角膜合称眼的屈光装置,使进入眼球的光线在视网膜上清晰成像。眼副器位于眼球周围,起支持、保护和运动作用,包括眼睑、结膜、泪器和眼球外肌等。

前庭蜗器又称位听器,包括外耳、中耳和内耳。外耳包括耳郭、外耳道和鼓膜。中耳包括鼓室、咽鼓管、乳突窦和乳突小房,鼓室是颞骨岩部内的含气的不规则小腔,与颅底和颈内动、静脉等关系密切。内耳包括骨迷路和膜迷路。骨迷路为骨性隧道,包括耳蜗、前庭和骨半规管,与膜迷路之间充满外淋巴;膜迷路套在骨迷路内,包括椭圆囊和球囊、膜半规管及蜗管,内含内淋巴,内、外淋巴互不相通。椭圆囊和球囊内的椭圆囊斑和球囊斑以及膜半规管内的壶腹嵴均为位觉感受器,蜗管基底膜上有螺旋器(Corti器),是听觉感受器。

皮肤由表皮和真皮组成,借皮下组织与深部组织相连,起屏障、保护、吸收、排泄、感觉、调节体温和参与免疫应答等作用。表皮为角化的复层扁平上皮,主要由角质形成细胞和非角质形成细胞组成。表皮从基底至表面分为基底层、棘层、颗粒层、透明层和角质层;在非角质形成细胞中,黑素细胞可生成黑色素以吸收紫外线,朗格汉斯细胞是抗原呈递细胞,梅克尔细胞可能是感受触觉刺激的感觉上皮细胞。真皮位于表皮深部,由致密结缔组织构成,分乳头层和网织层,界限不明显。皮肤的附属器包括毛、皮脂腺、汗腺和指(趾)甲等。

 思考题

1.简述视器和前庭蜗器的组成。

2.何谓眼的屈光装置?

3.试述内耳的组成及位、听觉感受器的名称和位置。

4.结合所学知识,分析皮内注射和皮下注射的区别。

(庞　刚　李　红　黄大可)

第十一章 神经系统

┃**学习目标**◀

1.掌握：神经系统的区分和常用术语；脊髓的位置、外形和内部结构；脑的分部；脑干的外形及结构配布；小脑的位置和外形；间脑的位置、分部和功能；基底核的组成和功能；内囊的位置和分部；大脑皮质功能定位；脊神经的构成及分支；颈丛、臂丛、腰丛和骶丛的组成、位置及主要分支的分布；脑神经的名称、性质及其连接脑和进出颅腔的部位；交感神经和副交感神经的组成；躯干、四肢的深、浅感觉传导通路；视觉传导通路；锥体束的组成；脑和脊髓的被膜名称、位置；硬膜外隙和蛛网膜下隙的概念；脑的动脉来源、主要分支及分布；大脑动脉环的位置和构成；脑脊液的产生和循环途径。

2.熟悉：神经系统活动方式；脊髓传导束的位置和功能；脑干内神经核概况；小脑内部结构和分叶；背侧丘脑的位置、分部和纤维联系；端脑的外形和分叶；各脑室的位置和通连；大脑髓质纤维的分类；胸神经前支在胸腹壁的节段性分布；12对脑神经的行径、主要分支及分布；内脏运动神经和躯体运动神经的区别；头面部浅感觉传导通路；瞳孔对光反射通路；上、下运动神经元损伤后的表现；硬脑膜的形态特点；硬脑膜窦的名称、位置和血流方向。

3.了解：神经系统的功能及在人体的地位；脑干网状结构的位置及功能；小脑的功能；交感神经与副交感神经的区别；内脏感觉神经和牵涉痛；锥体外系的组成及功能；蛛网膜和软膜的结构特点；脊髓的血管；脑的静脉；血脑屏障的概念。

神经系统(nervous system)包括脑和脊髓以及与之相连的周围神经,是人体各系统中结构和功能最复杂的起主导作用的调节系统,可调控其他系统的活动,使机体成为有机的统一的整体,以适应内、外环境的变化。人类神经系统的结构和功能是通过漫长的进化过程获得的,特别是生产劳动、语言交流和社会活动,使大脑发生了质的变化,不仅具有感觉和运动中枢,更有了语言分析及与思维、意识活动相关的中枢。因此,人脑远远超越了一般动物脑的范畴,不仅能被动地适应环境和认识世界,而且能在一定程度上主观地改造世界。

第一节 概 述

一、神经系统的区分

神经系统分为中枢神经系统和周围神经系统,二者在结构和功能上是一个整体(图 11-1)。**中枢神经系统**(central nervous system)包括位于颅腔内的**脑**和位于椎管内的**脊髓**,**周围神经系统**(peripheral nervous system)包括与脑相连的**脑神经**和与脊髓相连的**脊神经**。周围神经系统也可根据分布对象的不同分为**躯体神经**和**内脏神经**,前者分布于体表、骨、关节和骨骼肌,后者分布于内脏、心血管和腺体;根据功能又可分为将神经冲动自感受器传入中枢的**感觉神经(传入神经)**和将神经冲动自中枢传向外周效应器的**运动神经(传出神经)**。

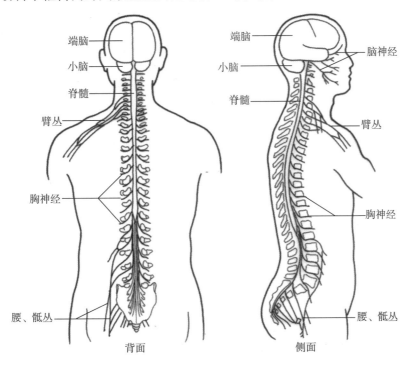

端脑　小脑　脊髓　臂丛　胸神经　腰、骶丛　背面

端脑　小脑　脊髓　脑神经　臂丛　胸神经　腰、骶丛　侧面

图 11-1　神经系统的区分

二、神经系统的活动方式

神经系统的基本活动方式是**反射**(reflex),是指在中枢神经系统的参与下,机体对内、外环境刺激作出的适宜反应,其结构基础为**反射弧**(reflex arc),由感受器、传入神经、中枢、传出神经和效应器组成。只有反射弧完整时,各种反射活动才能进行。临床上常用检查各种反射的方法来协助诊断某些疾病。

189

三、神经系统的常用术语

在神经系统中,神经元胞体和突起在不同部位有不同的集聚方式,故命名为不同的术语。

在中枢神经系统内,神经元胞体和树突在新鲜标本上色泽灰暗,称**灰质**(gray matter);配布在大、小脑表面的灰质称**皮质**(cortex);除皮质以外,形态和功能相似的神经元胞体聚集成团,称**神经核**(nucleus)。在中枢神经系统内,神经纤维的聚集部位在新鲜标本上色泽明亮,称**白质**(white matter);位于大、小脑皮质深部的白质称**髓质**(medulla);白质中,起止、行程和功能相同的神经纤维集合在一起,称**纤维束**(fasciculus)。

在周围神经系统内,神经元胞体的聚集部位称**神经节**(ganglion);神经纤维聚集在一起,并被结缔组织膜包裹,称**神经**(nerve)。

第二节　中枢神经系统

一、脊　髓

脊髓(spinal cord)是中枢神经系统的低级部分,与31对脊神经相连;在正常状态下,其活动受到脑的调控。

1. 位置和外形　脊髓位于椎管内,上端在枕骨大孔处连于延髓,下端在成人约平第1腰椎体下缘,在新生儿可达第3腰椎下缘。脊髓全长42～45 cm,呈前后略扁的圆柱形,有2个膨大,与四肢的出现有关。上方者称**颈膨大**,自第4颈髓节段至第1胸髓节段;下方者称**腰骶膨大**,自第2腰髓节段至第3骶髓节段。脊髓末端变细,呈圆锥状,称**脊髓圆锥**。脊髓圆锥的下端借续自软脊膜的**终丝**附于尾骨的背面,起固定脊髓的作用(图11-2)。

脊髓表面有6条纵贯全长的沟、裂。在脊髓前面正中者称**前正中裂**,在脊髓后面正中者称**后正中沟**;在脊髓前外侧面有1对**前外侧沟**,

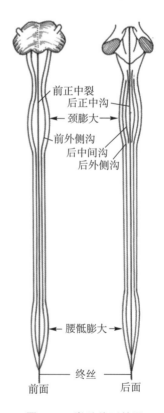

前正中裂
后正中沟
颈膨大
前外侧沟
后中间沟
后外侧沟

腰骶膨大

终丝

前面　　后面

图 11-2　脊髓外形简图

有脊神经前根根丝附着;在脊髓后外侧面有1对**后外侧沟**,有脊神经后根根丝附着。

脊髓两侧连有 31 对脊神经,每对脊神经前、后根根丝的附着处即是 1 个**脊髓节段**,故脊髓共有 31 个节段,即颈髓 8 个节段、胸髓 12 个节段、腰髓 5 个节段、骶髓 5 个节段和尾髓 1 个节段。胚胎早期,脊髓和椎管几乎等长,脊神经根约呈直角与脊髓相连;之后,脊柱生长速度快于脊髓,使各脊髓节段与椎骨的对应关系发生变化,了解这种对应关系,对脊髓病变及手术的定位等具有重要价值。由于脊髓比椎管短,因此腰、骶、尾神经根丝在经相应椎间孔出椎管前,在椎管内围绕终丝下行一段距离,形成**马尾**。

2. **内部结构**　在脊髓水平切面上,可见中央有一细小的**中央管**,贯穿脊髓全长,内含脑脊液;在中央管周围的灰质呈"H"形柱状,白质包绕于灰质周围(图 11-3)。

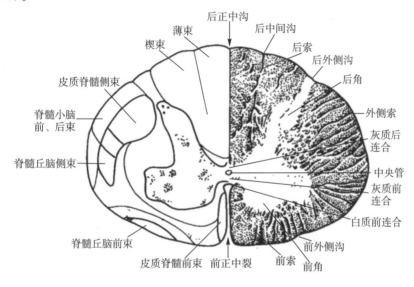

图 11-3　脊髓水平切面

(1)灰质:在水平切面上,每侧灰质前部扩大为**前角**,后部狭细为**后角**;前、后角之间的区域为**中间带**,胸髓和上腰髓($T_1 \sim L_3$)的中间带向外侧伸出**侧角**。中央管前、后方的灰质分别为**灰质前连合**和**灰质后连合**。

前角内含**前角运动神经元**,发出轴突在脊髓前外侧沟穿出,组成脊神经前根,支配躯干肌和四肢肌的随意运动。前角运动神经元主要有大型的 **α-运动神经元**和小型的 **γ-运动神经元**,前者发出的纤维支配梭外肌纤维,引起骨骼肌收缩;后者发出的纤维支配梭内肌纤维,调节肌张力。后角内含联络神经元,主要接受来自后根的传入纤维,发出的纤维经白质前连合交叉到对侧,上行至背侧丘脑。侧角由中、小型细胞组成,是交感神经低级中枢的所在。在 $S_2 \sim S_4$ 节段相当于侧角的位置,由小型神经元组成**骶副交感核**,是副交感神经在脊髓的低级中枢。

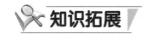 **知识拓展**

脊髓灰质炎

脊髓灰质炎俗称"小儿麻痹症",由感染脊髓灰质炎病毒所致;此种病毒为嗜神经病毒,主要侵犯运动神经元,以脊髓前角运动神经元受损为主,故而得名。前角运动神经元发出纤维支配骨骼肌的随意运动,故前角受损时,其支配的相应骨骼肌出现弛缓性瘫痪,常不对称,腱反射消失,肌张力低下,下肢和较大的肌群更易受累,但无感觉障碍;晚期可出现肌萎缩甚至畸形。脊髓灰质炎曾是严重危害儿童健康的急性传染病,随着口服减毒活疫苗的推广,全球消灭脊髓灰质炎行动取得了令人瞩目的成绩。

(2)白质:每侧白质借脊髓表面的沟、裂分为 3 个索,即前正中裂与前外侧沟之间的**前索**,后正中沟与后外侧沟之间的**后索**,以及前、后外侧沟之间的**外侧索**,在灰质前连合的前方为**白质前连合**。白质内的纤维束包括**上行(感觉)纤维束**、**下行(运动)纤维束**和**脊髓固有束**,后者仅执行节段内或节段间的联系。

1)上行纤维束:主要有薄束、楔束和脊髓丘脑束等。**薄束**(fasciculus gracilis)由同侧第 5 胸节及以下脊神经节细胞的中枢突组成,**楔束**(fasciculus cuneatus)则由同侧第 4 胸节及以上脊神经节细胞的中枢突组成,均在后索内上行,分别止于脑干的薄束核和楔束核。因此,在第 5 胸节以下,后索全部为薄束;第 4 胸节以上,后索内侧部为薄束,外侧部为楔束。薄、楔束分别传导同侧下半身和上半身的意识性本体感觉和精细触觉。**脊髓丘脑束**(spinothalamic tract)起自后角,纤维经白质前连合交叉到对侧,上行于外侧索前部者构成**脊髓丘脑侧束**,传导躯干、四肢的痛觉和温度觉;上行于前索者构成**脊髓丘脑前束**,传导躯干、四肢的粗略触觉和压觉。两束纤维进入脑干后合并上行,止于背侧丘脑。

2)下行纤维束:主要为**皮质脊髓束**(corticospinal tract),起自大脑皮质躯体运动区,下行至延髓锥体交叉处,大部分纤维交叉至对侧,在外侧索后部下行,称**皮质脊髓侧束**;小部分纤维未交叉,在同侧前索内侧部下行,称**皮质脊髓前束**。皮质脊髓束终于脊髓前角运动神经元,管理躯干、四肢骨骼肌的随意运动。

3.**功能** 脊髓作为低级中枢,灰质内有许多反射中枢,可完成一些反射活动,如骶髓内的排便中枢、脊髓侧角内的血管舒缩中枢和腰髓内的膝反射中枢等。脊髓还具有重要的传导功能,通过上行纤维束将外周感觉信息和脊髓自身的信息传入高级中枢,通过下行纤维束接受高级中枢的调控,完成高级中枢的功能。

二、脑

脑(brain)是中枢神经系统的高级部分,位于颅腔内,一般分为端脑、间脑、中脑、小脑、脑桥和延髓 6 部,通常将中脑、脑桥和延髓合称为脑干(图 11-4、图 11-5)。

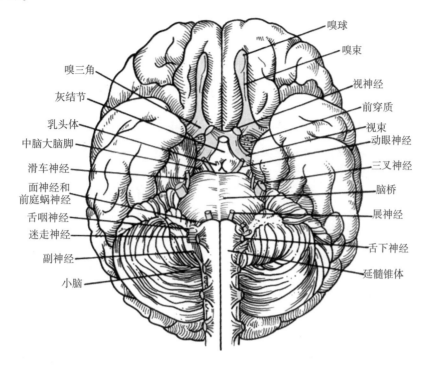

图 11-4　脑的下面

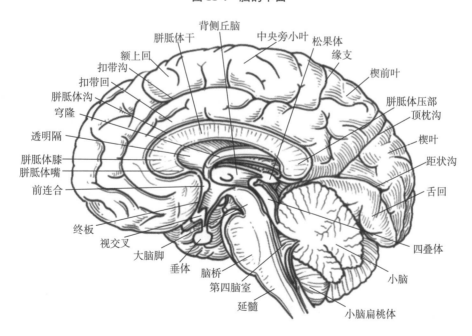

图 11-5　脑的正中矢状切面

1. 脑干（brain stem）　脑干位于颅后窝前部，上接间脑，下续脊髓，前邻斜坡，后连小脑。

（1）外形：脑干自下而上由延髓、脑桥和中脑组成。延髓、脑桥和小脑之间围成第四脑室（图 11-6）。

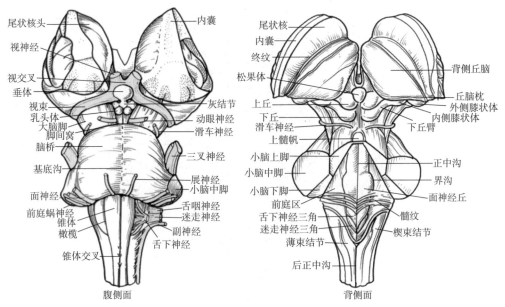

图 11-6　脑干的外形

1）**延髓**（medulla oblongata）：形似倒置的圆锥体，下部与脊髓外形相似，内有中央管，表面有与脊髓相续的同名沟、裂；上部膨大，中央管向背侧开放形成第四脑室下部。延髓下端在枕骨大孔处与脊髓相续，上端在腹侧面以**延髓脑桥沟**、背侧面以**髓纹**与脑桥相分界。

在延髓腹侧面的上部，前正中裂两侧有纵行隆起，称**锥体**，主要由皮质脊髓束构成。皮质脊髓束的大部分纤维在锥体下方交叉，形成发辫样的**锥体交叉**。锥体背外侧有呈卵圆形隆起的**橄榄**，两者间的前外侧沟内有舌下神经根；在橄榄背侧，自上而下依次有舌咽、迷走和副神经根。延髓背侧面的上部构成菱形窝的下半；在下部、后正中沟两侧，各有 2 个纵行隆起，即内侧的**薄束结节**和外侧的**楔束结节**，深面分别有薄、楔束核。楔束结节上外侧有**小脑下脚**。

2）**脑桥**（pons）：腹侧面膨隆，称脑桥基底部，其上缘与中脑的大脑脚相连，下缘与延髓以延髓脑桥沟为界，沟内由内侧向外侧依次连有展、面和前庭蜗神经根，面神经和前庭蜗神经根所在处恰为延髓、脑桥和小脑的交角处，称**脑桥小脑三角**。基底部正中的纵行浅沟称**基底沟**，容纳基底动脉。基底部向后外侧变窄，移行为**小脑中脚**，两者交界处连有三叉神经根。

脑桥背侧面构成菱形窝的上半，**小脑上脚**构成窝的外侧壁。

3）**中脑**（mesencephalon）：腹侧面有一对粗大的纵行柱状隆起，称**大脑脚**；两脚间的凹陷为**脚间窝**，其下部连有动眼神经根。背侧面有两对圆形隆起，分别为**上丘**和**下丘**，上、下丘分别借上、下丘臂与间脑相连。在下丘下方，连有滑车神经根。中脑的内腔称**中脑水管**。

4）**第四脑室**（fourth ventricle）：位于脑桥、延髓和小脑之间，形如四棱锥体形。顶朝向小脑，底即**菱形窝**，由延髓上半部和脑桥背侧面共同形成。第四脑室向下与延髓和脊髓的中央管相通，向上与中脑水管相通，向后外侧借 1 个**正中孔**和 2 个**外侧孔**与蛛网膜下隙相通。

（2）内部结构：脑干由灰质、白质和网状结构组成。

1）**灰质**：呈分散的团块，并未形成连续的灰质柱，包括脑神经核和非脑神经核。

脑神经核是第Ⅲ～Ⅻ对脑神经的起始或终止核，分为躯体运动核、内脏运动核、躯体感觉核和内脏感觉核，其名称和位置与相连脑神经的名称和连脑部位大致对应，如**动眼神经核**发出纤维加入动眼神经，支配大部分眼球外肌；**面神经核**发出纤维加入面神经，主要支配表情肌；**三叉神经脑桥核**接受三叉神经的传入纤维，传导头面部的触、压觉。

非脑神经核与脑神经不直接相关，作为脑干低级中枢或上、下行通路的中继站，常与其他脑部或脊髓有广泛联系，如延髓内的**薄束核和楔束核**分别是薄束和楔束的终止核，传导躯干、四肢的本体感觉和精细触觉；中脑内的**红核**参与对躯体运动的控制，**黑质**含有大量多巴胺能神经元，投射至新纹状体。临床上可因黑质病变导致多巴胺减少，从而引发震颤麻痹。

2）**白质**：主要由长的上、下行纤维束组成，多位于脑干的腹外侧部。

上行纤维束主要有内侧丘系、脊髓丘系和三叉丘系等。①**内侧丘系**（medial lemniscus），薄、楔束核发出的纤维经中央管腹侧交叉至对侧，在中线两侧上行，形成内侧丘系，向上终于背侧丘脑腹后外侧核，传导对侧躯干、四肢的本体感觉和精细触觉。②**脊髓丘系**，即**脊髓丘脑束**，在内侧丘系的背外侧上行，终于背侧丘脑腹后外侧核，传导对侧躯干、四肢的痛觉、温度觉、粗略触觉和压觉。③**三叉丘系**（trigeminal lemniscus），由三叉神经感觉核发出的大部分纤维交叉至对侧，在内侧丘系的背外侧上行，组成三叉丘系，终于背侧丘脑腹后内侧核，传导对侧头面部的触觉、压觉、痛觉和温度觉。

下行纤维束主要是锥体束。**锥体束**（pyramidal tract）发自大脑皮质躯体运动区，经内囊、大脑脚、脑桥基底部和延髓锥体下行，包括至脊髓的**皮质脊髓束**和至脑干脑神经运动核的**皮质核束**（**皮质延髓束**），主要控制全身骨骼肌的随意运动。

3）**网状结构**：在脑干内，纵横交织的纤维间散布着大小不等的神经核团，这些区域称**网状结构**。其在进化上较古老，保持着多突触联系的形态特点。网状结构接受传入的各种感觉信息,传出纤维直接或间接地与中枢神经系统的各级水平相联系。

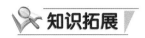 **知识拓展**

上行网状激动系统

脑干内,各种上行的感觉纤维束均有侧支进入脑干网状结构,并由此发出纤维上行终止于背侧丘脑的非特异性核团和下丘脑。这样,各种特异性的痛觉、温度觉、视觉、听觉、嗅觉等信息转化为非特异性信息,广泛投射至大脑皮质。脑干网状结构及其相关结构组成上行网状激动系统,可使大脑皮质保持适度的意识和清醒,从而保持对各种传入信息的良好感知能力。此系统一旦受损,会导致不同程度的意识障碍,如昏睡等。

2.**小脑**(cerebellum) 小脑位于颅后窝的后部,上方借小脑幕与枕叶下面相隔,前下方借小脑上、中、下脚与脑干相连。小脑中间部缩窄,称**小脑蚓**;两侧部膨大,称**小脑半球**。在小脑半球下面的前内侧、小脑蚓旁有一突出部,称**小脑扁桃体**,紧邻延髓和枕骨大孔两侧。当颅内压增高时,小脑扁桃体可被挤压而嵌入枕骨大孔,形成枕骨大孔疝,或称小脑扁桃体疝,压迫延髓,危及生命(图 11-7)。

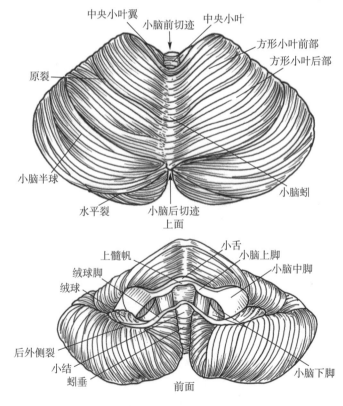

图 11-7 小脑的外形

小脑表面的灰质称**小脑皮质**，深面的白质称**小脑髓质**。在髓质深部的灰质核团称**小脑核**，共 4 对，从内侧向外侧依次为**顶核**、**球状核**、**栓状核**和**齿状核**（图11-8）。

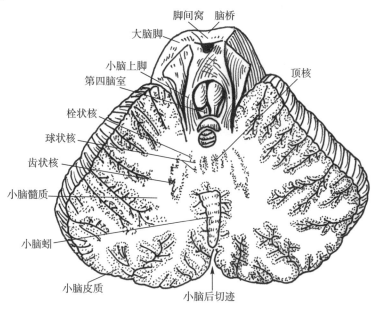

图 11-8　小脑水平切面(示小脑核)

小脑表面有许多平行的浅沟，将小脑分为许多狭长的小脑叶片。其中在小脑上面前、中 1/3 交界处有呈"V"字形的深沟，称**原裂**；小脑下面还有一条深沟，称**后外侧裂**。小脑据此分为 3 叶：①**绒球小结叶**，位于小脑下面的前部，包括小脑半球上的**绒球**和小脑蚓前端的**小结**，其间以**绒球脚**相连。②**前叶**，原裂和后外侧裂之前的部分。③**后叶**，原裂和后外侧裂之后的部分。前、后叶合称**小脑体**，由内侧向外侧可分为蚓部、中间部和外侧部。在种系发生上，绒球小结叶出现最早，称**原小脑（前庭小脑）**；蚓部和中间部发生较晚，组成**旧小脑（脊髓小脑）**；外侧部出现最晚，称**新小脑（大脑小脑）**。

小脑是重要的运动调节中枢，主要接受大脑、脑干和脊髓的相关运动信息，传出纤维也与运动中枢有关。原小脑的功能是维持身体平衡、协调眼球运动，旧小脑的功能是调节肌张力，新小脑的功能是调节骨骼肌的随意运动。

3. 间脑（diencephalon）　间脑位于中脑与端脑之间，大部分被端脑遮盖，仅部分腹侧面露于脑底。间脑可分为背侧丘脑、后丘脑和下丘脑等，其中间的窄腔称第三脑室（图 11-9）。

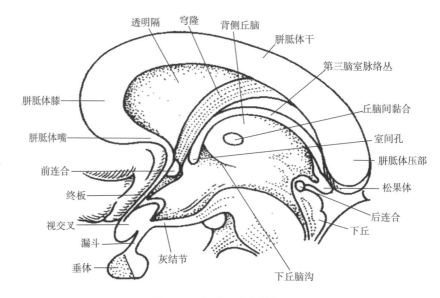

图 11-9　间脑正中矢状切面

（1）**背侧丘脑**（dorsal thalamus）：又称**丘脑**，为一对卵圆形灰质团块，借丘脑间黏合相连，前端突起称**丘脑前结节**，后端膨大称**丘脑枕**。

背侧丘脑内部有一白质构成的**内髓板**，水平切面上呈"Y"形，将背侧丘脑分隔为**前核群**、**内侧核群**和**外侧核群**（图 11-10）。外侧核群又分为背侧组和腹侧组，腹侧组由前向后分为**腹前核**、**腹外侧核**和**腹后核**。腹前核和腹外侧核主要接受小脑齿状核、苍白球及黑质的传入纤维，发出的纤维投射至躯体运动中枢，调节躯体运动；腹后核包括**腹后内侧核**和**腹后外侧核**，前者接受三叉丘系和味觉纤维，后者接受内侧丘系和脊髓丘系的纤维。

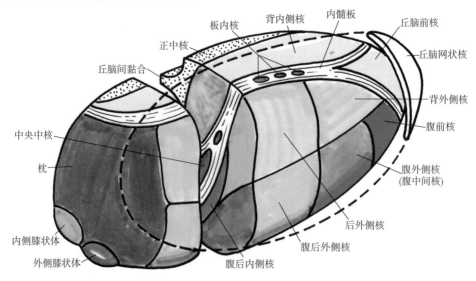

图 11-10　背侧丘脑核团模式图

（2）**后丘脑**(metathalamus)：位于丘脑枕的后下方，包括**内侧膝状体**和**外侧膝状体**，分别是听觉和视觉传导通路的最后中继站。

（3）**下丘脑**(epithalamus)：位于背侧丘脑下方，其下面由前向后包括**视交叉**、**灰结节**和**乳头体**等，灰结节向下经**漏斗**与**垂体**相连。下丘脑内的核团众多，纤维联系复杂，主要核团有位于视交叉上方的**视上核**和位于第三脑室侧壁的**室旁核**，前者合成加压素，后者合成催产素，经神经纤维束输送至神经垂体，再释放入血。

下丘脑是神经内分泌中心，通过与垂体的密切联系，将神经调节与体液调节融为一体，调节机体的内分泌活动。下丘脑也是皮质下自主神经活动的高级中枢，涉及功能极为广泛，对体温、摄食、生殖、水盐平衡和内分泌活动等进行广泛的调节。此外，还参与情绪行为和昼夜节律等的调节。

（4）**第三脑室**(third ventricle)：位于两侧背侧丘脑和下丘脑之间的窄腔，向前经室间孔通侧脑室，向后经中脑水管通第四脑室。

4.**端脑**(telencephalon)　端脑是脑的最高级部位，由左、右侧**大脑半球**借胼胝体连接而成。两侧大脑半球之间的深裂称**大脑纵裂**，裂底为**胼胝体**。大脑半球与小脑之间为**大脑横裂**。

（1）大脑半球的外形和分叶：每侧大脑半球分为上外侧面、内侧面和下面。大脑半球表面凹凸不平，凹陷处称**沟**，沟与沟之间的隆起称**回**。大脑半球上有 3 条恒定的沟，分别是：①**外侧沟**，起自大脑半球下面，转入上外侧面，行向后上方。②**中央沟**，位于上外侧面，自大脑半球上缘中点稍后方向前下方斜行，几达外侧沟。③**顶枕沟**，位于大脑半球内侧面后部，自胼胝体后端稍后方，斜向后上方，并略转至上外侧面。每侧大脑半球借这 3 条叶间沟分为 5 叶，即在外侧沟上方、中央沟之前的**额叶**和中央沟之后的**顶叶**、外侧沟下方的**颞叶**、顶枕沟后方的**枕叶**以及外侧沟深面的**岛叶**（图 11-4、图 11-5、图 11-11、图 11-12）。

在大脑半球上外侧面，中央沟前方有与之平行的**中央前沟**，两沟间为**中央前回**；中央前沟向前有近水平走行的**额上沟**和**额下沟**，从而将中央前沟之前的额叶部分分为**额上、中、下回**。中央沟后方亦有与之平行的**中央后沟**，两沟间为**中央后回**；中央后沟后方有一前后方向的**顶内沟**，将中央后沟之后的顶叶部分分为**顶上小叶**和**顶下小叶**；顶下小叶又分为**缘上回**和**角回**，分别包绕外侧沟和颞上沟的后端。在外侧沟下方有与之平行的**颞上沟**和**颞下沟**，将颞叶外侧面分为**颞上、中、下回**，在颞上回后部、外侧沟下壁处有数条斜行的短回，称**颞横回**。

在大脑半球内侧面，中部有前后方向上略呈弓形的**胼胝体**，其背面的环行沟称**胼胝体沟**；此沟上方有与之平行的**扣带沟**，两沟间为**扣带回**。扣带沟后端转向背侧，称**边缘支**。边缘支之前为中央前、后回向大脑半球内侧面的延续部，合称**中央旁小叶**。在胼胝体后下方，有弓形的**距状沟**伸向枕叶后端，此沟中部与顶枕沟相连。距状沟将枕叶内侧面分为上方的楔叶和下方的舌回。

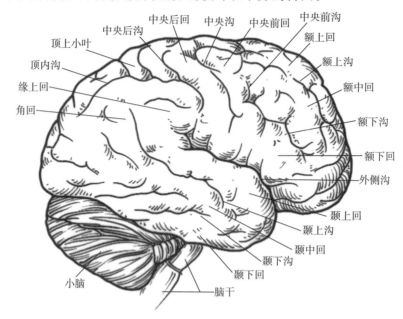

图 11-11 大脑半球上外侧面

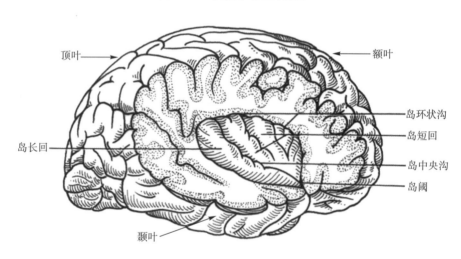

图 11-12 岛 叶

　　在大脑半球下面,额叶下方有纵行的**嗅束**,前端膨大为**嗅球**,后端扩大为**嗅三角**。在颞、枕叶下面有 2 条与大脑半球下缘大致平行的沟,即内侧的**侧副沟**和外侧的**枕颞沟**。侧副沟内侧为**海马旁回**,其前端弯曲,称**钩**;侧副沟外侧以枕颞沟为界,分为**枕颞内、外侧回**。海马旁回内侧为**海马沟**,在沟的上方有较窄的**齿状回**;在此回的外侧,侧脑室下角底壁上的弓形隆起称**海马**。海马和齿状回合称**海马结构**。

　　(2)大脑半球的内部结构:大脑半球表面的灰质称**大脑皮质**,深部的白质称**大**

脑髓质,位于白质内的灰质团块称**基底核**,大脑半球内部的腔隙称**侧脑室**。

1)**大脑皮质**:是覆于大脑半球表面的灰质,从种系发生角度,可分为**原皮质**(海马、齿状回)、**旧皮质**(嗅脑)和**新皮质**(除原、旧皮质以外的部分)。原皮质和旧皮质均为3层结构,新皮质则为6层结构。大脑皮质根据各部细胞的纤维构筑可分为若干区,目前一般采用 Brodmann 分区,将大脑皮质分为52区。

2)**基底核**(basal nuclei):位于大脑髓质内,位置靠近脑底,包括纹状体、屏状核和杏仁体(图11-13)。①**纹状体**(corpus striatum),由豆状核和尾状核组成,在前端相互连接。**豆状核**(lentiform nucleus)位于岛叶深面、背侧丘脑外侧,借2个白质板将其分为3部,外侧部最大,称**壳**,内侧两部合称**苍白球**。**尾状核**(caudate nucleus)位于背侧丘脑背外侧,弯曲如弓形,分头、体、尾3部。在种系发生上,苍白球较古老,称**旧纹状体**;尾状核和壳是较新的结构,合称**新纹状体**。纹状体是锥体外系的组成部分,在调节躯体运动中起重要作用。②**屏状核**(claustrum),位于岛叶皮质与豆状核之间,功能未明。③**杏仁体**(amygdaloid body),位于侧脑室下角前端上方,连于尾状核末端,与内脏活动调节等有关。

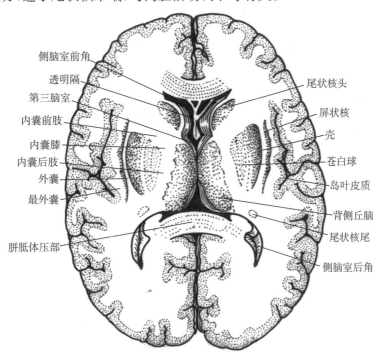

图11-13 基底核、背侧丘脑和内囊

3)**大脑髓质**:位于皮质深面,由大量纤维束构成,可分为3类(图11-5、图11-13)。

联络纤维是联系同侧大脑半球内各部分皮质的纤维,如钩束和上、下纵束等。

连合纤维是联系两侧大脑半球皮质的纤维,如联系两侧大脑半球新皮质的**胼胝体**(corpus callosum),其位于大脑纵裂底部,在正中矢状切面上由前向后分为嘴、膝、干、压 4 部；在水平切面上，其纤维在两侧大脑半球内向前、后、左、右辐射，广泛联系额、顶、枕、颞叶。

投射纤维是联系大脑皮质与皮质下各中枢的上、下行纤维，这些纤维绝大部分通过内囊。**内囊**（internal capsule）是位于背侧丘脑、尾状核与豆状核之间的白质板，在水平切面上呈向外侧开放的"V"字形，分为 3 部：①**内囊前肢**，位于豆状核与尾状核之间，有丘脑前辐射等通过。②**内囊膝**，即"V"字形转角处，介于前、后肢之间，有皮质核束通过。③**内囊后肢**，位于豆状核和背侧丘脑之间，有皮质脊髓束、丘脑中央辐射、视辐射和听辐射等通过（图 11-14）。

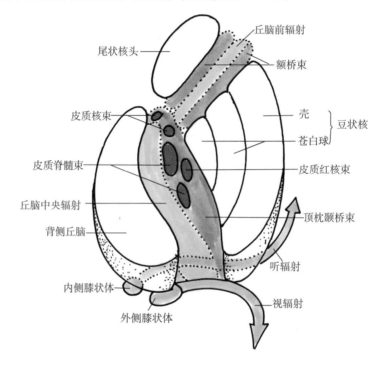

图 11-14 内囊模式图

案例分析

案例：病人，男，71 岁，因与邻居口角时突发倒地、意识不清 3 h 入院，既往曾有高血压病史 10 余年，服用降压药时断时续。入院体检：BP168/89 mmHg，呈轻度嗜睡状态，双侧瞳孔等大等圆，直径 3 mm，对光反射存在；左侧上、下肢肌张力低下，肌力 3 级。急诊 CT 示右侧内囊和基底核区出血。给予脱水降颅压及对症治疗。

分析：脑出血是临床上较为常见的危急重症，发病原因与高血脂、糖尿病、高血压等密切相关，常因情绪激动、用力过度、饮酒或气候变化等而诱发，早期死亡率高，幸存者多留有不同程度的运动、认知或言语、吞咽障碍等后遗症。该患者为内囊和基底核区出血。内囊是感觉和运动传导通路高度集中的部位，人体的浅、深感觉和视觉分别经丘脑中央辐射和视辐射投射至大脑皮质躯体感觉区和视觉区,大脑皮质下达的指令经锥体束(包括皮质核束和皮质脊髓束)至脑干躯体运动核和脊髓前角运动神经元,以支配骨骼肌随意运动。因此一旦内囊发生广泛性损伤,症状多数较重,可因丘脑中央辐射受损而出现对侧偏身感觉丧失,锥体束受损而出现对侧偏瘫,视辐射受损而出现双眼同向性偏盲,即"三偏征"。

4)**侧脑室**(lateral ventricle):位于大脑半球内,左右各一,可分为4部,即顶叶内的**中央部**、伸入额叶内的**前角**、伸入枕叶内的**后角**和伸入颞叶内的**下角**(图11-15)。在中央部和下角内有脉络丛,是产生脑脊液的主要部位。侧脑室的脑脊液经**室间孔**流入第三脑室。

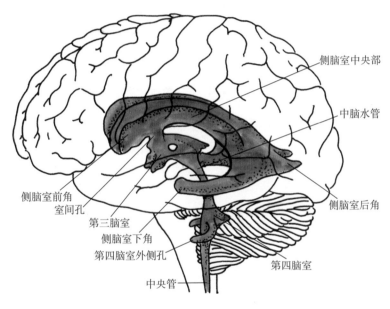

图11-15 脑室投影图

(3)**大脑皮质功能定位**:大脑皮质是高级神经活动的物质基础,机体各种功能活动的最高中枢在大脑皮质均有定位,形成许多具有特定功能的重要中枢。中枢以外还存在广泛的脑区,可对各种信息进行加工、整合,以完成高级神经精神活动,而不局限于某种特定功能,称联络区。

1)**第Ⅰ躯体运动区**:位于中央前回和中央旁小叶前部,管理全身骨骼肌的运动,其特点为:①上下颠倒,但头部是正的,即中央旁小叶前部和中央前回最上部与下肢运动有关,中央前回中部与躯干和上肢运动有关,中央前回下部与面、舌、咽、喉运动有关。②左右交叉,即一侧运动区控制对侧肢体的运动,但与联合运动有关的肌则受双侧运动区支配,如眼球外肌、咽喉肌和咀嚼肌等。③身体各部投影区的大小与各部形体大小无关,而取决于功能的重要性和复杂程度(图11-16)。

203

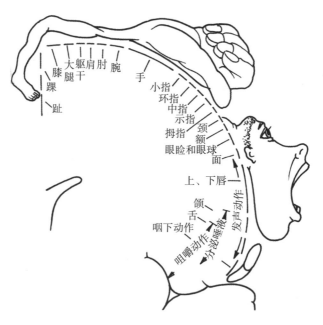

图 11-16　人体各部在第Ⅰ躯体运动区的定位

2）**第Ⅰ躯体感觉区**：位于中央后回和中央旁小叶后部，管理对侧半身的浅、深感觉，身体各部的投影特点与第Ⅰ躯体运动区相似：①上下颠倒，但头部是正的。②左右交叉。③身体各部投影区的大小取决于该部感觉敏感程度（图 11-17）。

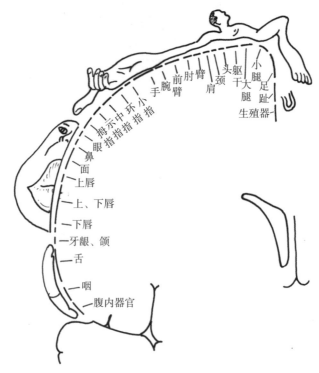

图 11-17　人体各部在第Ⅰ躯体感觉区的定位

3)**视区**:位于距状沟上、下方的枕叶皮质,接受来自外侧膝状体的投射纤维,一侧视区接受双眼同侧半视网膜传来的冲动,故损伤一侧视区可致双眼对侧视野的同向性偏盲。

4)**听区**:位于颞横回,接受来自内侧膝状体的投射纤维,一侧听区接受来自双耳的神经冲动,故损伤一侧听区可致双耳听力下降,但不会完全耳聋。

5)**语言中枢**:在社会历史发展中,人类逐渐形成了语言功能,这是人类大脑皮质所特有的。语言中枢主要有 4 个:①**运动性语言区**,位于额下回后部,若此区受损,病人能发音,但不能说出有意义的语言,称运动性失语症。②**书写区**,位于额中回后部,若此区受损,手的运动功能保存,但不能完成写字、绘图等精细动作,称失写症。③**听觉性语言区**,位于颞上回后部,若此区受损,病人能听见别人讲话,但不能理解讲话的意思,自己讲话也同样不能理解,故常答非所问,称感觉性失语症。④**视觉性语言区**,位于角回,若此区受损,视觉无障碍,但不能理解文字、符号的意义,称失读症。

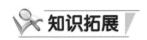

优势半球

人类在长期的进化和发展过程中,大脑皮质的结构和功能得到高度进化。由于人们常用右手劳动(右利手者),使得语言中枢多位于左侧大脑半球,故将其称为语言区的"优势半球"。左、右侧大脑半球在外形和功能上基本相同,但却各有优势,如左侧大脑半球与语言、意识、数学分析等密切相关,右侧大脑半球则与非语言信息、音乐、图像和时空概念等密切相关。因此,在幼年时期注意左、右侧大脑半球的同步利用和开发,有助于充分发挥和利用人脑的潜在功能。

第三节　周围神经系统

周围神经系统是指中枢神经系统以外的神经成分,包括与脊髓相连的脊神经和与脑相连的脑神经;根据分布对象的不同,周围神经系统又可分为分布于体表、骨、关节和骨骼肌的**躯体神经**和分布于内脏、心血管和腺体的**内脏神经**。为了方便学习理解,一般按脊神经、脑神经和内脏神经 3 部分叙述。

脊神经和脑神经所含纤维成分可分为 4 种:①**躯体感觉纤维**,分布于皮肤、肌、腱、关节和口、鼻腔黏膜以及视器和前庭蜗器。②**内脏感觉纤维**,分布于内脏、心血管和腺体。③**躯体运动纤维**,支配全身骨骼肌的随意运动。④**内脏运动纤维**,支配平滑肌和心肌的运动,控制腺体的分泌(图 11-18)。

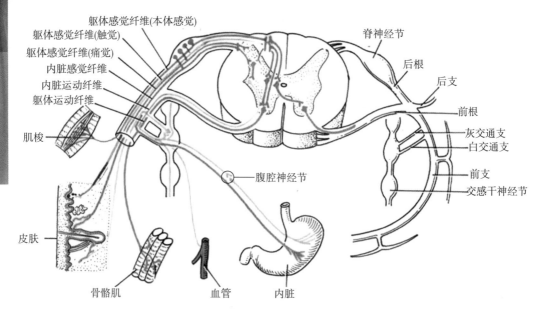

躯体感觉纤维(本体感觉)
躯体感觉纤维(触觉)
躯体感觉纤维(痛觉)
内脏感觉纤维
内脏运动纤维
躯体运动纤维
肌梭
皮肤
骨骼肌
血管
内脏
腹腔神经节
脊神经节
后根
后支
前根
灰交通支
白交通支
前支
交感干神经节

图 11-18　脊神经的组成、分支和分布示意图

一、脊神经

脊神经(spinal nerve)共 31 对,包括**颈神经** 8 对、**胸神经** 12 对、**腰神经** 5 对、**骶神经** 5 对和**尾神经** 1 对。每对脊神经借运动性的**前根**和感觉性的**后根**与脊髓相连,两根在椎间孔处合成一条脊神经干,故脊神经为混合性的。脊神经后根在椎间孔附近有椭圆形的膨大,称**脊神经节**。脊神经干很短,出椎间孔后立即分为前支、后支、交通支和脊膜支(图 11-18)。**前支**粗大,为混合性,分布于躯干前外侧和四肢的肌和皮肤;除胸神经前支保持原有的节段性分布外,其余脊神经前支分别交织形成颈丛、臂丛、腰丛和骶丛,由丛再发出分支分布。**后支**多较细,为混合性,经相邻横突之间或骶后孔向后,分布于背部的肌和皮肤。**交通支**连于脊神经与交感干之间。**脊膜支**经椎间孔返回椎管,分布于脊髓被膜、韧带等。

1.**颈丛**(cervical plexus)　颈丛由第 1~4 颈神经前支交织而成,位于胸锁乳突肌上部的深面。其分支主要有皮支和肌支等。

(1)皮支:包括**枕小神经**、**耳大神经**、**颈横神经**和**锁骨上神经**,集中于胸锁乳突肌后缘中点附近浅出,呈放射状分布于枕部、耳后、颈前部和肩部的皮肤(图11-19)。颈丛皮支的浅出部位是颈部浅层结构浸润麻醉的重要阻滞点。

(2)**膈神经**(phrenic nerve):发出后,经前斜角肌表面下行,穿锁骨下动、静脉之间入胸腔,行于纵隔胸膜与心包之间,经肺根前方下行入膈。膈神经的感觉纤维分布于心包、胸膜和膈下面的部分腹膜,运动纤维支配膈的舒缩。刺激膈神经可产生呃逆,受损后可致同侧半膈瘫痪,腹式呼吸减弱或消失甚或有窒息感。

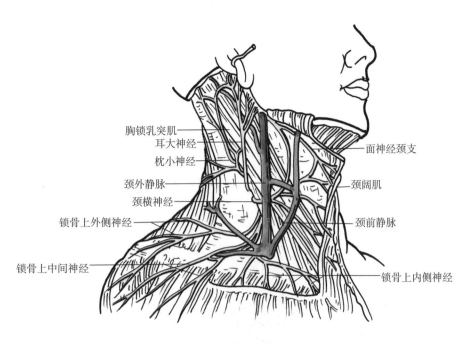

图 11-19 颈丛皮支的分布

胸锁乳突肌
耳大神经
枕小神经
颈外静脉
颈横神经
锁骨上外侧神经
锁骨上中间神经
面神经颈支
颈阔肌
颈前静脉
锁骨上内侧神经

2. **臂丛**（brachial plexus） 臂丛由第 5~8 颈神经前支和第 1 胸神经前支的大部分交织而成，穿斜角肌间隙，经锁骨后方入腋窝。在行程中，臂丛的 5 个神经根反复交织，最后围绕腋动脉形成内侧束、外侧束和后束，由束再发出分支（图 11-20）。

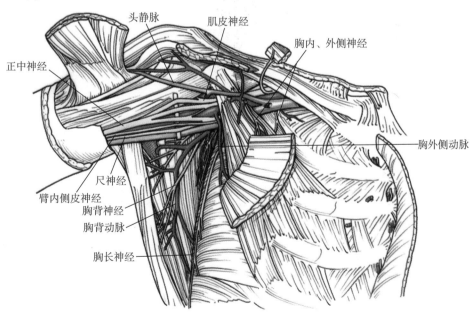

头静脉　肌皮神经
正中神经
胸内、外侧神经
尺神经
臂内侧皮神经
胸背神经
胸背动脉
胸长神经
胸外侧动脉

图 11-20 臂丛及其分支

（1）**胸长神经**（long thoracic nerve）：伴胸外侧动脉沿前锯肌表面下行，分布于前锯肌和乳房外侧份。

（2）**胸背神经**（thoracodorsal nerve）：伴肩胛下动脉沿肩胛骨外侧缘下行，分布于背阔肌。

（3）**胸内、外侧神经**：分别发自臂丛内、外侧束，支配胸大、小肌（图 11-20）。

（4）**腋神经**（axillary nerve）：发自后束，伴旋肱后血管向后，穿腋窝后壁的四边孔，绕肱骨外科颈至三角肌深面，支配三角肌和小圆肌等。

（5）**肌皮神经**（musculocutaneous nerve）：发自外侧束，向外侧斜穿喙肱肌，分支支配臂肌前群，并发出**前臂外侧皮神经**分布于前臂外侧皮肤（图 11-21）。

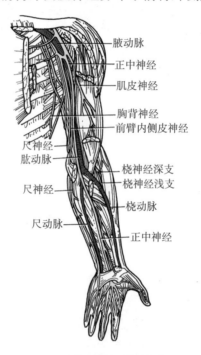

右侧标注（自上而下）：
腋动脉
正中神经
肌皮神经
胸背神经
前臂内侧皮神经
桡神经深支
桡神经浅支
桡动脉
正中神经

左侧标注（自上而下）：
尺神经
肱动脉
尺神经
尺动脉

图 11-21 上肢的神经（左侧，前面）

（6）**正中神经**（median nerve）：由分别发自内、外侧束的两根汇合而成，伴肱动脉在肱二头肌内侧下行至肘窝，再沿前臂正中下行，经腕管至手掌。正中神经在臂部无分支；在肘部和前臂部，肌支支配除肱桡肌、尺侧腕屈肌和指深屈肌尺侧半以外的前臂肌前群；在手部，肌支支配第 1、2 蚓状肌和鱼际肌（拇收肌除外），皮支主要分布于手掌面桡侧皮肤等（图 11-21、图 11-22）。

（7）**尺神经**（ulnar nerve）：发自内侧束，沿肱二头肌内侧下行，经尺神经沟转至前臂部的前内侧份，伴尺动脉至手部。尺神经在臂部无分支；在前臂部，肌支支配尺侧腕屈肌和指深屈肌尺侧半；在手部，肌支支配拇收肌、小鱼际肌和全部骨间肌等，皮支分布于手掌面和背面的尺侧皮肤（图 11-21、图 11-22）。

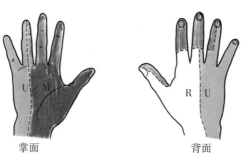

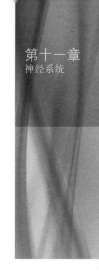

掌面　　　　　　　　　　背面

图 11-22　手部皮肤的神经分布(M. 正中神经；U. 尺神经；R. 桡神经)

（8）**桡神经**（radial nerve）：发自后束，伴肱深动脉沿桡神经沟行向下外侧，在肱骨外上髁前方分为浅支和深支。桡神经在臂部发出肌支支配肱三头肌和肱桡肌等，皮支分布于臂部和前臂部后面皮肤；桡神经浅支分布于手背面桡侧皮肤，深支支配前臂肌后群（图 11-21、图 11-22）。

案例分析

案例：骨科护士小张在值班时，先后来了 3 位肱骨骨折病人，但却有不同的临床表现，其中一位病人肩部原有的圆隆外形消失，另一位则表现为"爪形手"，还有一位则在抬起前臂时呈"垂腕"状。

分析：骨折是指骨结构的连续性完全或部分断裂，常因直接或间接暴力所致。肱骨骨折常为肱骨外科颈、肱骨干或肱骨髁上骨折等，因附着在肱骨上的骨骼肌收缩等可致成角畸形，并可累及骨折部位附近的血管、神经。肱骨外科颈骨折、肩关节脱位或腋杖使用不当等可合并腋神经损伤而致三角肌瘫痪，表现为"方形肩"、臂不能外展、肩部和臂外侧上部皮肤感觉障碍；桡神经在肱骨中段后面紧贴桡神经沟旋向下外侧，故肱骨干骨折可合并桡神经损伤，导致前臂肌后群瘫痪，表现为抬前臂时呈"垂腕"状，感觉障碍以第 1、2 掌骨间背面皮肤（"虎口区"）最明显；肱骨髁上骨折则易累及位于肱骨内上髁后方尺神经沟内的尺神经，运动障碍表现为屈腕力减弱、环指和小指指骨间关节不能屈曲、小鱼际和骨间肌萎缩、拇指不能内收、各指不能相互靠拢、各掌指关节过伸等（"爪形手"），感觉障碍则为手掌面和背面内侧缘皮肤感觉丧失。

3. 胸神经前支　胸神经前支共 12 对，第 1～11 对行于相应肋间隙，称**肋间神经**（intercostal nerve）；第 12 对行于第 12 肋下方，称**肋下神经**（subcostal nerve）。胸神经前支发出肌支支配肋间肌和腹肌前外侧群，皮支分布于胸、腹壁皮肤及壁胸膜和壁腹膜。

胸神经前支在胸、腹壁皮肤的分布具有明显的节段性，自上而下按顺序依次排列，如 T_2 分布区相当于胸骨角平面，T_4 相当于乳头平面，T_6 相当于剑突平面，T_8 相当于肋弓平面，T_{10} 相当于脐平面，T_{12} 相当于脐与耻骨联合连线中点平面（图

11-23）。临床上，常以躯干皮肤感觉障碍分布区来确定麻醉平面或推断脊髓损伤平面等。

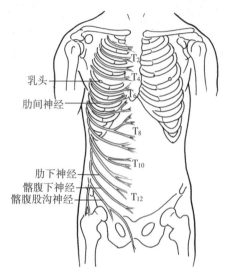

图 11-23　躯干皮神经的节段性分布

4. **腰丛**（lumbar plexus）　腰丛由第 12 胸神经前支的一部分、第 1～3 腰神 3 经前支和第 4 腰神经前支的一部分交织而成，位于腰大肌深面、腰椎横突的前方（图 11-24）。

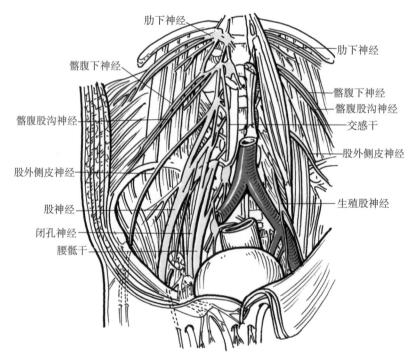

图 11-24　腰丛及其分支

(1)**髂腹下神经**(iliohypogastric nerve)和**髂腹股沟神经**(ilioinguinal nerve)：两者相伴自腰大肌外侧缘穿出，行向下外侧，由腹后壁转至腹前外侧壁并逐渐浅出，前者经腹股沟管浅环上方至皮下，分布于下腹部等处皮肤；后者伴精索或子宫圆韧带穿腹股沟管至髂区、阴囊或大阴唇皮肤。两神经还发出肌支支配腹肌前外侧群的下部。

(2)**股神经**(femoral nerve)：下行于腰大肌外侧缘与髂肌之间，在股动脉外侧经腹股沟韧带中点深面至股前区。肌支支配大腿肌前群和耻骨肌等；皮支分布于大腿和膝关节前面的皮肤，其中最长的是**隐神经**，伴大隐静脉至小腿内侧面和足内侧缘皮肤。

(3)**闭孔神经**(obturator nerve)：自腰大肌内侧缘穿出，紧贴小骨盆侧壁前行，伴闭孔动脉穿闭膜管至股内侧部，分布于此处皮肤并支配大腿肌内侧群。

5.**骶丛**(sacral plexus)　骶丛由第 4 腰神经前支的一部分与第 5 腰神经前支合成的**腰骶干**及全部骶、尾神经前支交织而成，位于盆腔内、骶骨和梨状肌的前面(图 11-25)。

(1)**臀上神经**(superior gluteal nerve)：伴臀上动脉自梨状肌上孔穿出，支配臀中、小肌等。

(2)**臀下神经**(inferior gluteal nerve)：伴臀下动脉自梨状肌下孔穿出，支配臀大肌。

(3)**阴部神经**(pudendal nerve)：伴阴部内动脉自梨状肌下孔穿出，经坐骨小孔入坐骨肛门窝，分布于会阴部和外生殖器。

(4)**坐骨神经**(sciatic nerve)：是全身最粗大的神经，自梨状肌下孔穿出至臀大肌深面，经股骨大转子与坐骨结节之间下行

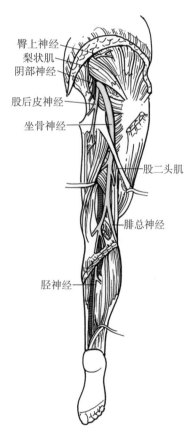

臀上神经
梨状肌
阴部神经

股后皮神经

坐骨神经

股二头肌

腓总神经

胫神经

图 11-25　下肢的神经(后面)

入股后区，发出肌支支配大腿肌后群，主干一般在腘窝上角处分为胫神经和腓总神经。①**胫神经**(tibial nerve)，是坐骨神经本干的延续，沿腘窝中线下行，经比目鱼肌深面至内踝后方，分为**足底内、外侧神经**进入足底。胫神经支配小腿肌后群、足底肌并分布于小腿后面和足底等处皮肤。②**腓总神经**（common peroneal nerve），沿股二头肌腱内侧行向下外侧，绕腓骨颈外侧向前穿腓骨长肌分为腓浅、

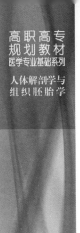

深神经。**腓浅神经**发出肌支支配小腿肌外侧群,皮支分布于小腿外侧、足背等处皮肤;**腓深神经**发出肌支支配小腿肌前群和足背肌,皮支分布于第1~2趾背相对缘的皮肤。

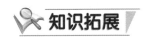

胫神经和腓总神经损伤

胫神经损伤可致小腿肌后群和足底肌瘫痪,表现为足不能跖屈、不能屈趾和足内翻,呈"钩状足"畸形,并有小腿后面和足底感觉迟钝或丧失;腓总神经损伤则致小腿肌前群和外侧群以及足背肌瘫痪,表现为"马蹄内翻足"畸形,即足不能背屈、不能伸趾、足下垂并内翻,分布区皮肤感觉迟钝或消失,行走时呈"跨阈步态"。

二、脑神经

脑神经(cranial nerve)共12对,按与脑相连的顺序编码,用罗马数字表示,即Ⅰ嗅神经、Ⅱ视神经、Ⅲ动眼神经、Ⅳ滑车神经、Ⅴ三叉神经、Ⅵ展神经、Ⅶ面神经、Ⅷ前庭蜗神经、Ⅸ舌咽神经、Ⅹ迷走神经、Ⅺ副神经和Ⅻ舌下神经(图11-26)。脑神经根据所含的纤维成分,可分为感觉性脑神经(Ⅰ、Ⅱ、Ⅷ)、运动性脑神经(Ⅲ、Ⅳ、Ⅵ、Ⅺ、Ⅻ)和混合性脑神经(Ⅴ、Ⅶ、Ⅸ、Ⅹ)。内脏运动纤维属副交感成分,仅存在于Ⅲ、Ⅶ、Ⅸ、Ⅹ四对脑神经中。

1. 感觉性脑神经

(1)**嗅神经**(olfactory nerve):含内脏感觉纤维。由鼻腔嗅区黏膜内的嗅细胞中枢突聚集成20多条嗅丝,合称嗅神经,穿筛孔入颅前窝,连于嗅球,传导嗅觉。

(2)**视神经**(optic nerve):含躯体感觉纤维。视网膜节细胞的轴突在视神经盘处汇集,穿眼球壁后形成视神经,向后内侧经视神经管入颅中窝,连于间脑的视交叉,传导视觉。

(3)**前庭蜗神经**(vestibulocochlear nerve):由前庭神经和蜗神经组成。①**前庭神经**,传导平衡觉。内耳道底的**前庭神经节**由双极神经元组成,周围突穿内耳道底分布于椭圆囊斑、球囊斑和壶腹嵴等位觉感受器,中枢突组成前庭神经。②**蜗神经**,传导听觉。蜗轴内的**蜗神经节**(**螺旋神经节**)也由双极神经元组成,周围突分布于螺旋器,中枢突组成蜗神经。两神经伴行经内耳门入颅,在延髓脑桥沟外侧端入脑。

2. 运动性脑神经

(1)**动眼神经**(oculomotor nerve):含躯体运动纤维和内脏运动(副交感)纤维。自中脑脚间窝出脑,穿海绵窦外侧壁向前,经眶上裂入眶,支配上睑提肌、上直肌、内直肌、下直肌和下斜肌；副交感纤维换元后进入眼球，支配睫状肌和瞳孔括约肌，参与调节反射和瞳孔对光反射（图 11-27）。

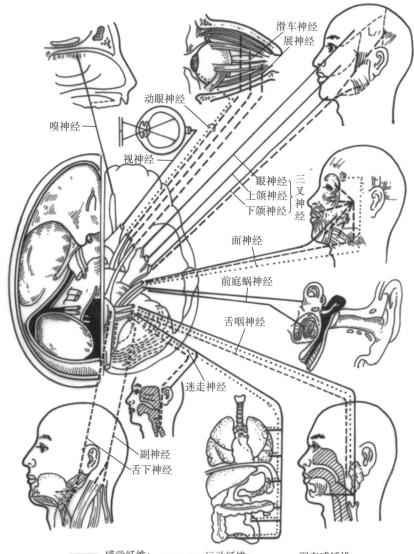

——：感觉纤维； - - -：运动纤维； ……：副交感纤维

图 11-26　脑神经概况

（2）**滑车神经**（trochlear nerve）：含躯体运动纤维。自下丘下方出脑，在大脑脚外侧绕行，向前进入海绵窦外侧壁，穿眶上裂入眶，支配上斜肌（图 11-27）。

（3）**展神经**（abducent nerve）：含躯体运动纤维。自延髓脑桥沟中点两侧出脑，穿海绵窦向前，经眶上裂入眶，支配外直肌。

（4）**副神经**（accessory nerve）：含躯体运动纤维，由颅根和脊髓根汇合成。颅根起自延髓，脊髓根起自颈髓，向上经枕骨大孔入颅；二根合干后，经颈静脉孔出颅。颅根加入迷走神经，支配咽喉肌；脊髓根行向下外侧，支配胸锁乳突肌和斜方肌。

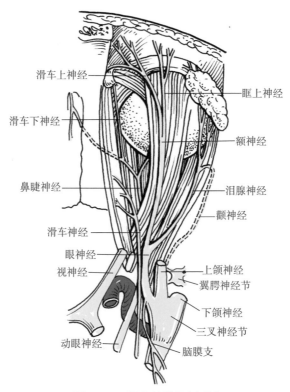

图 11-27　眶内的神经（上面）

滑车上神经

滑车下神经

鼻睫神经

滑车神经

眼神经

视神经

动眼神经

眶上神经

额神经

泪腺神经

颧神经

上颌神经

翼腭神经节

下颌神经

三叉神经节

脑膜支

（5）**舌下神经**（hypoglossal nerve）：含躯体运动纤维。自延髓前外侧沟出脑，经舌下神经管出颅，在舌骨上方呈弓形弯向前内侧，分支支配全部舌内肌和大部分舌外肌。

3. 混合性脑神经

（1）**三叉神经**（trigeminal nerve）：含躯体感觉纤维和躯体运动纤维。①躯体感觉纤维，胞体在**三叉神经节**内，此节位于颅中窝的三叉神经压迹处。神经元周围突组成眼神经、上颌神经和下颌神经三大分支，分布于面部皮肤、眼球、口腔、鼻腔和鼻旁窦的黏膜以及牙和脑膜等，传导痛、温、触、压等感觉；中枢突汇聚成粗大的三叉神经感觉根，由脑桥腹侧面入脑。②躯体运动纤维，组成细小的三叉神经运动根，位于感觉根的前内侧，加入下颌神经，支配咀嚼肌等（图 11-28）。

1）**眼神经**（ophthalmic nerve）：为感觉性神经，穿海绵窦外侧壁，经眶上裂入眶，分支分布于硬脑膜、眼球、结膜、泪腺、部分鼻黏膜和睑裂以上的皮肤等，其中一支经眶上孔（切迹）出眶，分布于额部皮肤，称**眶上神经**。

2）**上颌神经**（maxillary nerve）：为感觉性神经，穿海绵窦外侧壁，经圆孔出颅，分支分布于硬脑膜、上颌牙和牙龈、鼻腔和软腭的黏膜以及睑裂与口裂之间的皮肤等（图 11-29）。其中续自本干的**眶下神经**经眶下裂入眶，经眶下沟、眶下管，出眶下孔分布于下睑、鼻翼和上唇的皮肤等。

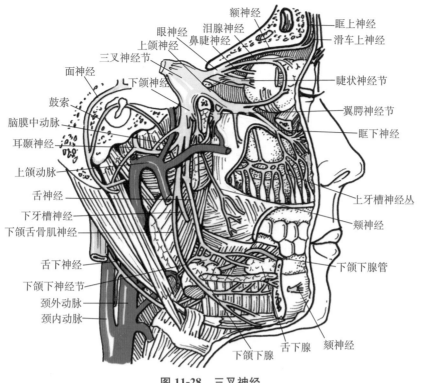

图 11-28　三叉神经

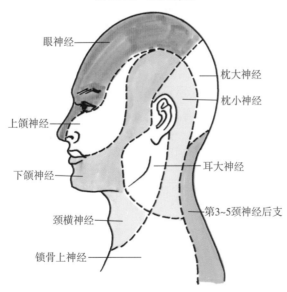

图 11-29　头颈部皮神经分布示意图

3）**下颌神经**(mandibular nerve)：为混合性神经,经卵圆孔出颅,感觉纤维分布于硬脑膜、下颌牙和牙龈、口腔底和舌前 2/3 黏膜、耳颞区以及口裂以下的皮肤等,运动纤维支配咀嚼肌和鼓膜张肌等(图 11-29)。①**耳颞神经**,以两根起始,夹持脑膜中动脉,向后合为一干,伴颞浅动脉穿腮腺上行,分布于耳屏、外耳道和颞

215

区皮肤以及腮腺等。②**舌神经**,分支分布于口腔底和舌前 2/3 黏膜,传导一般感觉。③**下牙槽神经**,经下颌孔入下颌骨内,分支分布于下颌牙和牙龈,终支称**颏神经**,自颏孔穿出后分布于下唇及以下的皮肤。

(2)**面神经**(facial nerve):含有 4 种纤维成分。①躯体运动纤维,主要支配表情肌。②内脏运动(副交感)纤维,控制泪腺、下颌下腺和舌下腺等的分泌。③内脏感觉纤维,即味觉纤维,分布于舌前 2/3 味蕾。④躯体感觉纤维,传导表情肌的本体感觉。面神经自延髓脑桥沟外侧部出脑,经内耳门进入内耳道,穿内耳道底入面神经管,自茎乳孔出颅,向前穿腮腺至面部。

1)面神经管内的分支:有鼓索、岩大神经和镫骨肌神经等。①**鼓索**(chorda tympani),加入三叉神经的分支舌神经,并随其分布。鼓索有 2 种纤维,味觉纤维分布于舌前 2/3 味蕾,传导味觉;副交感纤维换元后支配下颌下腺和舌下腺的分泌。②**岩大神经**,含副交感纤维,经破裂孔出颅,换元后支配腭、鼻部黏膜腺体和泪腺的分泌。

2)面神经管外的分支:面神经主干在腮腺内交织成**丛**,由**丛**发出**颞支**、**颧支**、**颊支**、**下颌缘支**和**颈支** 5 组分支,呈辐射状穿出,支配面肌和颈阔肌。

案例分析

案例:病人,女,35 岁,因清晨洗脸时发现面部不对称、左侧面部不能活动、口角歪斜而来院就诊,经检查初步诊断为面神经麻痹。

分析:面神经麻痹俗称"面瘫",是一种以表情肌运动障碍为主要特征的常见病和多发病。病因有多种,如感染性疾病、耳源性疾病、自身免疫性疾病、创伤、中毒等,均可导致面神经麻痹。若病变部位在面神经出茎乳孔之后,则仅表现为病侧表情肌瘫痪症状,如病侧额纹消失,不能闭眼皱眉,鼻唇沟变浅,口角歪向健侧,不能鼓腮和吹口哨,说话或进食时唾液自口角流出,角膜反射消失等;若病变部位在面神经管内段,除上述表现外,还可出现鼓索、岩大神经或镫骨肌神经受累表现,包括舌前 2/3 味觉障碍、泌涎障碍、角膜干燥和听觉过敏等。

(3)**舌咽神经**(glossopharyngeal nerve):含有 4 种纤维成分:①躯体运动纤维,支配茎突咽肌。②内脏运动(副交感)纤维,控制腮腺分泌。③内脏感觉纤维,分布于舌后 1/3 味蕾和黏膜、咽、咽鼓管、鼓室等处黏膜以及颈动脉窦和颈动脉小球等。④躯体感觉纤维,分布于耳后皮肤。舌咽神经根连于延髓橄榄上部的背侧,穿颈静脉孔出颅,下行于颈内动、静脉之间,弓形向前,经舌骨舌肌内侧达舌根(图 11-30)。

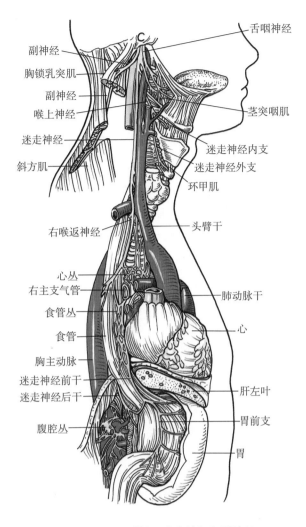

舌咽神经

副神经

胸锁乳突肌

副神经

喉上神经

迷走神经

斜方肌

茎突咽肌

迷走神经内支

迷走神经外支

环甲肌

右喉返神经

头臂干

心丛

右主支气管

食管丛

食管

胸主动脉

迷走神经前干

迷走神经后干

腹腔丛

肺动脉干

心

肝左叶

胃前支

胃

图 11-30　舌咽神经、迷走神经和副神经

1)**舌支**:是舌咽神经的终支,含内脏感觉纤维,分布于舌后 1/3 味蕾和黏膜,传导味觉和一般感觉。

2)**鼓室神经**:分布于鼓室、乳突小房和咽鼓管黏膜,终支为**岩小神经**,控制腮腺分泌。

(4)**迷走神经**(vagus nerve):为行程最长、分布最广的脑神经,含有 4 种纤维成分。①躯体运动纤维,支配咽喉肌。②内脏运动(副交感)纤维,分布于颈、胸、腹部多个器官,控制平滑肌、心肌和腺体的活动。③内脏感觉纤维,伴随内脏运动纤维分布于颈、胸、腹部多个器官。④躯体感觉纤维,传导硬脑膜、耳郭和外耳道皮肤的一般感觉。

迷走神经根连于延髓橄榄中部的背侧,经颈静脉孔出颅,在颈动脉鞘内下行于颈内静脉与颈内动脉或颈总动脉之间的后方,经胸廓上口入胸腔。在胸腔内,左迷走神经经主动脉弓前方、左肺根后方至食管前面,分支构成**左肺丛**和**食管前**

丛，至食管下段又逐渐集中并续为**迷走神经前干**；右迷走神经经右锁骨下动脉前方、右肺根后方至食管后面，分支构成**右肺丛和食管后丛**，向下又集中构成**迷走神经后干**。迷走神经前、后干与食管共同穿膈的食管裂孔进入腹腔，进一步分支分布于上腹部器官和结肠左曲以上消化管（图11-30）。

1) **喉上神经**（superior laryngeal nerve）：在颈静脉孔稍下方发出，沿颈内动脉内侧下行，至舌骨大角处分为2支。外支伴甲状腺上动脉下行，支配环甲肌；内支伴喉上动脉穿甲状舌骨膜入喉，分布于声门裂以上的喉黏膜等处。

2) **颈心支**：下行入胸腔，与交感神经交织构成**心丛**，分支分布于心传导系、心肌、冠状动脉以及主动脉弓壁内的感受器。

3) **喉返神经**（recurrent laryngeal nerve）：左喉返神经勾绕主动脉弓、右喉返神经勾绕右锁骨下动脉返回颈部；在颈部沿气管食管旁沟上行，在环甲关节后方进入喉内。喉返神经的感觉纤维分布于声门裂以下的喉黏膜，运动纤维支配除环甲肌以外的喉肌。

4) **胃前支和肝支**：是迷走神经前干的两终支。胃前支沿胃小弯前面向右行，分布于胃前壁；肝支在小网膜内向右行，参与构成**肝丛**，分支分布于肝、胆囊等处。

5) **胃后支和腹腔支**：是迷走神经后干的两终支。胃后支沿胃小弯后面向右行，分布于胃后壁；腹腔支向右行至腹腔干处，参与构成**腹腔丛**，分支分布于肝、胆囊、胰、脾、肾和结肠左曲以上消化管。

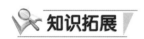 **知识拓展**

甲状腺手术与喉上神经和喉返神经

甲状腺功能亢进症和甲状腺肿瘤等进行甲状腺手术时，常需结扎甲状腺的动脉。甲状腺上动脉与喉上神经外支关系密切，结扎动脉时应紧贴甲状腺侧叶上极进行，以免误伤神经，导致环甲肌麻痹，出现声音低钝、呛咳等。甲状腺下动脉与喉返神经关系密切，结扎动脉时应远离甲状腺侧叶下极，以免损伤喉返神经，单侧损伤可致同侧声带麻痹而出现声音嘶哑，但无呼吸障碍或窒息感；双侧损伤可致双侧声带麻痹，引致严重呼吸困难，此时应及时切开气管进行抢救。因此，在甲状腺手术后，通过试饮水以观察有无呛咳症状，并注意有无声音嘶哑甚或呼吸困难，以了解有无神经损伤，并在病床旁常规备气管切开包。

三、内脏神经系统

内脏神经系统（visceral nervous system）作为神经系统的组成部分，包括中枢部和周围部。周围部主要分布于内脏、心血管和腺体，称**内脏神经**，包括运动和感觉2种纤维成分。**内脏运动神经**调节内脏、心血管运动和腺体分泌，通常不受人的意志控制，又称**自主神经**（autonomic nerve）或**植物神经**（vegetative nerve）；**内脏感觉神经**将来自内脏和心血管等处的感觉信息传入中枢，经中枢整合后，通过内脏运动神经调节器官的活动，从而维持机体内、外环境的平衡和保障机体正常生命活动。

1.**内脏运动神经**（visceral motor nerve） 内脏运动神经与躯体运动神经在结构和功能上存在较大差异，主要有：①支配器官不同。躯体运动神经支配骨骼肌，受意志控制；内脏运动神经支配平滑肌、心肌和腺体，在一定程度上不受意志控制。②纤维成分不同。躯体运动神经只有一种纤维成分；内脏运动神经有交感和副交感2种纤维成分，且多数内脏器官同时受交感和副交感神经的双重支配。③神经元数目不同。躯体运动神经自低级中枢至骨骼肌仅有一个神经元；内脏运动神经自低级中枢至效应器需经过两个神经元（仅肾上腺髓质只需一个神经元），即**节前神经元**和**节后神经元**，其轴突分别为**节前纤维**和**节后纤维**，一个节前神经元可与多个节后神经元构成突触。④分布形式不同。躯体运动神经以神经干的形式分布；内脏运动神经节后纤维常先形成神经丛，由丛再分支至效应器。⑤神经纤维种类不同。躯体运动神经常为较粗的有髓纤维；内脏运动神经节前纤维是较细的薄髓纤维，节后纤维是较细的无髓纤维（图11-31）。

内脏运动神经根据形态、功能和药理学特点，分为交感神经和副交感神经。

（1）**交感神经**（sympathetic nerve）：包括中枢部和周围部。低级中枢位于第1胸髓至第3腰髓的灰质侧角内，周围部由交感干、交感神经节及发出的分支和交感神经丛等组成。**交感神经节**根据所在位置又分为椎旁神经节和椎前神经节。**椎旁神经节**即**交感干神经节**，位于脊柱两侧，每侧19～24个，大小、形态不等。椎旁神经节借节间支连成**交感干**，呈串珠状，左、右各一，上至颅底，下至尾骨，两干在尾骨前方汇合于单一的**奇神经节**。椎前神经节位于脊柱前方、腹主动脉脏支的根部，包括**腹腔神经节**、**主动脉肾神经节**和**肠系膜上**、**下神经节**（图11-32）。

椎旁神经节与相应的脊神经之间有交通支相连，包括白交通支和灰交通支。**白交通支**由脊髓侧角发出的节前纤维组成，仅存在于第1胸神经至第3腰神经的前支与相应的椎旁神经节之间；**灰交通支**由椎旁神经节发出的节后纤维组成，存在于全部椎旁神经节与31对脊神经前支之间。

（2）**副交感神经**（parasympathetic nerve）：包括中枢部和周围部。低级中枢位于脑干的副交感神经核和骶髓第2～4节段的骶副交感核，周围部由副交感神经节和节前、节后纤维等组成。**副交感神经节**多位于器官周围或器官壁内，称**器官旁节**和**器官内节**。

（3）交感神经与副交感神经的区别：交感神经和副交感神经同为内脏运动神

219

经,常共同支配一个器官,但二者在神经来源、形态结构、分布范围和功能上存有明显差异,对同一器官的作用既相互拮抗又相互统一(表 11-1)。

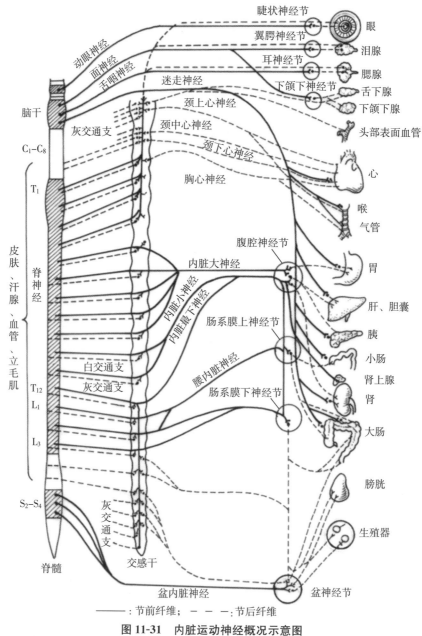

图 11-31　内脏运动神经概况示意图

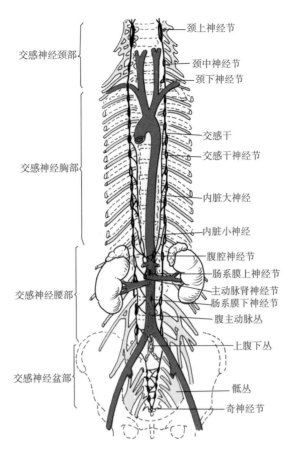

图 11-32　交感干和交感神经节

表 11-1　交感神经与副交感神经的区别

	交感神经	副交感神经
低级中枢的位置	脊髓 $T_1 \sim L_3$ 节段侧角	脑干副交感神经核,脊髓 $S_{2\sim4}$ 节段的骶副交感核
周围神经节的位置	椎旁神经节和椎前神经节	器官旁节和器官内节
节前、节后纤维	节前纤维短,节后纤维长	节前纤维长,节后纤维短
神经元的联系	一个节前神经元可与许多节后神经元形成突触	一个节前神经元只与少数节后神经元形成突触
分布范围	广泛(全身的内脏、心血管、腺体和立毛肌以及瞳孔开大肌)	局限(大部分血管、汗腺、立毛肌以及肾上腺髓质等无分布)

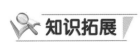 知识拓展

植物神经紊乱

　　内脏运动神经又称自主神经或植物神经,可分为交感神经和副交感神经。
　　在正常情况下,交感和副交感神经处于相互拮抗、相互统一的平衡制约中,从而协调和控制人体许多生理活动;若这种平衡被打破,则会出现各种各样的功能障碍。植物神经紊乱是一种内脏功能失调综合征,由心理、社会等因素诱发人体部分生理功能暂时性失调,神经内分泌功能出现相关改变,如心血管系统、消化系统或性功能失调等,但组织结构并无相应病理改变。临床特点是无明显器质性改变,病情加重或反复时常伴有焦虑、紧张、抑郁等情绪变化,一般按冠心病、胃炎等器质性疾病治疗常无效。植物神经紊乱重在预防,尤其是工作繁忙、压力大、性格内向的人群应特别注意,可多参加户外活动或体育锻炼,注意劳逸结合、有张有弛,学会放松自己、放松身心等。

2. **内脏感觉神经**(visceral sensory nerve)　内脏感觉神经的形态结构与躯体感觉神经相似,但仍存有差异:①痛阈较高。内脏感觉纤维较细而少,故痛阈较高,一般强度的刺激不引起主观感觉,如手术中挤压、切割或烧灼内脏时,病人并无疼痛感觉;但脏器活动较强烈时,可产生内脏感觉甚或痛觉,如过度牵拉内脏或膨胀、痉挛等,均可刺激神经末梢产生内脏痛。②内脏痛弥散。内脏感觉传导通路较分散,即一个器官的感觉纤维可经多个节段的脊神经进入中枢,而一条脊神经又包含数个器官的感觉纤维,故内脏痛常弥散且定位不准确。

3. **牵涉性痛**　某些内脏病变时,常在体表一定区域出现感觉过敏或痛觉,即**牵涉性痛**。其可发生在病变内脏附近的皮肤,也可发生在距离较远的皮肤,如心绞痛时常在胸前区和左上肢内侧皮肤感到疼痛,肝胆疾患时常在右肩部感到疼痛。了解各器官病变时牵涉性痛的发生部位,对内脏疾病的诊断具有一定价值。

第四节　神经系统传导通路

感受器接受机体内、外环境的各种刺激并将其转变成神经冲动,沿传入神经至中枢相应部位,最后至大脑皮质产生感觉,此上行传导通路称**感觉传导通路**;大脑皮质对感觉信息进行分析、整合,发出指令经脑干、脊髓、传出神经至效应器,引起效应,此下行传导通路称**运动传导通路**。

一、感觉传导通路

感觉传导通路包括深感觉传导通路、浅感觉传导通路和视觉传导通路等。**深感觉**又称**本体感觉**,是肌、腱、关节等运动器官在不同状态时产生的感觉,包括位置觉、运动觉和震动觉。**浅感觉**是全身皮肤和口、鼻腔黏膜等处的痛觉、温度觉、触觉和压觉,触觉又分为粗略触觉和精细触觉,后者是指辨别两点间距离和物体纹理粗细等。

1. **深感觉传导通路**　深感觉传导通路传导深感觉和皮肤的精细触觉。躯干、四肢的深感觉传导通路有 2 条，一条传至大脑皮质，产生意识性本体感觉；另一条传至小脑，产生非意识性本体感觉（头面部者尚未明了）。在此仅介绍躯干、四肢意识性本体感觉传导通路和精细触觉传导通路，包括 3 级神经元（图 11-33）。第 1级神经元胞体位于**脊神经节**内，周围突分布于肌、腱、关节等处的本体感觉感受器和皮肤的精细触觉感受器，中枢突经脊神经后根进入脊髓后索，其中来自第 5 胸节及以下者形成薄束，来自第 4 胸节及以上者形成楔束。两束向上分别止于延髓的**薄束核**和**楔束核**，此两核为第 2 级神经元胞体所在。薄、楔束核发出纤维交叉至对侧，称内侧丘系交叉。交叉后的纤维构成内侧丘系，上行止于**背侧丘脑腹后外侧核**，第 3 级神经元胞体位于其内。腹后外侧核发出纤维组成丘脑中央辐射，经内囊后肢投射至中央后回中上部和中央旁小叶后部。

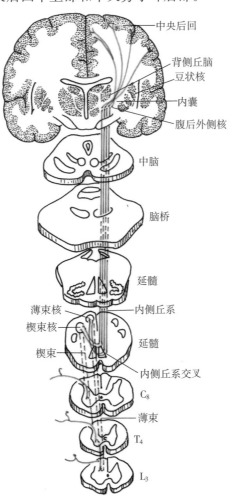

图 11-33　躯干和四肢意识性本体感觉传导通路

223

2.浅感觉传导通路　浅感觉传导通路传导痛觉、温度觉、粗略触觉和压觉,由3级神经元组成(图11-34)。

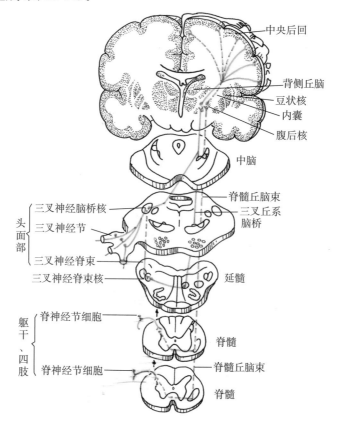

图 11-34　浅感觉传导通路

(1)躯干和四肢浅感觉传导通路:第1级神经元胞体位于**脊神经节**内,周围突分布于躯干和四肢皮肤内的感受器,中枢突经脊神经后根进入脊髓。第2级神经元胞体位于**脊髓后角**内,发出纤维经白质前连合交叉至对侧的前索和外侧索内上行,分别组成脊髓丘脑前束(传导粗略触觉和压觉)和脊髓丘脑侧束(传导痛觉和温度觉)。二束合称脊髓丘脑束,向上终止于**背侧丘脑腹后外侧核**,第3级神经元胞体位于其内。此核发出纤维也参与组成丘脑中央辐射,经内囊后肢投射至中央后回中、上部和中央旁小叶后部。

(2)头面部浅感觉传导通路:第1级神经元胞体位于**三叉神经节**等脑神经节内,周围突经相应脑神经的分支分布于头面部皮肤和口、鼻腔黏膜内的感受器,中枢突经脑神经入脑干,其中痛觉和温度觉纤维止于三叉神经脊束核,触觉和压觉纤维止于三叉神经脑桥核。第2级神经元胞体位于**三叉神经脊束核和三叉神经脑桥核**内,发出纤维交叉至对侧组成三叉丘系,上行终于位于**背侧丘脑腹后内侧核**的第3级神经元胞体,发出纤维组成丘脑中央辐射,经内囊后肢投射到中央后回下部。

3.视觉传导通路和瞳孔对光反射通路

(1)视觉传导通路:由 3 级神经元组成(图 11-35)。视网膜的视锥细胞和视杆细胞是感光细胞,其内层的**双极细胞**为第 1 级神经元,最内层的**节细胞**为第 2 级神经元,其轴突合成视神经,经视神经管入颅腔形成视交叉。在视交叉内,来自两眼视网膜颞侧半的纤维不交叉,进入同侧视束;来自视网膜鼻侧半的纤维交叉,加入对侧视束。因此一侧视束内含有双眼视网膜同侧半纤维。视交叉向后经视束止于外侧膝状体。第 3 级神经元胞体在**外侧膝状体**内,发出纤维组成视辐射,经内囊后肢投射至距状沟上、下方的枕叶皮质。

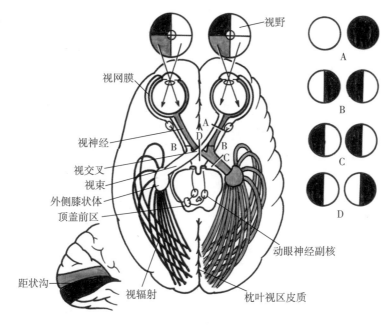

图 11-35　视觉传导通路和瞳孔对光反射通路

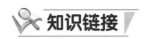 知识链接

视觉传导通路损伤

视野是指眼球固定向前平视时所能看到的空间范围。由于眼的屈光装置对光线的折射作用,使得鼻侧半视野的光线投射至颞侧半视网膜,颞侧半视野的光线投射至鼻侧半视网膜,上半视野的光线投射至下半视网膜,下半视野的光线投射至上半视网膜。由此导致视觉传导通路不同部位受损时出现不同的视野缺损。视网膜损伤所致视野缺损与损伤的部位和范围有关,若位于视神经盘,则视野出现较大暗点;位于黄斑,则中央视野有暗点;位于其他部位,则对应部位有暗点。一侧视神经损伤,则该侧眼视野全盲;视交叉中部损伤,则双眼视野颞侧半偏盲;一侧视交叉外侧部损伤,则患侧眼视野鼻侧半偏盲;一侧视束及

以上的部位(视辐射、视区皮质)损伤,则双眼病灶对侧半视野同向性偏盲。

(2)瞳孔对光反射通路:瞳孔对光反射是指光照一侧瞳孔引起两眼瞳孔均缩小,其中光照侧的反应称直接对光反射,光未照侧的反应称间接对光反射。瞳孔对光反射通路即:视网膜→视神经→视交叉→视束→上丘臂→顶盖前区→两侧动眼神经副核→动眼神经→睫状神经节→节后纤维→瞳孔括约肌收缩→两侧瞳孔缩小(图11-35)。

🔍 知识链接

瞳孔对光反射通路损伤

瞳孔对光反射在临床上具有重要价值,如反射消失,可能预示病危。但视神经或动眼神经损伤也可致瞳孔对光反射改变。如一侧视神经损伤,信息传入中断,光照健侧眼的瞳孔,两眼对光反射均存在;光照患侧眼的瞳孔,两侧瞳孔均不反应,即患侧眼的瞳孔直接对光反射消失,间接对光反射存在。如一侧动眼神经损伤,信息传出中断,不论光照哪一侧眼,患侧眼的瞳孔对光反射均消失,即患侧眼的瞳孔直接、间接对光反射均消失,但健侧眼的瞳孔直接、间接对光反射均存在。

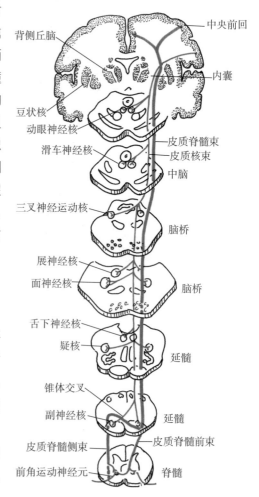

图 11-36　锥体系中的皮质脊髓束和皮质核束

二、运动传导通路

运动传导通路包括锥体系和锥体外系,前者支配骨骼肌随意运动,后者主要是调节随意运动。在正常情况下,两者相互协调,共同完成各种复杂而精巧的随意运动。

1. 锥体系(pyramidal system)　锥体系一般包括 2 级神经元(图 11-36)。第 1 级神经元为**上运动神经元**,是第 I 躯体运动区内的锥体细胞,发出纤维组成锥体束;在下行过程中,止于脑干躯体运动核者为皮质核束,止于脊髓前角运动神经元者为皮质脊髓束。第2级神经元为**下运动神经元**,胞体位于脑干躯体运动核和脊髓前角运动神经元,发出纤维分别加入相应的脑神经和脊神经,支配骨骼肌。

(1)**皮质核束**:由中央前回下部锥体细胞的轴突汇聚而成,经内囊膝、大脑脚止于脑干躯体运动核,大多均接受两侧皮质核束的纤维,仅面神经核下部和舌下神经核只接受对侧皮质核束的纤维。由躯体运动核发出纤维经脑神经支配相应的骨骼肌。

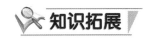 **知识拓展**

核上瘫和核下瘫

一侧上运动神经元损伤,可致对侧睑裂以下面肌和对侧舌肌瘫痪,表现为病灶对侧鼻唇沟消失,口角低垂并向病灶侧偏斜、流涎,不能鼓腮露齿,伸舌时舌尖偏向病灶对侧,但舌肌不萎缩,即核上瘫。其他受双侧皮质核束支配的肌,如眼球外肌、咀嚼肌、睑裂以上面肌、咽喉肌、斜方肌和胸锁乳突肌等不发生瘫痪。

一侧下运动神经元损伤,如面神经损伤,可致病灶侧所有面肌瘫痪,表现为额纹消失、不能闭眼、口角下垂、鼻唇沟消失等;舌下神经损伤可致病灶侧舌肌瘫痪,表现为伸舌时舌尖偏向病灶侧,并伴舌肌萎缩,统称为核下瘫。

(2)**皮质脊髓束**:由中央前回中、上部和中央旁小叶前部锥体细胞的轴突汇聚而成,经内囊后肢、大脑脚底、脑桥基底部和延髓锥体下行。在锥体下端,大部分纤维交叉至对侧形成锥体交叉,交叉后的纤维称**皮质脊髓侧束**,在脊髓外侧索内下行并逐节终止于前角运动神经元,支配四肢肌;小部分未交叉的纤维称**皮质脊髓前束**,在同侧脊髓前索内下行并止于双侧前角运动神经元,支配双侧躯干肌。故一侧皮质脊髓束受损,可引起对侧肢体瘫痪,但躯干肌的运动不受影响。

锥体系的任何部位损伤均可致其支配区的随意运动障碍,即**瘫痪**。上、下运动神经元损伤后瘫痪表现各不相同(表11-2)。

表 11-2　上、下运动神经元损伤后瘫痪表现的区别

	上运动神经元	下运动神经元
损伤部位	大脑皮质运动区、锥体系	脊髓前角运动神经元、脑干躯体运动核及其轴突
瘫痪范围	较广泛、全肌群瘫	较局限、单一或几块肌瘫
肌萎缩	无或废用性肌萎缩	明显、早期即可出现
肌张力	增高,呈折刀样	减低
反射	腱反射亢进,浅反射消失	腱反射、浅反射均消失
病理反射	有	无

2. 锥体外系（extrapyramidal system） 锥体外系是锥体系以外支配骨骼肌运动的所有传导路径。锥体外系在种系发生上是较古老的部分，在低等脊椎动物主要管理骨骼肌活动，在哺乳动物则退居辅助地位。锥体外系对骨骼肌的影响通过多个神经元完成。

锥体外系起自大脑皮质的锥体外运动中枢（遍布整个大脑皮质，以额、顶叶为主），下行中与基底核、红核、黑质、网状结构、小脑等联系，最后至脑干躯体运动核或脊髓前角运动神经元。锥体外系的功能主要是调节肌张力、协调肌群运动和保持身体姿势。锥体系与锥体外系相辅相成，其作用不能截然分开。

第五节　脊髓和脑的被膜、血管及脑脊液循环

一、脊髓和脑的被膜

脊髓和脑的表面都包有 3 层被膜，由外向内依次为硬膜、蛛网膜和软膜，起支持和保护作用。

1. 脊髓的被膜 脊髓的被膜由外向内依次为硬脊膜、脊髓蛛网膜和软脊膜（图 11-37）。

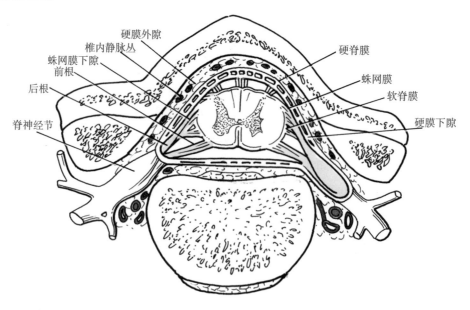

图 11-37　脊髓的被膜

（1）**硬脊膜**（spinal dura mater）：厚而坚韧，包裹着脊髓和脊神经根。上端附于枕骨大孔边缘，与硬脑膜相续；向下至第 2 骶椎水平逐渐变细，包裹终丝，下端附于尾骨。硬脊膜与椎管内面骨膜间的窄隙称**硬膜外隙**（epidural space），内有疏松结

缔组织、脂肪组织、淋巴管和静脉丛，并有脊神经根通过。此隙与颅内不相通，略呈负压。硬膜外麻醉即是将麻醉药注入此隙，以阻滞脊神经根内的神经传导。

（2）**脊髓蛛网膜**（spinal arachnoid）：为半透明薄膜，向上与脑蛛网膜相续。脊髓蛛网膜与软脊膜间的较宽阔间隙称**蛛网膜下隙**（subarachnoid space），两层膜之间借许多结缔组织小梁相连，隙内充满脑脊液，向上与脑蛛网膜下隙相通。蛛网膜下隙在第 2 骶椎水平扩大为**终池**，内有马尾和终丝。

（3）**软脊膜**（spinal pia mater）：薄而富有血管，紧贴脊髓表面，并伸入沟、裂内，在脊髓下端续为终丝。软脊膜在脊髓两侧、脊神经前后根之间形成**齿状韧带**，尖端附于硬脊膜。齿状韧带和脊神经根将脊髓固定在椎管内，加上周围的脑脊液连同硬膜外隙内脂肪组织和椎内静脉丛起弹性垫样保护作用，故使脊髓不因外界震荡而受损伤。

2. **脑的被膜**　脑的被膜由外向内依次为硬脑膜、脑蛛网膜和软脑膜。

（1）**硬脑膜**（cerebral dura mater）：坚韧、有光泽，可分内、外 2 层，外层相当于颅骨内面骨膜，故颅腔内无硬膜外隙。硬脑膜与颅盖骨间结合疏松，易于分离，当颅盖骨骨折损伤硬脑膜血管时，在硬脑膜与颅骨间可形成硬膜外血肿；硬脑膜与颅底则结合紧密，颅底骨折时易同时撕裂硬脑膜和蛛网膜，引致脑脊液外漏，如鼻漏或耳漏。

在某些部位，硬脑膜内层折叠形成板状突起，深入各脑部之间的裂隙内，起支持和保护脑的作用，包括大脑镰、小脑幕、小脑镰和鞍膈等（图 11-38）。**大脑镰**呈镰刀状伸入大脑纵裂内，前端附于鸡冠，后端连于小脑幕顶，下缘游离于胼胝体上方；**小脑幕**形似幕帐，伸入大脑横裂内，后外侧缘附于枕骨横窦沟和颞骨岩部上缘，前内侧缘游离，称小脑幕切迹，与鞍背间围成**小脑幕裂孔**，有中脑通过。

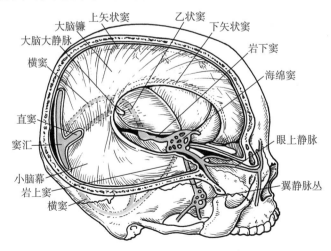

图 11-38　硬脑膜及硬脑膜窦

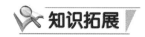

小脑幕切迹疝

小脑幕切迹疝可分上疝和下疝。上疝是指小脑蚓上端和小脑前叶经小脑幕裂孔向上疝出,下疝是指海马旁回及海马旁钩经小脑幕裂孔向下疝出。脑疝可产生脑组织受压的直接效应和血管受压的间接效应,可因脑组织和脑神经移位、压迫、牵拉或者血管牵拉、压迫致出血或缺血而引致相应症状。如海马旁钩移至小脑幕切迹下方,使大脑后动脉下移,从而压迫并牵拉位于大脑后动脉起始部与小脑上动脉根部之间的动眼神经,出现动眼神经麻痹症状。其他如静脉闭塞可致脑水肿和颅内压增高,中脑水管和蛛网膜下隙梗阻致脑积水,下疝致脑组织发生绞窄性坏死等,表现为同侧瞳孔先缩小、后散大(动眼神经先受刺激、后受损),对侧肢体偏瘫(锥体束受损),意识障碍(网状结构受损),内脏功能障碍(下丘脑受损),尿崩症(垂体受损),视力下降(视束受损),记忆、人格、行为改变(杏仁体、海马受损)等。

硬脑膜在某些部位两层分开,内衬内皮细胞,构成**硬脑膜窦**(dural sinus)(图11-38)。窦壁无平滑肌,不易收缩,故损伤时难以止血,可形成颅内血肿。主要的硬脑膜窦有分别位于大脑镰上、下缘的**上、下矢状窦**,小脑幕后缘、横窦沟内的**横窦**,乙状窦沟内的**乙状窦**,枕内隆凸处的**窦汇**和蝶骨体两侧的**海绵窦**等。硬脑膜窦可借导静脉与颅外静脉相通,海绵窦向前经眼静脉与面静脉相通,因此,颅外感染可循上述途径蔓延到颅内。硬脑膜窦内血液流向如下。

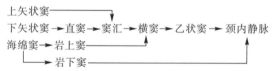

(2)**脑蛛网膜**(cerebral arachnoid mater):薄而透明,缺乏血管和神经。与软脑膜间有**蛛网膜下隙**,与脊髓蛛网膜下隙相通,内有脑脊液。蛛网膜下隙在某些部分扩大为**蛛网膜下池**,如位于小脑与延髓间的小脑延髓池等。

脑蛛网膜在上矢状窦处形成许多细小的绒毛状突起,突入上矢状窦内,称**蛛网膜粒**。脑脊液通过蛛网膜粒渗入上矢状窦(图11-39)。

(3)**软脑膜**(cerebral pia mater):薄而透明,富含血管,紧贴脑表面,并深入沟、裂内。在脑室的一定部位,软脑膜及其血管与此处室管膜上皮共同构成脉络组织。脉络组织内的血管反复分支丛,连同表面的软脑膜和室管膜上皮共同突入脑室形成**脉络丛**,是产生脑脊液的主要结构。

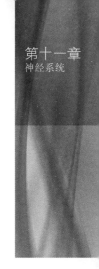

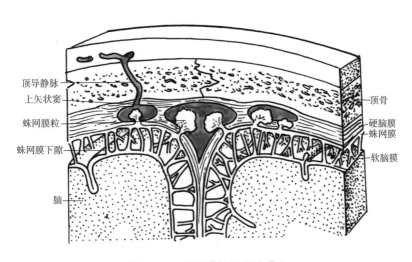

顶导静脉
上矢状窦
蛛网膜粒
蛛网膜下隙

脑

顶骨

硬脑膜
蛛网膜
软脑膜

图 11-39　蛛网膜粒和硬脑膜窦

二、脊髓和脑的血管

1.**脊髓的血管**　脊髓的动脉来自椎动脉和节段性动脉(图 11-40)。椎动脉发出**脊髓前、后动脉**,在行程中不断得到肋间后动脉、腰动脉等节段性动脉发出分支的补充,以保证脊髓的血液供应。

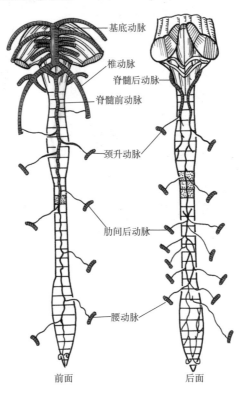

基底动脉
椎动脉
脊髓后动脉
脊髓前动脉

颈升动脉

肋间后动脉

腰动脉

前面　　　后面

图 11-40　脊髓的动脉

脊髓静脉较动脉多而粗。脊髓内的小静脉汇聚成**脊髓前、后静脉**，经**前、后根静脉**注入椎内静脉丛。

2.脑的血管

（1）动脉：来自颈内动脉和椎动脉（图11-41）。以顶枕沟为界，颈内动脉供应大脑半球前2/3和部分间脑，椎动脉供应大脑半球后1/3、部分间脑、脑干和小脑。故可将脑的动脉分别归为颈内动脉系和椎-基底动脉系。两动脉系在大脑内的分支包括皮质支和中央支，前者较短，营养大脑皮质和髓质浅部；**中央支**细长，营养髓质深部、基底核、内囊和间脑等。

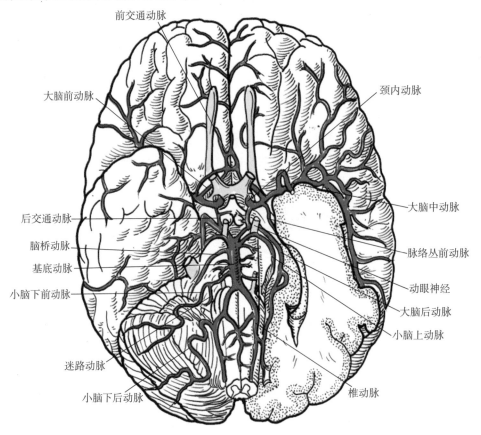

前交通动脉
大脑前动脉
颈内动脉
后交通动脉
大脑中动脉
脑桥动脉
脉络丛前动脉
基底动脉
动眼神经
小脑下前动脉
大脑后动脉
小脑上动脉
迷路动脉
小脑下后动脉
椎动脉

图11-41　脑底的动脉

1)**颈内动脉**(internal carotid artery)：起自颈总动脉，经颈动脉管入颅腔，向前穿海绵窦至视交叉外侧，陆续发出眼动脉、大脑前动脉和大脑中动脉等分支（图11-42）。①**大脑前动脉**，行于大脑纵裂内，沿胼胝体背侧行向后方，两侧大脑前动脉借**前交通动脉**相连。皮质支主要分布于顶枕沟以前的大脑半球内侧面和额叶下面等；中央支分布于豆状核、尾状核前部和内囊前肢。②**大脑中动脉**，是颈内动脉的直接延续，向外侧进入外侧沟内，行向后上方。皮质支分布于大脑半球上外侧面大部和岛叶；中央支分布于尾状核、豆状核、内囊膝和后肢的前部，又称**豆纹**

动脉,在高血压动脉硬化时易破裂而致脑出血,故有"出血动脉"之称。

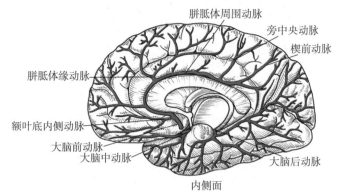

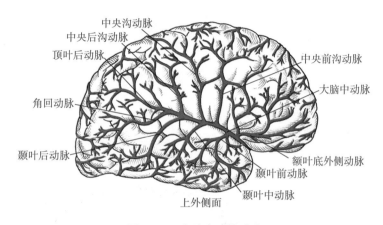

图 11-42　大脑半球的动脉

2)**椎动脉**(vertebral artery):起自锁骨下动脉,向上穿第 6～1 颈椎横突孔,经枕骨大孔入颅腔;两侧椎动脉合为一条**基底动脉**,沿基底沟上行至脑桥上缘处,分为左、右**大脑后动脉**两终支(图 11-41、图 11-42)。椎动脉和基底动脉行程中发出分支营养脊髓、小脑和脑干。大脑后动脉的皮质支分布于颞叶的内侧面和下面及枕叶,中央支分布于背侧丘脑、后丘脑和下丘脑等。

3)**大脑动脉环**(cerebral arterial circle):又称 Willis 环,由两侧大脑前动脉起始段、两侧颈内动脉末端和两侧大脑后动脉借前、后交通动脉在脑底下方、蝶鞍上方吻合而成,环绕视交叉、灰结节和乳头体(图 11-41)。此动脉环连接颈内动脉系与椎-基底动脉系,使两侧大脑半球的动脉相交通,对脑的血液供应起调节和代偿作用。

(2)**静脉**:无瓣膜,不与动脉伴行,可分浅、深两组,其间吻合丰富。浅组收集大脑皮质和髓质浅部的静脉血,注入邻近硬脑膜窦(图 11-43);深组收集髓质深部、基底核、内囊和间脑等处的静脉血,最后汇成 1 条大脑大静脉,向后注入直窦。

233

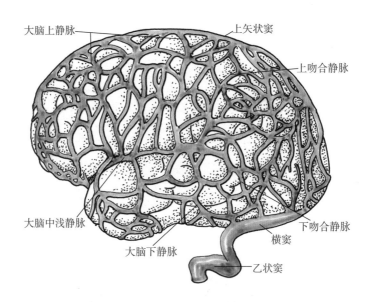

大脑上静脉　　　　上矢状窦
　　　　　　　　　上吻合静脉
大脑中浅静脉　　　下吻合静脉
大脑下静脉　　　　横窦
　　　　　　　　　乙状窦

图 11-43　脑的静脉(浅组)

三、脑脊液及其循环

脑脊液(cerebral spinal fluid)为无色透明液体,充填于脑室系统、蛛网膜下隙和脊髓中央管内,正常成人总量约为 150 ml,处于不断产生、循环和回流的相对平衡状态中。脑脊液具有运输营养物质和代谢产物、缓冲、保护和调节颅内压等作用。

脑脊液主要由各脑室的脉络丛产生。由侧脑室脉络丛产生的脑脊液经室间孔流入第三脑室,与第三脑室脉络丛产生的脑脊液共同经中脑水管流入第四脑室,再与第四脑室脉络丛产生的脑脊液汇合,经第四脑室正中孔和外侧孔流入蛛网膜下隙,最后经蛛网膜粒渗入硬脑膜窦(主要是上矢状窦),回流入静脉(图 11-44)。

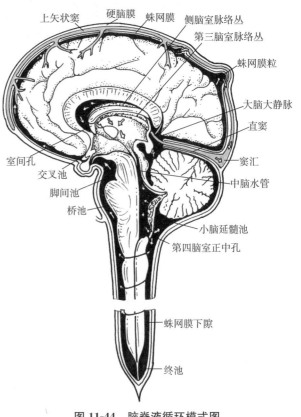

上矢状窦　硬脑膜　蛛网膜　侧脑室脉络丛
　　　　　　　　　　　　　第三脑室脉络丛
　　　　　　　　　　　　　蛛网膜粒
　　　　　　　　　　　　　大脑大静脉
室间孔　　　　　　　　　　直窦
交叉池　　　　　　　　　　窦汇
脚间池　　　　　　　　　　中脑水管
桥池　　　　　　　　　　　小脑延髓池
　　　　　　　　　　　　　第四脑室正中孔
　　　　　　　　　　　　　蛛网膜下隙
　　　　　　　　　　　　　终池

图 11-44　脑脊液循环模式图

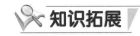

知识拓展

腰椎穿刺术的解剖学基础

正常脑脊液有较恒定的化学成分和细胞数,结核性脑膜炎、脑膜白血病、蛛网膜下腔出血等神经系统疾病常可致脑脊液成分改变。因此临床上需进行腰椎穿刺术抽取脑脊液进行检查,可以协助诊断疾病,同时也可经腰椎穿刺术注入药物进行相关治疗。穿刺部位通常在第 3～4 或第 4～5 腰椎间隙进行,其解剖学基础主要有:①腰椎棘突呈板状伸向后方,故椎间隙较宽。②脊髓下端在成人约平第 1 腰椎体下缘,在新生儿约平第 3 腰椎。③脊髓蛛网膜下隙在第 2 骶椎水平以下扩大为终池。在体表,可以两侧髂嵴最高点的连线作为定位标志。穿刺针依次通过皮肤、浅筋膜、棘上韧带、棘间韧带、黄韧带、硬膜外隙、硬脊膜和蛛网膜,即进入蛛网膜下隙,此时拔出针芯,可见脑脊液流出,在穿刺过程中有 2 次落空感。

四、血-脑屏障

在中枢神经系统内,毛细血管内的血液与脑组织之间有一层具有选择性通透作用的结构,即**血-脑屏障**(图 11-45)。血-脑屏障由毛细血管内皮、基膜及星形胶质细胞脚板形成的神经胶质膜构成,可阻止某些物质进入脑组织,维持脑组织内环境的相对稳定。脑部疾病进行药物治疗时,应充分考虑其通过血-脑屏障的能力,以求达到预期效果。

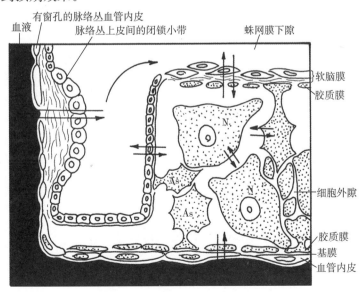

As:星形胶质细胞;N:神经元

图 11-45 脑屏障的结构和位置关系

小 结

　　神经系统分为中枢神经系统和周围神经系统，是人体中起主导作用的调节系统；常用术语包括中枢部的灰质、皮质、神经核、白质、髓质和纤维束以及周围部的神经节和神经。

　　中枢神经系统包括椎管内的脊髓和颅腔内的脑。脊髓全长有2个膨大，即颈膨大（$C_4 \sim T_1$）和腰骶膨大（$L_2 \sim S_3$），分为31个节段。脊髓主要由灰质和白质组成。灰质呈"H"形，前角内含前角运动神经元，后角内含联络神经元；白质围绕在灰质周围，上行纤维束有薄束、楔束和脊髓丘脑束等，下行纤维束主要为皮质脊髓束。脑分为端脑、间脑、小脑和脑干。脑干包括中脑、脑桥和延髓，位于颅后窝前部，有第Ⅲ～Ⅻ对脑神经相连；脑干内，灰质包括脑神经核和非脑神经核，上行纤维束有内侧丘系、脊髓丘系和三叉丘系等，下行纤维束主要是锥体束。小脑位于颅后窝后部，分为绒球小结叶、前叶和后叶，是重要的运动调节中枢。间脑位于中脑与端脑之间，分为背侧丘脑、后丘脑和下丘脑等，其中背侧丘脑腹后核是感觉传导的中继站，下丘脑是神经内分泌中心。端脑由左、右侧大脑半球借胼胝体连接而成，每侧大脑半球可分为额叶、顶叶、颞叶、枕叶和岛叶。在大脑皮质上有重要的感觉、运动和语言中枢；大脑髓质内的投射纤维绝大部分通过位于背侧丘脑、尾状核与豆状核之间的内囊；基底核位置靠近脑底，包括纹状体、屏状核和杏仁体。

　　周围神经系统可分为脑神经和脊神经，根据分布对象分为躯体神经和内脏神经。脊神经共31对，由运动性的前根和感觉性的后根在椎间孔处合成。除胸神经前支保持原有的节段性分布外，其余脊神经前支分别交织形成颈丛、臂丛、腰丛和骶丛，由丛再发出分支分布于躯干和四肢。脑神经共12对，根据所含纤维成分，可分为感觉性（Ⅰ、Ⅱ、Ⅷ）、运动性（Ⅲ、Ⅳ、Ⅵ、Ⅺ、Ⅻ）和混合性（Ⅴ、Ⅶ、Ⅸ、Ⅹ）3种。内脏运动纤维属副交感成分，仅存在于Ⅲ、Ⅶ、Ⅸ、Ⅹ四对脑神经中。内脏神经分布于内脏、心血管和腺体，包括内脏运动神经和内脏感觉神经，前者又称自主神经或植物神经，可分为交感神经和副交感神经。

　　感觉传导通路是感受器将机体内、外环境的各种刺激转变成神经冲动，经传入神经最后至大脑皮质产生感觉，包括躯干和四肢的深、浅感觉传导通路和视觉传导通路等；运动传导通路则是大脑皮质发出指令经中枢、传出神经至效应器，引起效应，包括锥体系和锥体外系，以支配和调节骨骼肌随意运动。

脊髓和脑的表面包有硬膜、蛛网膜和软膜，形成的主要结构有硬膜外隙、蛛网膜下隙、硬脑膜窦、蛛网膜粒和脉络丛等。脑的动脉来自颈内动脉和椎动脉，并在脑底下方吻合成大脑动脉环；颈内动脉供应大脑半球前 2/3 和部分间脑，椎动脉供应大脑半球后 1/3、部分间脑、脑干和小脑。脑脊液由各脑室的脉络丛产生，最终经蛛网膜粒渗入硬脑膜窦，回流入静脉。

 思考题

1. 简述神经系统的区分。

2. 脊髓 T_{10} 节段左侧半横断可出现哪些功能障碍？请用所学解剖学知识分析其原因。

3. 大脑皮质有哪些重要的中枢？各位于何处？一侧中枢受损后，可出现何症状？

4. 请列表阐述 12 对脑神经的顺序、名称、性质、连脑部位和出入颅腔的部位。

5. 针刺左侧小指指腹产生痛觉，请问其传入大脑皮质的路径如何？

6. 临床上，腰椎穿刺术常在何部位进行？其解剖学基础是什么？并请分析穿刺时经过哪些层次才到达蛛网膜下隙？

（庞　刚　孙宗波）

第十二章 内分泌系统

内分泌系统(endocrine system)是机体的调节系统,与神经系统协作,共同维持内环境的平衡与稳定,调节机体的生长发育和物质代谢,调控生殖并影响各种行为。

内分泌系统由内分泌腺和内分泌细胞组成(图 12-1)。**内分泌腺**包括甲状腺、甲状旁腺、肾上腺、垂体和松果体等,表面有薄层结缔组织被膜,腺细胞排列成索状、团状或围成滤泡,无排送分泌物的导管,毛细血管丰富。**内分泌细胞**广泛分布于其他器官内,其分泌物称**激素**,通过血液循环作用于远隔的特定细胞,称**远距分泌**;亦可直接作用于邻近细胞,称**旁分泌**。能够接受激素刺激的器官或细胞称**靶器官**或**靶细胞**。内分泌细胞按分泌激素的化学性质可分为:①**含氮激素分泌细胞**,胞质内有丰富的粗面内质网、高尔基复合体和分泌颗粒。②**类固醇激素分泌细胞**,胞质内有丰富的滑面内质网、管状嵴的线粒体和较多脂滴,无分泌颗粒。

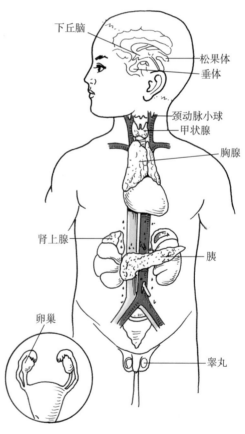

图 12-1 内分泌系统概况

第一节　甲状腺

一、位置和形态

甲状腺(thyroid gland)为红褐色,略呈"H"形,由左、右侧叶和中间的甲状腺峡组成(图12-2)。**甲状腺侧叶**呈锥体形,位于喉下部和气管上部的前外侧面,上端平甲状软骨中部,下端平第6气管软骨环;**甲状腺峡**位于第2～4气管软骨环的前面,有时向上伸出大小不等的**锥状叶**(约占50%)。甲状腺借韧带固定于喉和气管壁上,吞咽时可随喉上、下移动。

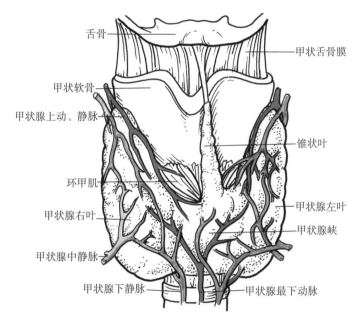

舌骨
甲状舌骨膜
甲状软骨
甲状腺上动、静脉
锥状叶
环甲肌
甲状腺左叶
甲状腺右叶
甲状腺峡
甲状腺中静脉
甲状腺下静脉
甲状腺最下动脉

图 12-2　甲状腺(前面)

二、微细结构

甲状腺表面的被膜可伸入腺实质而将其分隔为若干小叶,小叶内有甲状腺滤泡及其间的少量结缔组织和丰富的有孔毛细血管(图12-3)。

1.**甲状腺滤泡**(thyroid follicle)　甲状腺滤泡呈圆形或不规则形,大小不等。滤泡壁由单层立方形的**滤泡上皮细胞**组成,细胞间有少量滤泡旁细胞;腔内充满透明的**胶质**,是上皮细胞分泌物的贮存形式,呈嗜酸性,均质状。滤泡的形态可因功能状态不同而有差异。功能旺盛时,上皮细胞增高,呈柱状,胶质减少,滤泡变小;功能低下时,细胞变矮,呈扁平状,胶质增加,滤泡增大。

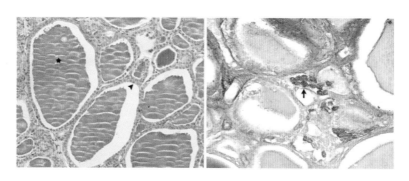

HE 染色　　　　　　　　　特殊染色

图 12-3　甲状腺滤泡光镜图(▲滤泡上皮细胞;★胶质;↑滤泡旁细胞)

滤泡上皮细胞具有含氮激素分泌细胞的超微结构特点,可合成和分泌**甲状腺激素**,以促进机体新陈代谢,提高神经兴奋性,促进生长发育。

2.**滤泡旁细胞**(parafollicular cell)　滤泡旁细胞又称**亮细胞**,位于滤泡之间和滤泡上皮细胞之间,体积较大,胞质着色浅,银染可见胞质内有嗜银颗粒。此细胞可分泌**降钙素**,促进成骨作用并抑制肾小管和胃肠道对 Ca^{2+} 的吸收,使血钙浓度降低。

案例分析

案例:病人,女,37 岁,近半年内自感怕热多汗、易激动、食欲亢进,伴有乏力、心慌、失眠,双眼胀痛且明显突出。门诊体检发现甲状腺弥漫性肿大,未触及包块;T_3、T_4明显升高。

分析:病人诊断考虑为甲状腺功能亢进症,简称甲亢。80%的甲亢为弥漫性毒性甲状腺肿(Graves 病),是甲状腺自身免疫性疾病。甲状腺合成、释放甲状腺激素增加,使得新陈代谢亢进,故需机体增加进食,但由于机体氧化反应增强、能量消耗增多,表现为体重减少;胃肠活动增强,表现为便次增多;产热增多,表现为怕热出汗,个别可出现低热;甲状腺激素增多可刺激交感神经兴奋,表现为心悸、失眠、易怒甚至焦虑。在甲状腺触诊中,应注意甲状腺大小、质地、对称性及有无结节或肿块等,并应结合吞咽动作重复检查,以明确有无甲状腺病变存在,重症者尚需触摸有无震颤,并用听诊器确定有无血管杂音。甲亢的治疗方法包括抗甲状腺药物治疗、放射碘治疗和手术治疗。

第二节　甲状旁腺

一、位置和形态

甲状旁腺(parathyroid gland)呈扁椭圆形,棕黄色,黄豆大小,常为 2 对,位于甲状腺侧叶背面,少数埋于甲状腺内。

二、微细结构

甲状旁腺的腺细胞包括主细胞和嗜酸性细胞,排列成团索状,细胞间毛细血管丰富。

1.**主细胞** 数量多,体积小,呈圆形或多边形,胞质着色浅。主细胞分泌**甲状旁腺素**,作用于骨细胞和破骨细胞,使骨盐溶解,并促进肠和肾小管吸收 Ca^{2+},使血钙升高。机体在甲状旁腺素和降钙素的共同作用下,维持血钙的稳定。

2.**嗜酸性细胞** 数量较少,体积较大,可单个或成群存在,胞质内充满嗜酸性颗粒,即线粒体。嗜酸性细胞自青春期开始出现,随年龄增加而增多,但其功能尚不明确。

第三节 肾上腺

一、位置和形态

肾上腺(adrenal gland)左、右各一,为灰黄色,位于腹膜后间隙内、肾的上方,左肾上腺呈半月形,右肾上腺呈三角形或椭圆形(图 12-4)。肾上腺和肾共同包在肾筋膜内,但有独立的脂肪囊和纤维囊,不会随肾下垂而下降。

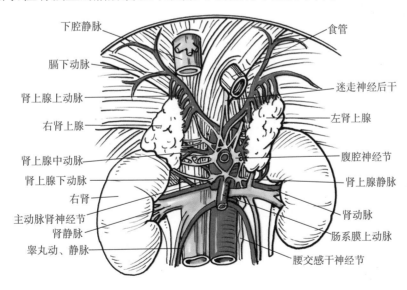

图 12-4 肾上腺

二、微细结构

肾上腺表面有结缔组织被膜,并可随血管、神经伸入腺实质内。腺实质由外周的皮质和中央的髓质构成。

1. **皮质** 皮质占肾上腺体积的 80％～90％,腺细胞具有类固醇激素分泌细胞的超微结构特点。皮质根据细胞的形态和排列,由外向内可分为球状带、束状带和网状带(图 12-5)。

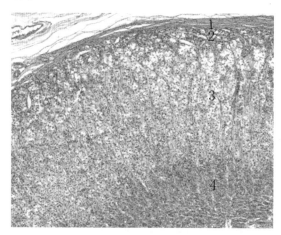

图 12-5 肾上腺皮质光镜图(1. 被膜;2. 球状带;3. 束状带;4. 网状带)

(1)**球状带**(zona glomerulosa):位于被膜下方,较薄。细胞较小,卵圆形,呈团状排列;核小、染色深,胞质弱嗜酸性。球状带细胞分泌**盐皮质激素**,主要为醛固酮,能促进肾远曲小管和集合管重吸收 Na^+ 和排出 K^+,调节机体钠、钾和水的平衡。

(2)**束状带**(zona fasciculata):位于球状带深层,最厚。细胞较大,多边形,呈单行或双行索状排列;核大、染色浅,胞质内充满较大脂滴,因脂滴在切片中被溶解,故胞质染色较浅、呈泡沫状。束状带细胞分泌**糖皮质激素**,主要为皮质醇,调节蛋白质、脂肪和糖的代谢。

(3)**网状带**(zona reticularis):位于皮质最深层,最薄。细胞较小,呈索状排列并相互吻合成网;核小、染色深,胞质嗜酸性,脂滴小而少。网状带细胞主要分泌**雄激素及少量雌激素和糖皮质激素**。

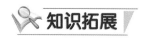
知识拓展

女性假两性畸形

此类病人的细胞染色体核型为 46,XX,其生殖腺为卵巢,但外生殖器呈现男性化表现,如阴蒂增大、尿道下裂和大阴唇闭合等。女性假两性畸形病人是由于在胚胎期暴露于雄激素过多的环境所致,其主要原因是先天性肾上腺皮质增生导致肾上腺皮质网状带产生大量雄激素。此病一旦确诊,应终身服用可的松类药物,以抑制垂体促肾上腺皮质激素的过量分泌,防止外阴进一步男性化。

2.髓质 髓质占肾上腺体积的 $10\%\sim20\%$,腺细胞具有含氮激素分泌细胞的超微结构特点。髓质主要由**髓质细胞**组成,并有少量交感神经节细胞。髓质细胞较大,圆形或多边形,排列成索状或团状,细胞间血窦丰富;被重铬酸盐处理后,胞质内的细小颗粒呈棕黄色,故又称**嗜铬细胞**。髓质细胞分为肾上腺素细胞和去甲肾上腺素细胞,分别分泌**肾上腺素**和**去甲肾上腺素**,前者使心率加快,心和骨骼肌的血管扩张;后者则使血压升高,心、脑和骨骼肌内的血流加速。

第四节 垂 体

一、位置和形态

垂体(hypophysis)为灰红色椭圆形小体,位于颅底蝶鞍的垂体窝内,借垂体柄连于下丘脑下方。垂体外被结缔组织被膜,分为腺垂体和神经垂体。**腺垂体**约占 75%,包括远侧部、中间部和结节部;**神经垂体**包括神经部和漏斗,漏斗由正中隆起和漏斗柄组成。远侧部又称**垂体前叶**,中间部和神经部合称**垂体后叶**(图 12-6)。

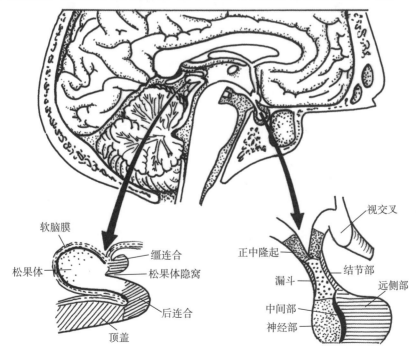

图 12-6 垂体和松果体

243

　　垂体是机体内最重要的内分泌腺,可分泌多种激素以调控其他内分泌腺,与下丘脑借神经和血管相连,在神经系统和内分泌系统之间居枢纽地位。

二、微细结构

1.腺垂体

（1）**远侧部**：最大,是构成腺垂体的主要部分。腺细胞有 3 种,均有含氮激素分泌细胞的超微结构特点;细胞排列成团索状,少数围成小滤泡,细胞间有丰富的血窦和少量结缔组织(图 12-7)。

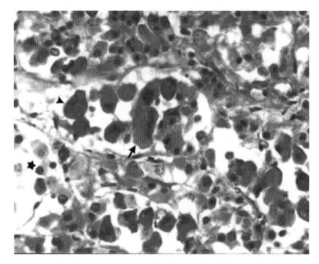

图 12-7　垂体光镜图（↑嗜酸性细胞;▲嗜碱性细胞;★嫌色细胞）

　　1)**嗜酸性细胞**(acidophil)：数量较多,体积较大,呈圆形或卵圆形;核圆、偏于一侧,胞质内充满嗜酸性颗粒。嗜酸性细胞包括：①**生长激素细胞**,分泌**生长激素**,促进机体生长和代谢,特别是促进骨骼增长。②**催乳激素细胞**,分泌**催乳激素**,促进乳腺发育和乳汁分泌。

　　2)**嗜碱性细胞**(basophil)：数量较少,体积较大,呈卵圆形或多边形,胞质内有嗜碱性颗粒。嗜碱性细胞包括：①**促甲状腺激素细胞**,分泌**促甲状腺激素**,促进甲状腺激素的合成和释放。②**促肾上腺皮质激素细胞**,分泌**促肾上腺皮质激素**,主要促进肾上腺皮质分泌糖皮质激素。③**促性腺激素细胞**,分泌**卵泡刺激素**和**黄体生成素**,前者可促进卵泡发育(女性)或精子发生(男性),后者可促进卵巢排卵和黄体形成(女性),或刺激睾丸间质细胞分泌雄激素(男性)。

　　3)**嫌色细胞**(chromophobe cell)：数量最多,体积小,胞质少,着色浅,细胞轮廓不清。有些细胞内含少量分泌颗粒,故嫌色细胞可能是脱颗粒的嗜色细胞或处于嗜色细胞形成的初期阶段。

　　（2）**中间部**：位于远侧部与神经部之间,是一个较狭长的退化区,仅由一些大小不等的滤泡及周围散在的嫌色细胞和嗜碱性细胞组成,嗜碱性细胞分泌黑素细胞刺激素。

(3)**结节部**:包绕漏斗柄,前方较厚,后方较薄或缺如。腺细胞主要为嫌色细胞,也有少量嗜酸性细胞和嗜碱性细胞,并有丰富的纵行毛细血管。

2.**神经垂体** 神经垂体主要由无髓神经纤维和垂体细胞组成,并有较丰富的毛细血管。无髓神经纤维来自下丘脑神经垂体束,后者由下丘脑视上核和室旁核的神经内分泌细胞的轴突组成。两核的神经内分泌细胞分别合成**抗利尿激素**和**催产素**,经无髓神经纤维运输至神经部释放入血。有时分泌颗粒在神经纤维中堆积,切片上呈嗜酸性团块,称**赫令体**。**垂体细胞**即神经胶质细胞,有支持和营养神经纤维的作用。

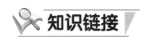

知识链接

垂体激素分泌异常与疾病

垂体可分泌多种激素,通过调控其他内分泌腺以调节机体的生长发育和物质代谢、调控生殖并影响各种行为。但垂体分泌异常,则可致多种疾病发生。如在骨发育成熟前,生长激素分泌过多可致巨人症,分泌过少则致侏儒症;在成人,生长激素分泌旺盛则发生肢端肥大症。抗利尿激素又称加压素,可促进肾远曲小管和集合管对水的重吸收,减少尿量,并可使小血管平滑肌收缩以升高血压。当抗利尿激素分泌减少时,肾小管重吸收能力减弱,导致尿崩症。

垂体激素分泌异常多因垂体肿瘤所致。除此之外,垂体肿瘤还可压迫邻近器官引起相应症状,如压迫视神经导致视野偏盲甚至完全失明等。

三、下丘脑-垂体-靶器官的相互关系

下丘脑与腺垂体的联系通过垂体门脉系统实现。大脑动脉环发出的垂体上动脉在漏斗处形成**第1级毛细血管网**,然后进入结节部下端汇聚成数条**垂体门微静脉**,下行至远侧部形成**第2级毛细血管网**,最后汇聚成垂体静脉。垂体门微静脉和两端的毛细血管网共同构成**垂体门脉系统**(图12-8)。下丘脑弓状核分泌的多种激素经垂体门脉系统进入腺垂体,调节腺细胞的分泌,腺垂体分泌的各种激素又可调节相应靶器官的分泌和功能活动。

下丘脑视上核和室旁核分泌的激素沿轴突运输至神经垂体,再经血液循环作用于相应靶器官。神经垂体仅是贮存和释放下丘脑形成激素的部位,二者共同组成下丘脑神经垂体系。

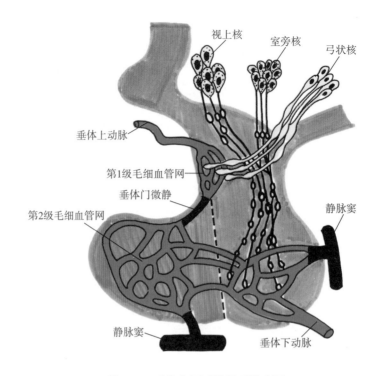

图 12-8　垂体与下丘脑关系模式图

📖 小　结

内分泌系统由内分泌腺和内分泌细胞组成。内分泌腺包括甲状腺、甲状旁腺、肾上腺、垂体和松果体等；内分泌细胞广泛分布于其他器官内，分泌物称激素，可通过远距分泌和旁分泌发挥效应。

甲状腺由左、右侧叶和甲状腺峡组成，位于喉下部和气管上部的前面和外侧面，吞咽时可随喉上、下移动。甲状腺实质由大量的甲状腺滤泡和滤泡旁细胞组成，滤泡上皮细胞可合成和分泌甲状腺激素；滤泡旁细胞位于滤泡之间和滤泡上皮细胞之间，可分泌降钙素。甲状旁腺常为 2 对，位于甲状腺侧叶背面，腺细胞包括主细胞和嗜酸性细胞，主细胞可分泌甲状旁腺素。肾上腺位于腹膜后间隙内、肾的上方。腺实质由皮质和髓质构成，皮质由外向内可分为球状带、束状带和网状带，分别分泌盐皮质激素、糖皮质激素和雄激素；髓质细胞又称嗜铬细胞，可分泌肾上腺素和去甲肾上腺素。垂体位于颅底的垂体窝内，分为腺垂体和神经垂体。腺垂体包括远侧部、中间部和结节部，远侧部又称垂体前叶，有 3 种腺细胞，嗜酸性细胞可分泌生长激素和催乳激素,嗜碱性细胞可分泌促甲状腺激素、促肾上腺皮质激素、卵泡刺激素和黄体生成素,嫌色细胞可能是脱颗粒的嗜色细胞或处于嗜色细胞形成的初期阶段;神经垂体包括神经部和漏斗,神经部与中间部合称为垂体后叶,其主要由无髓神经纤维、垂体细胞和毛细血管组成,仅贮存和释放下丘脑核团分泌的抗利尿激素和催产素。

思考题

1. 试述甲状腺的位置和微细结构特点。
2. 试述肾上腺的位置和微细结构特点。
3. 简述垂体的分部。

（李　红）

第十三章　人体胚胎学概论

┌─ **学习目标** ◆ ┈┈┈┈┈┈┈┈┈┈┈┈┈┈┈┈┈┈┈┈┈┈┈┈┈┈┈┈┈┈┈┈┈
│
│　　1.掌握：精子获能的概念；受精；卵裂和胚泡形成；植入；二胚层胚盘的
│　　形成；三胚层的形成及分化；胎盘的结构和功能。
│　　2.熟悉：胎膜的组成、结构与功能；胎盘的血液循环与胎盘膜。
│　　3.了解：胚胎外形的建立；胚胎各期的外形特征；双胎、多胎和联体双胎。
│
└┈┈

　　人体胚胎学(human embryology)是研究从受精卵发生、发育为新生个体的过程及其规律的科学,研究内容包括生殖细胞发生、受精、胚胎发育、胚胎与母体的关系和先天畸形等。

　　人体胚胎的发生过程共 38 周(约 266 天),可分为两个时期:① **胚期**(embryonic period),自受精至第 8 周末,受精卵由单个细胞经过迅速而复杂的增殖、分裂和分化,至此期末发育为初具人体雏形的"袖珍人"。② **胎期**(fetal period),自第 9 周至出生,胎儿逐渐长大,各器官系统继续发育、分化,多数器官逐渐出现不同程度的功能活动。

第一节　生殖细胞和受精

一、生殖细胞

　　生殖细胞(germ cell)包括精子和卵子。在其发生过程中经过两次减数分裂后,为单倍体细胞,仅有 23 条染色体,即 22 条为常染色体,1 条是性染色体。

　　1.精子　在男性体内发育成熟,具备定向运动能力和使卵子受精的潜力,但尚不具备穿过放射冠及透明带、使卵子受精的能力。这是由于精子头部被精液内的一种糖蛋白包裹,抑制了**顶体酶**释放。精子在女性生殖管道内运行过程中,此糖蛋白被子宫和输卵管上皮细胞分泌的酶类降解,使精子获得了使卵子受精的能力,此过程称**获能**(capacitation),一般在女性生殖管道内可维持 1 天。

　　2.卵子　卵细胞在卵巢中发生、发育,初级卵母细胞在排卵前完成第 1 次减数分裂;排卵排出的卵子为次级卵母细胞,处于第 2 次减数分裂中期,进入输卵管等待与精子结合。若未受精,在排卵后 12~24 h 内退化;若精子穿入,则完成第 2

次减数分裂,形成成熟的卵细胞。

二、受　精

受精(fertilization)即精子与卵子结合形成受精卵的过程,一般发生在输卵管壶腹部。

1.受精的过程　可分为 3 期。①获能精子接触放射冠时,开始释放顶体酶,解离放射冠的卵泡细胞。②随后,部分精子接触到透明带,与精子受体 ZP3 结合,释放顶体酶,在透明带上形成孔道。③精子头接触到卵子,随即精子的胞核和胞质进入卵子内(图 13-1)。进入卵内的精子胞核称**雄原核**,卵子胞核称**雌原核**,二者相互靠近,最终核膜消失,染色体混合,形成二倍体的**受精卵**(fertilized ovum),受精过程至此完成(图 13-2)。

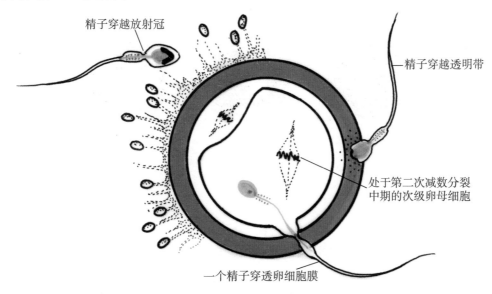

图 13-1　精子穿入卵细胞过程示意图

精子顶体释放顶体酶以溶解放射冠和透明带的过程称**顶体反应**(acrosome reaction)。精卵结合后,卵子浅层胞质内的皮质颗粒立即释放酶类,使透明带结构发生变化,特别是使 ZP3 分子变性,不能再与精子结合,从而阻止其他精子穿越以保证单精受精,这一过程称**透明带反应**(zona reaction)。

2.受精的条件　男、女性生殖管道均须通畅;有足够数量、形态正常、运动活跃的精子,并且精子必须获能;有发育正常的卵细胞排出,且在 24 h 内与精子相遇;雌激素、孕激素水平正常。

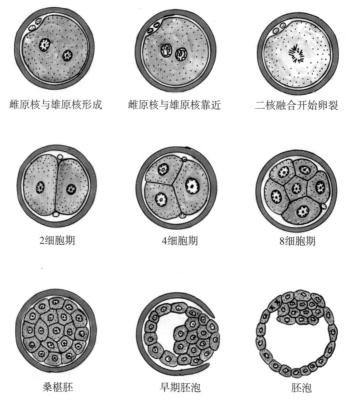

雌原核与雄原核形成	雌原核与雄原核靠近	二核融合开始卵裂
2细胞期	4细胞期	8细胞期
桑椹胚	早期胚泡	胚泡

图 13-2　卵裂和胚泡形成示意图

知识链接

避　孕

　　避孕是运用科学手段使妇女暂时不受孕,其主要是控制生殖过程中的 3 个环节,即抑制精子与卵子产生,阻止精子与卵子结合,使子宫环境不利于精子获能、生存或不适于受精卵着床、发育。常用的避孕方法有避孕药、避孕工具和手术避孕等。避孕药分内用和外用两类。内用避孕药的主要成分是人工合成的雌、孕激素,根据避孕作用时间的长短又分为长效、短效和速效(探亲)3 种;外用避孕药主要有外用避孕栓、避孕药膜、避孕药片和醚胶冻等,将其置入女性生殖管道内以达到使精子失去活力的目的。避孕工具包括避孕套和宫内节育器等,前者是目前最普遍使用的方法,其最大优点是丝毫不干扰女性生理,并可防止性传播疾病;子宫环置入子宫腔内,可改变子宫腔内环境而不利于胚胎着床以达到避孕的目的。手术避孕包括输精管结扎或输卵管结扎,从而阻断精子排出或阻断卵子通往子宫的通道,以达到永久性绝育的目的。

　　3. 受精的意义　受精卵形成后,启动卵内储备、关闭状态的发育信息,细胞分裂,受精卵开始发育、分化;受精恢复了细胞的二倍体核型,由受精卵发育成的新个体既有双亲的遗传特征，又有不同于亲代的新性状；受精决定了新个体的遗传性别，核型是 46,XY 时为男性，核型是 46,XX 时为女性。

案例分析

　　案例：病人，女，32 岁，结婚 6 年，未采取任何避孕措施，但一直未怀孕。医院检查发现病人输卵管阻塞，其配偶检查无异常发现。给予输卵管再通术，但效果不明显，仍未怀孕。因此，医生建议其做"试管婴儿"。

　　分析：体外受精和胚胎移植为一种特殊的技术，是将精子和卵子分别从体内取出，在体外人工控制的环境中受精、培养到早期胚的一定阶段，再移植到母体子宫内，在子宫中孕育、成熟、分娩。利用体外受精技术产生的婴儿称试管婴儿。1978 年在英国诞生了世界第一例试管婴儿，历经 40 年的发展，试管婴儿技术日趋成熟。第一代试管婴儿技术主要解决女性因素所致的不孕，第二代试管婴儿技术主要解决男性因素所致的不育，第三代试管婴儿技术则是从生物遗传学角度为有遗传病的未来父母提供生育健康子女的机会，第四代试管婴儿技术主要针对的是有排卵、但卵子活力较差、质量不高的女性。影响试管婴儿成功率的因素有很多，如女性年龄、不孕的病因以及中心实验室质量等。但总体来说，体外受精技术是安全、可靠的。

第二节　植入前的发育

一、卵　裂

　　受精卵一旦形成，便开始连续的细胞分裂，同时被推向子宫方向。由于受精卵外有透明带包裹，故分裂过程中细胞数量增加，但每个细胞体积变小，受精卵这种特殊的有丝分裂称**卵裂**（cleavage）。卵裂后产生的子细胞称**卵裂球**（blastomere）。受精后第 3 天，卵裂球有 12～16 个，形成外观如桑葚的实心胚，称**桑葚胚**（morula）（图 13-2）。

二、胚泡形成

　　在第 4 天，桑葚胚进入子宫腔，细胞继续分裂、增殖。当卵裂球数达到 100 个左右时，细胞间开始出现若干小的腔隙，最后融合为一个大腔，此时胚呈中空的泡状，称**胚泡**（blastocyst）（图 13-2）。其中心为**胚泡腔**，壁为一层扁平细胞构成的**滋养层**（trophoblast），腔内一侧的细胞团称**内细胞群**（inner cell mass）。胚泡不断增大，透明带逐渐消失，胚泡与子宫内膜接触，植入开始。

第三节　植入和植入后的发育

一、植　入

植入(implantation)又称**着床**,是指胚泡逐渐埋入子宫内膜的过程,在受精后第 5～6 天开始,第 11～12 天完成。

1. 植入过程　透明带消失后,胚泡内细胞群侧的滋养层与子宫内膜接触,并分泌酶消化相接触的内膜组织,胚泡沿着被消化组织的缺口逐渐侵入子宫内膜,至全部埋入子宫内膜后,缺口处上皮修复,植入完成(图 13-3)。在植入过程中,与子宫内膜接触的滋养层细胞增殖、分化为两层。外层细胞相互融合,细胞间界线消失,称**合体滋养层**(syncytiotrophoblast);内层细胞界线清楚,称**细胞滋养层**(cytotrophoblast)。

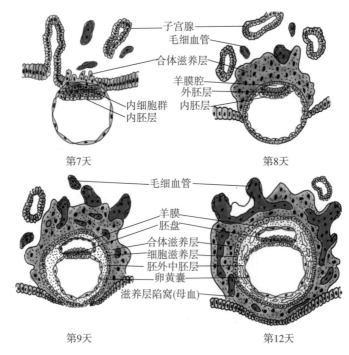

图 13-3　植入过程模式图

2. 植入部位　植入部位通常在子宫体和子宫底。若植入部位近子宫颈并在此形成胎盘,称**前置胎盘**。前置胎盘在妊娠晚期可发生胎盘早剥而致大出血,或在分娩时阻塞产道而造成难产。若植入子宫腔以外的部位,称**异位妊娠**,可发生在输卵管、卵巢、腹膜腔和子宫颈等,以输卵管妊娠最常见。异位妊娠的胚胎多因营养供应不足而早期死亡,少数在输卵管内发育到较大时,发生输卵管破裂而致大出血。

3. **植入条件**　正常植入需具备以下条件,即子宫内环境正常,雌、孕激素分泌正常,胚泡准时进入子宫腔,透明带及时溶解消失,子宫内膜发育阶段与胚泡发育同步。

4. **植入后子宫内膜的变化**　在植入过程中,子宫内膜进一步增厚,腺体分泌更加旺盛,血液供应更加丰富,基质细胞肥大并含有更多糖原和脂滴,子宫内膜的这些变化称**蜕膜反应**,此时的子宫内膜称**蜕膜**(decidua)。蜕膜根据与胚的位置关系,分为3部分:①**基蜕膜**,位于胚深部,参与构成胎盘的母体部分。②**包蜕膜**,覆盖在胚的子宫腔侧。③**壁蜕膜**,即子宫其余部分的蜕膜(图13-4)。

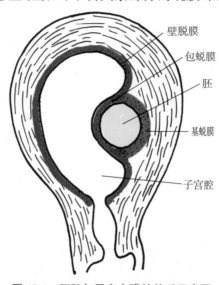

壁脱膜
包蜕膜
胚
基蜕膜
子宫腔

图 13-4　胚胎与子宫内膜的关系示意图

二、二胚层胚盘及相关结构的形成

1. **二胚层胚盘的形成**　在第 2 周胚泡植入过程中,内细胞群细胞增殖、分化为 2 层,即靠近滋养层的一层柱状细胞构成的**外胚层**(ectoderm)和靠近胚泡腔侧的一层立方形细胞构成的**内胚层**(entoderm)(图 13-3)。两胚层相贴并形成圆盘状结构,称**胚盘**(embryonic disc),又称**二胚层胚盘**,是胚体发生的原基。

2. **相关结构的形成**　在二胚层胚盘形成的同时,外胚层细胞间出现一个小腔隙,称**羊膜腔**(amniotic cavity),其内液体称**羊水**(amniotic fluid)。腔隙逐渐扩大,被推向滋养层的一层外胚层细胞形成**羊膜**(amnion),羊膜包绕羊膜腔构成**羊膜囊**(amniotic sac)。内胚层周边细胞向腹侧生长延伸,形成由单层扁平细胞围成的**卵黄囊**(yolk sac)。由此,外胚层构成羊膜腔的底,内胚层构成卵黄囊的顶。此时,胚泡腔内充满疏松排列的星状细胞和细胞外基质,形成**胚外中胚层**(extraembryonic mesoderm)(图 13-3)。随着发育,胚外中胚层内出现一些小腔隙并逐渐融合成一个大腔,称**胚外体腔**。胚外体腔逐渐扩大,胚盘尾端与滋养层之间仅有少部分胚外中胚层,称为**体蒂**(body stalk),是脐带原基,将发育为脐带的主要成分。

三、三胚层胚盘及相关结构的形成

1. 原条及中胚层的形成 第 3 周初,部分外胚层细胞增殖较快,自胚盘两侧向尾端中线迁移、集中,形成**原条**(primitive streak),其头端略膨大,称**原结**。原条背面长轴上的一条纵行浅沟称**原沟**(primary groove),原结中心的浅凹称**原凹**(图 13-5)。原条的出现使胚盘有头、尾之分,原条所在的一端为尾端。

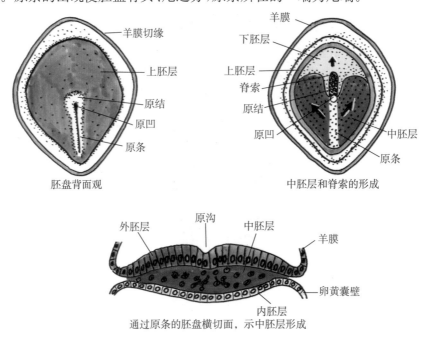

胚盘背面观

中胚层和脊索的形成

通过原条的胚盘横切面,示中胚层形成

图 13-5 原条及中胚层形成示意图

原沟深部细胞在内、外胚层之间向周边扩展、迁移,一部分细胞在内、外胚层间形成一个新的细胞层,称**胚内中胚层**,即**中胚层**(mesoderm)(图 13-5)。由此,在第 3 周末形成包括内胚层、中胚层和外胚层的**三胚层胚盘**,呈梨形,头端大,尾端小。胚盘头、尾端各有一小区无中胚层,此处内、外胚层直接相贴,分别构成**口咽膜**和**泄殖腔膜**。

2. 脊索的形成 原凹的外胚层细胞向头端增生迁移,在内、外胚层间形成**脊索**(notochord),是一条单独的细胞索,可诱导椎体和神经管的发生,完成作用后退化形成椎间盘的髓核(图 13-5)。

原条和脊索对早期胚胎起支持作用。随着胚体发育,脊索向胚盘头端增长迅速,原条生长缓慢,相对缩短,最终消失。若原条细胞残留,则形成**畸胎瘤**。

四、三胚层的分化

胚胎第4～8周,三胚层分化并形成各组织和器官的原基。

1.外胚层的分化

(1)**神经管的形成**:脊索形成后,诱导其背侧的外胚层细胞增厚形成板条状的**神经板**(neural plate),这部分外胚层也称**神经外胚层**,是神经系统发生的原基。神经板沿胚体长轴生长并凹陷形成较深的**神经沟**;沟两侧边缘隆起,称**神经褶**,后者逐渐愈合形成**神经管**(neural tube)(图13-6)。神经管完全闭合前,其头、尾未闭合处分别称**前、后神经孔**。两孔在第4周末闭合。神经管是中枢神经系统发生的原基,头端膨大发育为脑,余部发育为脊髓。若前、后神经孔未闭合,则分别形成无脑儿和脊髓裂。

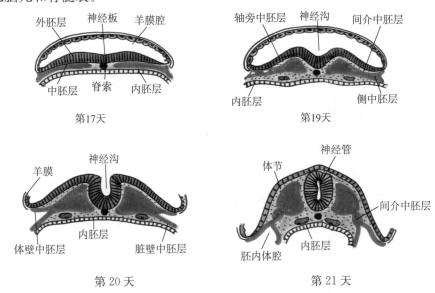

第17天

第19天

第20天

第21天

图13-6　中胚层的早期分化与神经管形成示意图

(2)**神经嵴的形成**:部分神经褶细胞在神经管的背外侧形成两条纵行细胞索,称**神经嵴**(neural crest),是周围神经系统发生的原基,分化形成脑神经节、脊神经节、内脏运动神经节和周围神经。

(3)**表面外胚层的形成**:神经孔闭合后,外胚层的余部脱离神经管形成**表面外胚层**,分化为表皮及其衍生结构、釉质、角膜和腺垂体等。

2.中胚层的分化　中胚层在中轴线两侧分化为轴旁中胚层、间介中胚层和侧中胚层3部分(图13-6)。其余的中胚层细胞统称为**间充质**(mesenchyme),分化成结缔组织、肌组织和血管等。

(1)**轴旁中胚层**(paraxial mesoderm):是紧邻脊索两侧的中胚层细胞迅速增殖形成的一对纵行细胞索。随即其横裂为块状细胞团,称**体节**(somite)。体节左、右成对自颈部向尾侧依次形成并逐渐增多，至第 5 周末，42～44 对体节全部形成。体节主要分化为背侧的真皮、中轴骨和骨骼肌。

（2）**间介中胚层**（intermediate mesoderm）：位于轴旁中胚层与侧中胚层之间，分化为泌尿、生殖系统的主要器官。

（3）**侧中胚层**（lateral mesoderm）：位于最外侧，其内部出现一些小腔隙并逐渐融合成一大腔，称**胚内体腔**（intraembryonic coelomic cavity），将侧中胚层分为2 层，即分别与外、内胚层相贴的**体壁中胚层**和**脏壁中胚层**。前者分化为壁腹膜以及胸腹部和四肢的真皮、骨和骨骼肌等，后者分化为脏腹膜以及消化、呼吸系统的结缔组织和肌组织等，而胚内体腔分化为心包腔、胸膜腔和腹膜腔。

3. **内胚层的分化** 随着胚体的卷折，内胚层被包入胚体形成**原始消化管**（primitive gut），又称**原肠**（primitive gut）（图 13-7）。原始消化管是消化系统与呼吸系统上皮的原基，还发育为中耳、甲状腺及膀胱等器官的上皮组织。

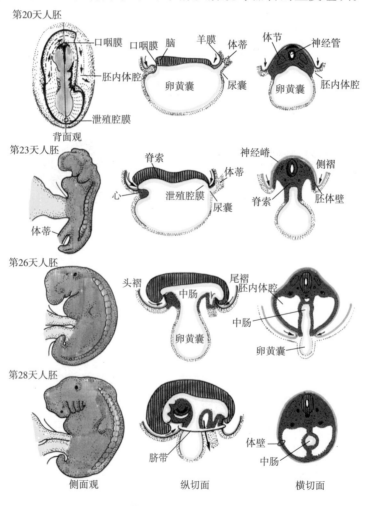

图 13-7 胚体外形的演变和胚层分化模式图

五、胚胎外形的建立

在三胚层的形成和分化过程中,由于胚盘各部分生长速度不同,导致胚盘周缘向腹侧卷折,头端、两侧缘和尾端的卷折分别称**头褶**、**侧褶**和**尾褶**,扁平的胚盘逐渐变为圆柱形胚体(图 13-7)。至第 8 周末胚胎初具雏形,但仅有 3 cm 长,堪称"袖珍人"。

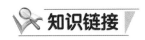 **知识链接**

胚胎龄的推算

胚胎龄的表示方法有 2 种。一是用月经龄推算,即自末次月经的第一天算起,至胎儿娩出共 40 周左右;二是用受精龄来推算,即从受精日开始,至胎儿娩出共约 38 周。由于女性月经周期常受环境变化等的影响,故推算胚胎龄难免存有误差。由于月经龄起始日容易准确记忆,故临床预产期的计算主要参照月经龄。预产期即孕妇预计生产的日期,根据末次月经的计算方法是末次月经日期的月份加 9 或减 3 是预产期月份数,天数加 7 是预产期日。如末次月经是 3 月 5 日,预产期为 12 月 12 日;末次月经是 6 月 20 日,预产期为次年 3 月 27 日。此外,胚胎学家通过对大量胚胎标本的观察研究,总结归纳出各期胚胎的外形特征和参数,可作为无末次月经资料的胚胎龄推算依据,如 12 个卵裂球时约为第 3 天,二胚层胚盘为第 2 周等。

六、胚胎各期的外形特征

胚胎发育具有严格的时空次序,不同时期胚胎内部器官和外形发育均有相应的特征(表 13-1)。

表 13-1　胚胎各期的外形特征

胚胎龄	主要外形特征
第 1 周	受精,卵裂,胚泡形成,植入开始
第 2 周	植入完成,绒毛膜形成,二胚层胚盘形成
第 3 周	三胚层胚盘形成,神经板和神经褶出现,体节初现
第 4 周	神经管形成,体节 3~29 对,鳃弓 1~2 对,眼耳鼻原基初现,脐带、胎盘形成,胚体卷折和弯曲
第 5 周	体节 30~40 对,鳃弓 5 对,肢牙初现,手板明显,胚体屈向腹侧
第 6 周	视网膜出现色素,耳郭突出现,肢牙分为两节,足板明显
第 7 周	手足板相继出现指趾初形,颜面形成,乳腺嵴出现
第 8 周	手指足趾明显,指趾出现分节,颜面似人形,尿生殖膜和肛膜破裂,外阴可见但不辨性别,脐疝明显

续表

胚胎龄	主要外形特征
第 12 周	头较大,眼睑闭合,颈明显,指甲发生,外阴可辨性别,脐疝消失
第 16 周	头渐直,耳竖起,皮肤薄,趾甲发生,下肢发育良好
第 20 周	头与躯干出现胎毛,胎脂出现
第 24 周	胎体消瘦,皮肤皱红,指甲全出现
第 28 周	眼张开,睫毛可见,头发多,皮肤微皱
第 32 周	趾甲全出现,指甲平齐指尖,皮肤浅红光滑,睾丸在下降
第 36 周	胎体丰满,皮肤皱纹消失,胎毛脱落,趾甲平齐趾尖,肢体弯曲
第 38 周	胸部发育良好,乳房微突,指甲超过指尖,睾丸降入阴囊

第四节　胎膜和胎盘

胎膜和胎盘是胚胎发育过程中的附属结构,不参与胚体形成,对胚胎起保护、营养、排泄、呼吸和内分泌等作用。胎儿娩出后,胎膜和胎盘一并排出,总称**衣胞**（afterbirth）。

一、胎　膜

胎膜（fetal membrane）包括绒毛膜、羊膜、卵黄囊、尿囊和脐带。

1. **绒毛膜**（chorion）　绒毛膜由滋养层和胚外中胚层组成。胚泡植入子宫内膜后,细胞滋养层外裹合体滋养层,在胚泡表面形成许多绒毛状突起,称**初级绒毛干**;胚外中胚层形成后,其壁层长入初级绒毛干的中轴,形成**次级绒毛干**;随后次级绒毛干内的间充质分化为结缔组织和血管,并与体蒂及胚体内的血管相连通时,形成**三级绒毛干**（图 13-8）。

胚胎早期,绒毛膜的绒毛分布均匀。之后,包蜕膜侧的绒毛因供血不足而退化形成**平滑绒毛膜**（chorion leave）,并逐渐与包蜕膜融合;基蜕膜侧的绒毛则因血供充足而生长茂密,形成**丛密绒毛膜**（chorion frondosum）,与母体基蜕膜共同构成胎盘。

合体滋养层细胞溶解邻近的蜕膜组织而形成许多小间隙,称**绒毛间隙**,隙内充满母体血;绒毛浸浴在其内,胚胎借绒毛获取母血中的营养物质并排出代谢产物。在绒毛膜发育过程中,如果绒毛表面的滋养层细胞过度增生,绒毛变性水肿,血管消失,胚胎发育受阻,绒毛呈葡萄状或水泡状,称**葡萄胎**;如果滋养层细胞发生癌变,称**绒毛膜上皮癌**。

2. **羊膜**　羊膜由羊膜上皮与胚外中胚层组成,薄而透明,无血管。羊膜环绕羊膜腔形成**羊膜囊**,腔内充满羊水。随着胚体形成,羊膜腔扩大,胚体凸入羊膜腔内,羊膜在胚胎的腹侧融合并包裹于体蒂表面,将胎儿封闭在羊膜腔内。羊膜腔逐渐扩大,使羊膜与平滑绒毛膜相贴,最终胚外体腔消失。

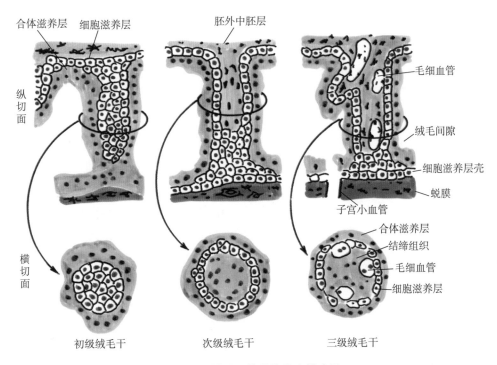

合体滋养层　细胞滋养层　　　　胚外中胚层

毛细血管

绒毛间隙

细胞滋养层壳

蜕膜

子宫小血管

合体滋养层
结缔组织
毛细血管
细胞滋养层

纵切面

横切面

初级绒毛干　　　　　次级绒毛干　　　　　三级绒毛干

图 13-8　绒毛干的分化发育模式图

　　羊水在早期无色透明,主要由羊膜上皮不断分泌和吸收;在妊娠中期以后,羊水因胎儿排泄物进入而变得混浊。羊水不断产生,同时也不断通过胎儿吞咽而被消化管吸收,形成动态平衡。正常足月胎儿的羊水为 1000～1500 ml。少于 500 ml 为羊水过少,常见于胎儿无肾、肾发育不全或尿道闭锁等;多于 2000 ml 则为羊水过多,常见于无脑畸形或消化管闭锁等。

　　羊膜囊和羊水为胎儿生长发育提供了安全、适宜的微环境。胎儿浸在羊水中,可防止胎儿肢体粘连,缓冲外力对胎儿的振动和压迫,分娩时还有扩张子宫颈和冲洗产道的作用。

　　3. 卵黄囊　在人类胚发育过程中,一过性出现是种系发生和进化过程的重演,不发达,无卵黄,退化早。但人类的造血干细胞来源于卵黄囊壁的胚外中胚层,原始生殖细胞来源于卵黄囊顶部尾侧的内胚层。

　　4. 尿囊(allantois)　尿囊是卵黄囊尾侧的内胚层细胞增生而向体蒂内长入的一个盲管。尿囊的出现也只是生物进化过程的重演。尿囊根部参与形成膀胱顶部,其余部分退化并卷入脐带内。尿囊壁胚外中胚层分化形成尿囊动、静脉,最终演变为脐动、静脉。

　　5. 脐带(umbilical cord)　脐带呈条索状,连于胚胎脐部与胎盘胎儿面中心处之间,是母体与胎儿间进行物质运输的通道。脐带由羊膜、体蒂、尿囊和卵黄蒂等结构组成,内有 2 条脐动脉和 1 条脐静脉。**脐动脉**将胚胎的静脉血运输至胎盘绒毛内，与绒毛间隙内的母体血进行物质交换；**脐静脉**将绒毛内的动脉血运回胚胎。

胎儿出生时，脐带长 40～60 cm。若脐带过短，可影响胎儿娩出或在分娩时引起胎盘早剥而出血过多；若脐带过长，则可缠绕胎儿颈部或其他部位，影响胎儿发育甚至导致胎儿死亡。

二、胎　盘

胎盘(placenta)是由母体的基蜕膜和胎儿的丛密绒毛膜共同构成的圆盘状结构，具有物质交换、分泌激素和屏障外来有害物质侵入以保证胎儿正常发育等功能。

1.胎盘的形态结构　胎盘呈圆盘状，中央略厚，边缘稍薄，足月胎盘重约 500 g。胎盘可分两面，母体面粗糙，是胎盘自子宫壁剥离后的残破面，由 15～30 个不规则的胎盘小叶组成；胎儿面光滑，羊膜覆于其表面，脐带附于中央或稍偏。

在垂直切面上可见胎盘分为 3 层结构，母体面为细胞滋养层和基蜕膜构成的基板，胎儿面为绒毛膜板，中层是绒毛和充满母体血的绒毛间隙。绒毛膜板发出约 60 个**绒毛干**，每个绒毛干再分出数个游离绒毛。从基蜕膜上发出若干楔形的**胎盘隔**，伸入绒毛间隙，将其分隔为胎盘小叶，每个小叶内含有 1～4 个绒毛干及其分支(图 13-9)。

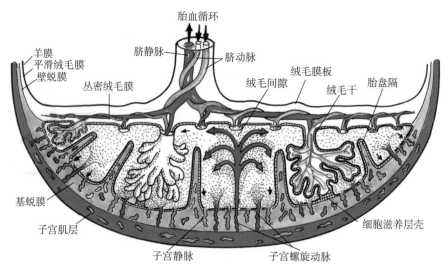

图 13-9　胎盘的结构与血液循环模式图

2.胎盘的血液循环与胎盘膜　胎盘内有母体和胎儿两套血液循环，各自封闭，互不混合，其间通过胎盘膜进行物质交换。母体动脉血经子宫螺旋动脉输入绒毛间隙，与绒毛毛细血管内的胎儿血进行物质交换，再由子宫静脉运回母体；胎儿脐动脉内的静脉血经过绒毛毛细血管时，与绒毛间隙内的母体血进行物质交换，成为动脉血，经脐静脉回流至胎儿体内(图 13-9)。

胎盘膜(placental membrane)是母体血与胎儿血在胎盘内进行物质交换所通

过的结构,是一层选择性透过膜,对某些有害物质具有屏障作用,故又称**胎盘屏障**(placental barrier)。胎盘膜早期由合体滋养层、细胞滋养层及其基膜、绒毛内结缔组织、毛细血管基膜及内皮组成;至妊娠晚期,胎盘膜因合体滋养层变薄、细胞滋养层逐渐消失而变得越来越薄。

3.胎盘的功能

(1)物质交换和屏障作用:胎盘物质交换功能是选择性的,胎儿通过胎盘从母体获得生长发育所需的O_2和营养物质,并将代谢产物和CO_2排至母体;但某些病毒、药物和激素等可透过胎盘屏障进入胎儿体内,进而影响胎儿发育,引起多种先天畸形。

(2)内分泌功能:胎盘合体滋养层分泌多种激素,对维持妊娠和胎儿的生长发育有非常重要的作用。①**人绒毛膜促性腺激素**(human chorionic gonadotropin,HCG),具有促进黄体生长发育、维持妊娠和抑制母体对胎儿的免疫排斥作用,在受精后第2周末即出现于母体血中,且尿中HCG浓度变化与血中的浓度变化相平行,故常作为早孕的检测指标之一。②**人胎盘催乳素**(human placental lactogen,HPL),对母体乳腺和胎儿的生长发育均有促进作用。③**人胎盘雌激素**(human placental estrogen,HPE)和**人胎盘孕激素**(human placental progesterone,HPL),自妊娠第4个月开始分泌并逐渐增多,以替代黄体的功能,维持妊娠。

第五节　双胎、多胎和联胎

一、双　胎

双胎(twins)是指一次妊娠有两个胎儿同时发育成熟,又称**孪生**,发生率约占新生儿的1%。双胎有2种。

1.双卵双胎(dizygotic twins)　双卵双胎又称**假孪生**,即卵巢一次排出两个卵,分别受精后发育成两个胎儿。

2.单卵双胎(monozygotic twins)　单卵双胎又称**真孪生**,是由一个受精卵发育形成两个胎儿,具有完全相同的遗传构成。单卵双胎的形成原因有:①卵裂球分离为两个,各自发育为一个胎儿,有各自的胎盘、绒毛膜和羊膜囊。②形成两个内细胞群,各自发育成一个胎儿,具有共同的胎盘和绒毛膜,但有各自的羊膜囊。③形成两个原条,诱导形成两个神经管,发育为两个胎儿,在同一个羊膜囊内,共用一个绒毛膜与胎盘。

二、多　胎

多胎(multiple birth)是指一次分娩出生两个以上的新生儿,发生率很低,其

261

原因可以是单卵性、多卵性或混合性，以混合性最常见。

三、联　胎

联胎(conjoined twins)是指两个未完全分离的单卵双胎。当一个胚盘形成两个原条并分别发育为两个胚胎时，若两个原条靠得较近，胚体形成时发生局部联接，即形成联体双胎。

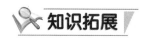 **知识拓展**

先天畸形的预防

每一位妈妈都想生一个健康的宝宝，但是由于遗传、环境等因素的影响，尤其是近年来，随着工业发展，环境问题日趋严重，先天畸形的发生率有上升的趋势，受到世界各国的高度重视。先天畸形是指因胚胎发育紊乱而致出生时就存在形态结构异常。一般来说，胚胎发育的前2周是相对的"安全期"；第3～8周是致畸敏感期，易发生先天畸形；若损伤发生在后期，则造成畸形较轻。国际常规监测的先天畸形有12种，我国监测的则有19种。为了预防先天畸形的发生，在怀孕前和怀孕期间，应主动进行遗传咨询，做好孕期保健，避免接触各种环境致畸因子，如病毒、射线、某些药物、工业"三废"、吸烟和酗酒等；对高危孕妇应进行产前诊断，对某些畸形还可进行必要的子宫内治疗等，这都是预防先天畸形的有效措施。

📖 小　结

人体胚胎的发生过程共38周(约266天)，可分为胚期(自受精至第8周末)和胎期(自第9周至出生)。受精是精子与卵子结合形成受精卵的过程，是生命过程的启动，由此开始，胚胎发生急剧而复杂的变化。受精后随即卵裂，分化为胚泡；第2周，胚泡植入子宫内膜，内细胞群增殖、分化为胚盘，是胚体发生的原基；第3～8周，包括内、中、外胚层的三胚层胚盘分化为机体各组织和器官的原基。在胚盘形成的同时，未直接形成胚体的附属结构为胎膜和胎盘，在胎儿娩出时一并排出，总称衣胞。

✐ 思考题

1. 胚胎干细胞是指胚泡中的哪部分结构？其分化、发育如何？
2. 简述胎盘的微细结构。

（李　红）

参考文献

[1] 丁文龙,王海杰. 系统解剖学(第3版)[M]. 北京:人民卫生出版社,2015.

[2] 李和,李继承. 组织学与胚胎学(第3版)[M]. 北京:人民卫生出版社,2015.

[3] 柏树令,应大君. 系统解剖学(第8版)[M]. 北京:人民卫生出版社,2013.

[4] 邹仲之,李继承. 组织学与胚胎学(第8版)[M]. 北京:人民卫生出版社,2013.

[5] 窦肇华,吴建清. 人体解剖学与组织胚胎学(第7版)[M]. 北京:人民卫生出版社,2014.

[6] 张传森,许家军,许金廉. 模块法教学——人体系统解剖学[M]. 北京:北京大学医学出版社,2012.

[7] 高秀来. 系统解剖学(第3版)[M]. 北京:北京大学医学出版社,2013.

[8] Netter FH 主编. 张卫光主译. 奈特人体解剖学彩色图谱(第6版)[M]. 北京:人民卫生出版社,2015.